Irmey/Jordan

110 wirksame Behandlungsmöglichkeiten bei Krebs

Dr. med. György Irmey
Dr. phil. Anna-Luise Jordan

110 wirksame Behandlungsmöglichkeiten bei Krebs

- Gezielte Information: die wichtigsten Methoden und unterstützenden Maßnahmen
- Schulmedizin und sinnvolle Alternativen besser verstehen
- So finden Sie Ihren persönlichen Weg

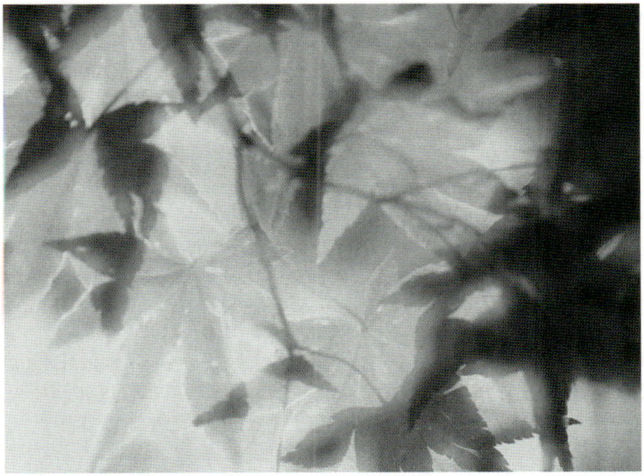

Haug

Bibliografische Information der Deutschen Bibliothek
Die Deutsche Bibliothek verzeichnet diese Publikation in der Deutschen Nationalbibliografie; detaillierte bibliografische Daten sind im Internet über http://dnb.ddb.de abrufbar

Programmplanung: Dr. Elvira Weißmann-Orzlowski
Bearbeitung: Dr. Anna-Luise Jordan
Satz: Fotosatz H. Buck, 84036 Kumhausen
Umschlagfoto: Zefa
Umschlaggestaltung: Cyclus · Visuelle Kommunikation, Stuttgart
Druck und Verarbeitung: Westermann Druck Zwickau GmbH

ISBN-3-8304-2093-5 1 2 3 4 5

Vorwort

Trotz vielfältiger Behandlungsmöglichkeiten hat die Erkrankung Krebs bisher nicht an Schrecken verloren. Einerseits nimmt die Zahl der Krebskranken anscheinend zu, andererseits sind immer wieder Aufsehen erregende Pressemeldungen über therapeutische Fortschritte zu lesen – doch ein wirklicher Durchbruch ist augenblicklich nicht in Sicht. Dennoch: Für den einzelnen betroffenen Krebskranken kann es Hilfe geben, auch wenn die Situation ausweglos erscheint. Auch bei fortgeschrittenen Krankheitsbildern kann die Lebensqualität verbessert werden, obwohl Ärzte scheinbar keinen Rat mehr wissen. Langsam setzt sich bei Ärzten und Patienten eine wesentliche Erkenntnis durch: Die örtliche Therapie des Krebsgeschehens allein reicht nicht aus – die Behandlung des ganzen Menschen als körperliche, seelische und geistige Einheit muss der Weg zur Lösung des Krebsproblems sein.

Das vorliegende Buch ist kein Rezeptbuch. Ziel ist es, kurz und bündig eine große Vielfalt therapeutischer und unterstützender Maßnahmen darzustellen, um möglichst vielen Krebskranken neue Perspektiven und neue Motivation im Umgang mit ihrer schweren Erkrankung zu vermitteln.

Meinen besonderen Dank möchte ich folgenden Therapeuten und Patienten aussprechen, die durch ihren Beitrag zu einem Kapitel oder durch ihre Ideen und Freundschaft dieses Buch wesentlich beeinflusst haben: Carl Simonton, Dietrich Beyersdorff, Charles Fernando, Ulrike und Reimar Banis, Eberhard Rau, Helmut Sauer, Sabine und Andreas Wacker, Ilse Weber, Alexander Wunsch, Volker zur Linden wie auch allen Vorstands- und Beiratsmitgliedern der Gesellschaft für biologische Krebsabwehr e. V.

Danken möchte ich meiner Familie, die viele Wochenenden, Feiertage und Abende dem Buch zuliebe auf den Vater verzichten musste und ohne deren entgegenkommendes Verständnis dieses Werk nicht hätte entstehen können.

Vor allem bin ich den vielen Krebskranken dankbar, die ich in den vergangenen 20 Jahren begleitet habe und die mir immer wieder gezeigt haben, dass auch bei schlechter Prognose ein konstruktiver Umgang mit der Erkrankung Krebs möglich ist. Mögen die Informationen dieses Buches für Sie vielfältige Anregungen vermitteln, die richtige Unterstützung und Hilfe im Umgang mit der Krebserkrankung zu finden.

Herzlichst, Ihr

Dr. med. György Irmey

Wichtige Hinweise zum Gebrauch dieses Buches

Die einführenden Kapitel **»Grundsätzliches im Umgang mit Krebs«** sollten Sie unbedingt lesen, bevor Sie an einzelne weitere Kapitel dieses Buches herangehen. Sie sind die notwendige Basis für das weitere Verständnis und die Intentionen dieses Buches.

Bei den weiteren Kapiteln lesen Sie nach, welches Thema Sie **augenblicklich**, abhängig von Ihrer gesundheitlichen Situation und Ihrem Krankheitsstadium, interessiert. Bedenken Sie, dass nicht jedes Thema für Sie relevant ist. Da die Informationen pro Kapitel sehr komprimiert sind, sollten Sie lieber manch ein Kapitel zweimal lesen, bevor Sie weitergehen. Bei Unklarheiten nutzen Sie weitere Informationsquellen.

Am Ende der meisten Kapitel ist zur möglichen weiteren Vertiefung des Themas eine Buchempfehlung, eine Verbandsadresse und/oder eine Internetadresse genannt. Die Verbände können beispielsweise qualifizierte Therapeuten für Akupunktur, Lymphdrainage oder Reflexzonenarbeit benennen. Die Adressen und Empfehlungen wurden nach Kenntnis des Autors sorgfältig ausgewählt, dennoch gilt es, jeden Hinweis für sich persönlich zu prüfen und abzuwägen. Natürlich kann und will ein komplexes Buch wie das vorliegende nicht einen Anspruch auf Vollständigkeit erheben.

Das Buch sucht den Weg eines Krebskranken durch die verschiedenen Stationen seiner Erkrankung nachzuvollziehen. Zuerst sind Sie in der Klinik meist mit der so genannten schulmedizinischen Seite konfrontiert. Häufig beginnen Betroffene erst nach Abschluss dieser Maßnahmen über ergänzende Therapien nachzudenken. Hier möchte das Buch Sie ermuntern, schon am Anfang die biologischen Wege in Ihrer Entscheidungsfindung zu prüfen. Denn letzten Endes entscheiden Sie, welche Maßnahmen Ihnen am plausibelsten und ehesten gangbar scheinen.

Es geht nicht um ein Gegeneinander der verschiedenen Medizinmeinungen, sondern um die für Sie geeignetste Auswahl an Methoden. Auch wenn der Autor sich bemüht hat, gezielte und aktuelle Informationen aus konventioneller und unkonventioneller Medizin umfassend und achtsam zusammenzutragen, kann nicht jede Frage beantwortet sein.

Der Leserin und dem Leser soll aber deutlich gemacht werden, dass sie keineswegs unmündig und ausgeliefert eine Therapie über sich ergehen lassen müssen, sondern dass Sie durchaus die Wahl haben und selbst über ihre Behandlung bestimmen können. Dazu möchte das Buch Entscheidungshilfen geben. Ob als Betroffener oder Angehöriger, die folgenden Seiten möchten Ihnen Antwort auf einige Ihrer wichtigsten Fragen aufzeigen. Um sich mit Ärzten und Ihren Therapeuten vernünftig unterhalten zu können, ist es notwendig, möglichst viele therapeutische Ansätze zu kennen.

Broschüren oder Informationsblätter, auf die in den Info-Kästen verwiesen wird, können im Allgemeinen kostenlos bei den genannten Organisationen bezogen werden. Die detaillierten Adressen mit Telefonnummern der häufiger genannten Organisationen finden Sie im Anhang.

Auf einzelne **Krebsarten** wird zwar nicht gesondert eingegangen, zahlreiche hilfreiche Hinweise zu vielen verschiedenen Tumorarten sind aber anhand des **Stichwortregisters** auffindbar.

So wie in Ihren Gesprächen mit den behandelnden Ärzten werden Sie in dem Buch durchaus sehr vielfältige, aber für Sie manchmal auch widersprüchliche Informationen finden. **Gute Informationen und Gespräche** können helfen, Widersprüche leichter aufzulösen und gezielter nachzufragen.

Es werden – wie der Titel schon sagt – sehr viele Möglichkeiten aufgezeigt, natürlich passt nur **ein Teil zu Ihnen und Ihrem Krankheitsbild**. Denken Sie bitte nicht, dass Sie beispielsweise jedes der aufgeführten Nahrungsergänzungsmittel einnehmen müssen, nur weil positive Wirkungen beschrieben sind!

Mit den Worten meines Kollegen Volker zur Linden wünsche ich Ihnen von Herzen, dass Sie **Ihren Heilungsweg** finden und dieses Buch Ihnen dabei eine Hilfe ist: *»Es gibt für jeden einzelnen Kranken einen Weg, nämlich seinen Weg, die Aufgaben zu bewältigen, die ihm durch seine Erkrankung gestellt werden. Es ist uns nur das Bewusstsein dafür verloren gegangen, dass leben heißt: diesen einen bestimmten eigenen Weg zu finden und zu gehen.«*

Die Krebserkrankung aus der Sicht einer Patientin

Wieder einmal Krebs!

Wieder einmal Metastasen
in meinem Körper
Wieder einmal Angst,
Angst zu sterben, Angst,
keine Zukunft mehr zu haben,
Angst, nicht mehr weiter zu können.
Wieder einmal ohne Selbstwertgefühl ...
Wieder einmal die Frage:
»Wer bin ich?«
»Wo sind meine Werte, was ist für mich wichtig?«
Wieder einmal Hilflosigkeit zulassen,
Hilfe von anderen annehmen.
Wieder einmal Schmerzen aushalten.
Trauer ertragen –
die eigene und die der Anderen
Wieder einmal suchen nach geeigneten Therapiemethoden
Wieder einmal suchen nach dem Strohhalm,
der mich noch aufrecht erhält
Wieder einmal hoffen in einer Papierflut
vernichtender Diagnosen und Prognosen
Wieder einmal, einmal mehr aufstehen,
nachdem ich so tief gefallen bin.
Wieder einmal auf der Suche nach meiner inneren Stimme
meinem inneren Heiler.
Wieder einmal voll Wut und Zorn
auf meinen Körper, der nicht
funktionieren will
Wieder einmal am Anfang oder am Ende?
Nein
Wieder einmal auf dem Weg
Zu mir Selbst!

(Frau B. R., Bruchsal)

Betroffene raten Betroffenen

»**Heilung** geschieht, sie ist nicht im operationalen Sinne machbar durch Beseitigung von Symptomen.
Heilung ist wissenschaftlich nicht fassbar, denn Heilung ist ein metaphysisches Geschehen, das zur ›Ganzheit rückführt‹.

Die Einbeziehung von Dimensionen, die den kausal-analytischen Bezugsrahmen überschreiten (religio), ist notwendig, um den Heilungsprozess geschehen zu lassen und zu erfahren.«

(Ebo Rau)

»Man sollte sich weniger mit der Frage beschäftigen: Warum bin ich krank geworden, sondern sich darauf konzentrieren: Warum will ich gesund werden?«

(H. Schäferling)

»Bist du krank, dann E R-G L A U B E dir deine Gesundheit, und wenn dein Körper noch zu retten ist, dann werden die Ärzte, denen du dich anvertraust, dir dankbar für deine Hilfe, für deine Genesung sein!«

(E. Lückheide)

»Tun Sie alles, war Ihr Arzt Ihnen rät, aber verinnerlichen Sie nichts, was IRGENDEIN MENSCH Ihnen über die Grenzen Ihrer Zukunftschancen sagt. Denn es ist offensichtlich, dass Ihre Chancen der Freiheit, des Glücks und Friedens überhaupt keine Grenzen haben.«

(G. Jampolsky)

»Erst nach der Krankheit verstand ich, wie wichtig das Ja-Sagen zum eigenen Schicksal ist. Denn auf diese Weise ist ein Ich da, das auch dann nicht versagt, wenn Unbegreifliches geschieht. Ein Ich, das aushält, das die Wahrheit erträgt und das der Welt und dem Schicksal gewachsen ist. Dann hat man mit einer Niederlage auch einen Sieg erlebt.«

(C. G. Jung)

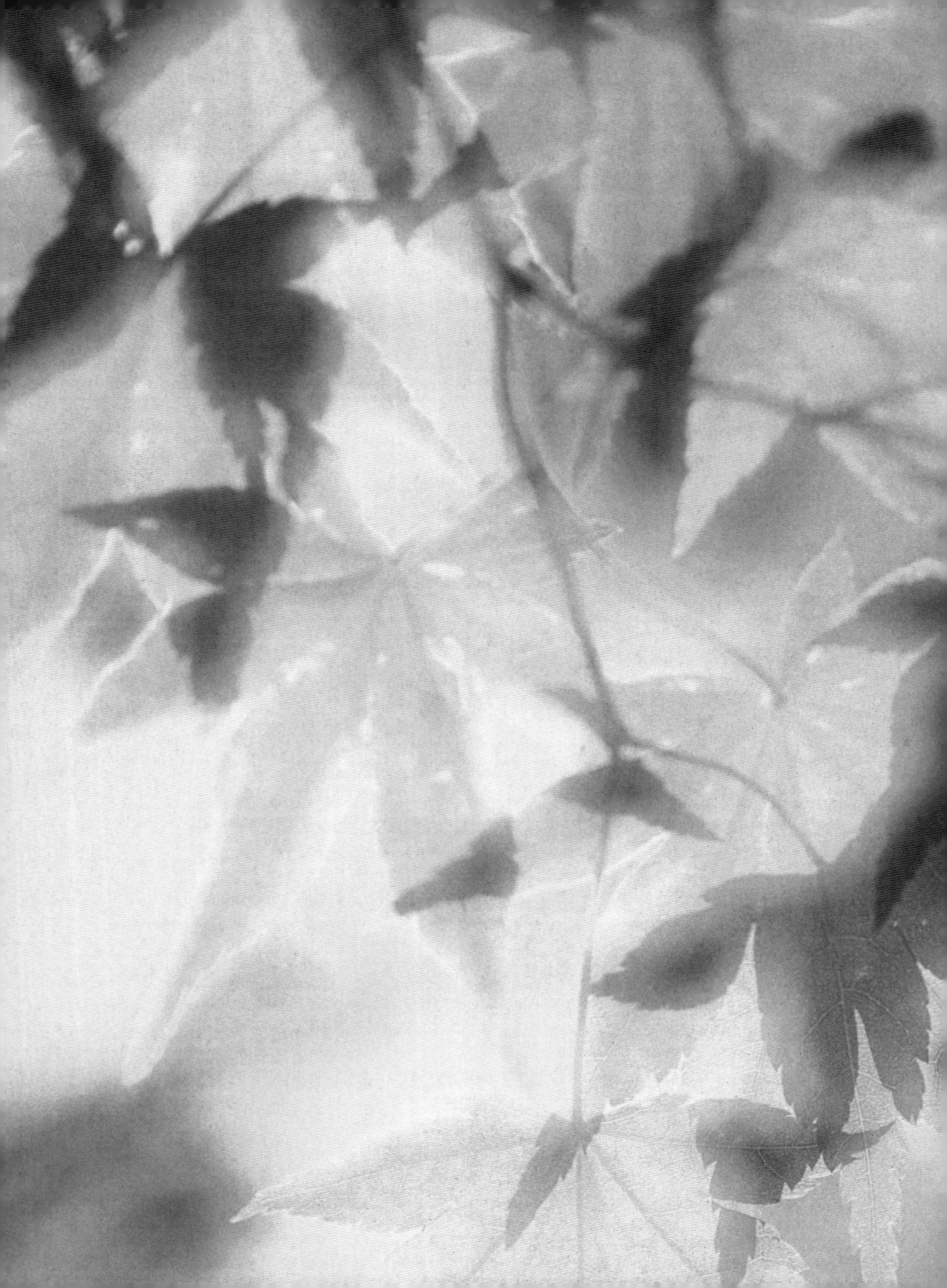

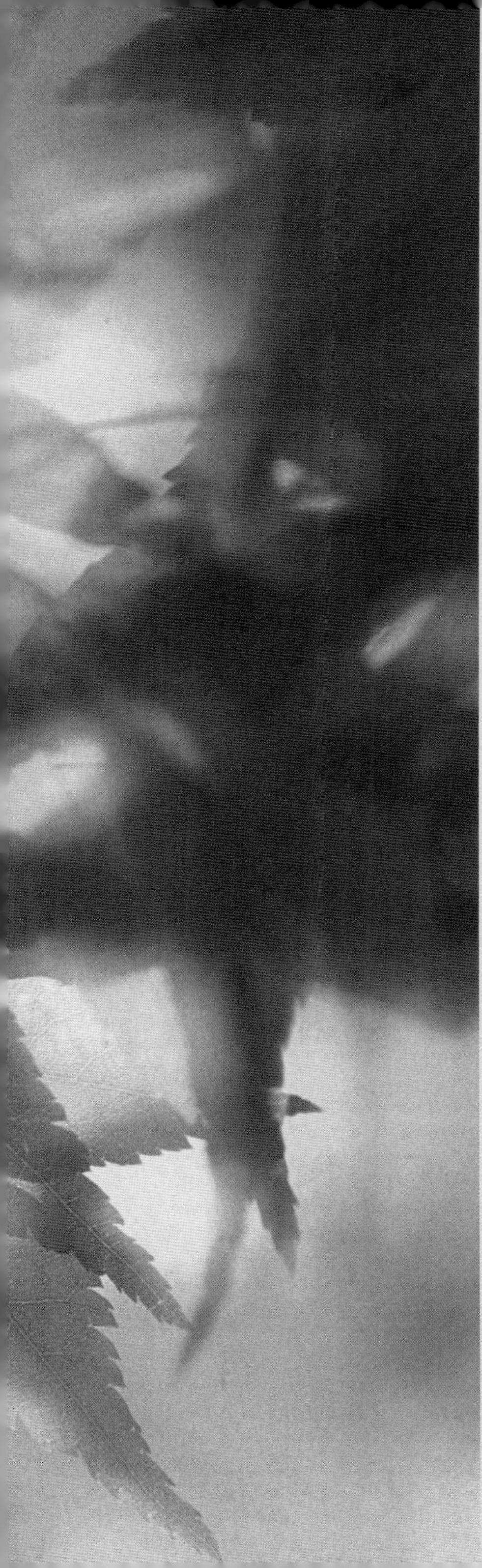

Grundsätzliches im Umgang mit Krebs

Die folgenden einleitenden Seiten sollten Sie in jedem Fall lesen und nicht überspringen. Sie erfahren wichtige und notwendige allgemeine Hinweise zum Umgang mit Ihrer Erkrankung.

Die Intention und das Anliegen des Buches ist für Sie besser verständlich.

Sie erfahren, warum Selbstverantwortung, Hoffnung und innere Heilkräfte ein wesentlicher Teil Ihres Heilungsprozesses sind.

Ich habe Krebs! Was tun?

Die Diagnose Krebs ist für jeden Betroffenen ein schwerer Schock. Das ist ganz verständlich – rührt doch die Diagnose Fragen auf, die man sich vorher nicht gestellt hat oder mit denen man bis zu diesem Zeitpunkt nicht in Berührung kam. Warum gerade ich? Welche Therapien muss ich über mich ergehen lassen? Wie soll ich mein Leben weiterführen? Will oder muss ich meinen Alltag verändern? Kann ich geheilt werden? Muss ich schlimme Schmerzen ertragen? Wie kann ich möglichst schnell und gezielt Informationen über meine Erkrankung bekommen, damit ich für mich die richtigen Entscheidungen fällen kann? Wie soll ich Ratschläge, die mir mein Arzt gibt, bewerten? Dies sind nur einige der vielen Fragen, die diese Erkrankung mit Sicherheit in Ihnen aufwirft.

Damit die Gedanken aber nicht immer nur kreisen und Ihnen unnötig Energie rauben, beginnen Sie gleich damit, alle Fragen aufzuschreiben, die Sie ganz persönlich betreffen. So haben Sie eine Möglichkeit, augenblicklich Wichtiges von Unwichtigem zu trennen.

Überlegen Sie zunächst für sich diese Fragen, und gehen Sie die Fragen dann mit einer Ihnen nahe stehenden Vertrauensperson durch. So gewinnen Sie eine Basis für Ihr weiteres Vorgehen. Auch wenn es schwer fällt: Sprechen Sie über Ihre Krankheit und Ihre Gefühle! Nur indem Sie Ihre Probleme beim Namen nennen, schaffen Sie die Voraussetzung dafür, verstanden zu werden und Verständnis zu erlangen.

Die dringlichsten Fragen zu Krankheit und Therapie haben Sie sicher mit Ihrem Arzt bzw. den behandelnden Ärzten oder Therapeuten zu besprechen. Um auf dieses Gespräch vorbereitet zu sein, ist es wichtig, die Fragen schon vor dem Arztbesuch in der Familie oder mit Freunden zu ordnen. Bevor Sie vielleicht ein Behandlungsschema resignierend über sich ergehen lassen oder in die Mühlen der klinischen Medizin gelangen, sollten Sie sich möglichst vielseitig informieren.

Durch Bücher, Beratungsstellen und das Medium Internet (→ S. 20/21) kommen Sie ohne Zweifel innerhalb kürzester Zeit an sehr viele Informationen.

Hier gilt es, zu sortieren und auszuwählen, was, abhängig vom Stadium Ihrer Erkrankung, im Augenblick notwendig und hilfreich ist. Es ist ein Unterschied, ob Sie das erste Mal in Ihrem Leben mit dieser Erkrankung zu tun haben oder ob Sie erst nach einer klinischen Therapie erkennen, was diese Erkrankung bedeutet.

Lesen Sie Bücher über die Lebenswege anderer Krebskranker, die Ihnen zeigen, dass trotz großer Not unerwartet Hilfe möglich ist. Auch in scheinbar aussichtslosen Situationen können sich konstruktive Lösungsmöglichkeiten auftun. Lassen Sie sich durch ungewöhnliche Krankheitsverläufe nicht unter Druck setzen, weil Sie meinen, dass Sie diese ungewöhnlichen Krankheitsverläufe kopieren müssten. Wichtig ist, dass Sie Ihren eigenen Weg finden.

> Fast jeder zweite Krebskranke kann heute geheilt werden. Sie können selbst sehr viel zu Ihrer Heilung beitragen. Stecken Sie den Kopf nicht in den Sand, auch wenn Ihnen danach zumute ist, sondern suchen Sie nach Auswegen.

Trotz widersprüchlicher Aussagen sind sowohl mittels der konventionellen Medizin als auch durch biologisch-ganzheitliche Therapieansätze Fortschritte bei der Behandlung von Krebserkrankungen erzielt worden und die Heilungschancen durchaus gestiegen.

Es gibt leider keine Patentrezepte. Wenn es auch für viele Krebsarten in der konventionellen Medizin Therapiestandards gibt, so sollten diese lieber einmal mehr als einmal weniger auf ihre Gültigkeit für den Einzelnen hinterfragt werden.

»Weniger ist mehr.« Dieser Satz kann gerade für biologische, komplementäre Therapien wichtig sein. Nicht alles, was Heilung verspricht, kann im Gießkannenprinzip über einen Krebskranken gegossen werden, und eine sorgfältige Abstimmung auf die Bedürfnisse des Einzelnen ist notwendig. Auch biologische Mittel können schaden, wenn sie zu reichlich und zum falschen Zeitpunkt eingesetzt werden.

Verinnerlichen Sie die Worte der renommierten Forscherin auf dem Gebiet der Spontanheilungen, Caryle Hirshberg: »Akzeptieren Sie die Diagnose, aber nicht die Prognose der Erkrankung.«

Info

- Anderson, Greg (1996) Diagnose Krebs – 50 erste Hilfen. Rowohlt

Initiative entfalten – Verantwortung übernehmen

Die Krankheit Krebs wirft viele Fragen auf, und man sieht sich plötzlich Problemen gegenüber, mit denen man nie gerechnet hat. Entscheidend im Umgang mit der Erkrankung ist die Bereitschaft, für sich selbst einzustehen und eigenverantwortlich nach Lösungsmöglichkeiten zu suchen. Durch den behandelnden Arzt, im Austausch mit anderen Krebskranken oder durch Gespräche in der Familie und mit Freunden können möglicherweise verschiedene Regieanweisungen zum richtigen Umgang mit der Erkrankung gegeben werden. Alle Menschen, ob Universitätsprofessoren, Ärzte oder Laien, sehen die Welt durch die Brille ihrer bisherigen guten und schlechten Erfahrungen. Nur wer sich nicht als Opfer der Erkrankung sieht, kann die manchmal notwendige Distanz zu den Sichtweisen der anderen – auch zu der des Arztes – aufbauen. Diese Distanz ist nötig, wenn die medizinische Ansicht eine sehr negative Prognose vermittelt.

Auch gut gemeinte Ratschläge zur Bewältigung der Erkrankung können nur dann wirklich weiterhelfen, wenn Sie Entscheidungen nicht nur Ihrem Arzt oder Partner zuliebe fällen, sondern persönlich und wirklich überzeugt hinter dieser Entscheidung stehen.

Durch die Erkrankung wird man leicht in eine passive Rolle, die Rolle des Opfers gedrängt. Nehmen Sie diese Rolle erst gar nicht an, oder legen Sie sie so schnell wie möglich ab. Wenn dies mithilfe von Angehörigen oder Freunden nicht gelingt, sollten Sie sich nicht scheuen, therapeutische Hilfe in Anspruch zu nehmen. Wer sich als Opfer fühlt, erschwert sich den Zugang zu den eigenen Heilkräften. Die eigenen Heilkräfte können zusammen mit den therapeutischen Maßnahmen der Medizin entscheidend zur Heilung beitragen. Aus dem NLP (→ S. 188) ist bekannt, dass es wichtig ist, positive Ziele zu formulieren. Setzen Sie sich das Ziel »Ich will leben«. Streben nach Leben ist kraftvoller als Abwehr von Sterben, »ich will nicht sterben« ist kein Ziel.

Dieses Buch stellt in den Abschnitten »Körper und Geist im Einklang« (→ S. 165 ff.) und »Seelische Unterstützung« (→ S. 186 ff.) Möglichkeiten vor, wie Sie Entscheidungen besser fällen und die richtige Eigeninitiative ergreifen können.

Info

- Sixt, Andrea (2004) Endlich gesund. Gräfe und Unzer

Angst verringern

Die Erkrankung Krebs wird zumindest zeitweise viele negative Emotionen in Ihnen auslösen, die Sie auch gar nicht so einfach verdrängen können oder sollen. Verzweiflung, Panik, Depression, Wut, Sorgen, lähmende Gefühle von Teilnahme- oder Interesselosigkeit sind Gefühle, mit denen Krebskranke, bedingt durch ihre Erkrankung, häufig zu kämpfen haben. Das wichtigste und schwierigste Gefühl ist wohl die Angst: Angst vor dem Tod, aber auch Angst vor dem, was diese Erkrankung an unwägbarem oder möglichem Leid bedeutet.

Kaum eine andere Erkrankung ist mit so viel Ängsten verbunden wie Krebs oder Krebsverdacht. Hier gilt es, der Angst ein »Dennoch« entgegenzusetzen.

Aktivität – nicht Aktionismus – vermindert Angst oder Angstsymptomatiken. Zum Prozess der Entängstigung tragen Orientierungshilfen und Information bei; sinnvolle Aktivitäten wie Gespräche, Entspannungsverfahren (→ S. 165 ff.), Einnahme pflanzlicher Präparate (→ S. 116) oder Übungen wie beispielsweise die Farbatmung (→ S. 189) unterstützen Sie ebenfalls. Es ist von größter Bedeutung, sich der Angst ehrlich zu stellen und nicht nur gegen die Angst vorzugehen! Nur wer sich der eigenen Angst stellt und neben den vielen Unwägbarkeiten, die diese Erkrankung beinhaltet, möglichst auch konkret diese Ängste definiert, kann zwischen persönlichen und den Ängsten der familiären Umgebung oder den subjektiven Ängsten der behandelnden Ärzte unterscheiden. Dies ist umso wichtiger, da Ärzte persönliche Ängste im Zusammenhang mit der Krebserkrankung verdrängen müssen und manchmal ungewollt Druck auf ihre Patienten ausüben, der nicht gerechtfertigt ist!

Es ist wichtig, von Anfang an fest darauf zu vertrauen, dass selbst bei schwierigen Umständen ein Weg zur Heilung möglich ist. Der Körper verfügt über ein großes Potenzial an Selbstheilungskräften.

Die Lösung der Angst kann nur in Ihnen selbst und durch Sie selbst erfolgen. Ärzte und Therapeuten können helfen, dieses Vertrauen aufzubauen, entscheidende Impulse sind aber von Ihnen selbst nötig.

Info

- Diamantidis, Tanja (2004) Den Krebs bewältigen und einfach wieder leben. Trias
- Schütz, Jutta (2003) Ich spüre immer noch die Angst in mir. Ullstein

Wohin? – Information und Orientierungshilfe

Wo auch immer Sie im Augenblick stehen, Sie werden nach kompetenten Informationen suchen, um diese mit Ihrem Arzt zu diskutieren. Die richtigen Quellen zu finden ist nicht einfach.

> Die Suche nach weiterführenden Informationen und die konstruktive Beschäftigung mit Wegen zur Heilung helfen entscheidend bei der Bewältigung der Krankheit.

Auch wenn zu viele Informationen verwirren können, so bieten sie doch die Möglichkeit, weiter zu fragen und überzeugendere Entscheidungen zu fällen. Bei Fragen zur wissenschaftlichen Medizin können Sie sich an den Krebsinformationsdienst (KID) und an die Deutsche Krebshilfe (DKH) (→ S. 215) wenden. Über biologische, alternative oder ergänzende Ansätze in der Krebsbehandlung informiert umfassend die Gesellschaft für biologische Krebsabwehr (GfBK) (→ S. 214).

Bei allen genannten Institutionen können allgemein verständliche Informationen in schriftlicher Form zu den verschiedenen Krebsarten und Behandlungsmöglichkeiten angefordert werden. Über die jeweiligen Beratungstelefone können Sie auch das persönliche Gespräch mit Fachleuten suchen.

Zahlreiche karitative Organisationen – wie das Deutsche Rote Kreuz, die Caritas und andere – verfügen in vielen Städten über eigene Krebsberatungsstellen. Den meisten Tumorzentren sind psychosoziale Beratungsstellen angegliedert, die Sie über Kuren, gesetzliche Ansprüche, finanzielle Hilfen, weitere Beratungsangebote und vieles mehr informieren können.

Eine besondere Bedeutung haben Selbsthilfegruppen (→ S. 216/218). Es gibt heute in Deutschland über 700 Selbsthilfegruppen bei Krebs. In ihnen haben sich mutige und aktive Krebskranke zusammengeschlossen, um persönliche Erfahrungen und Gefühle auszutauschen und durch wechselseitige Hilfe ihre körperlichen und seelischen Behinderungen besser zu bewältigen.

Erster Ansprechpartner ist meistens der Hausarzt. Sie brauchen für die langfristige Betreuung, die begleitend oder unterstützend zu den Maßnahmen der klinischen Medizin unabdingbar ist, einen Arzt oder eine Ärztin, zu dem oder zu der ein gutes Vertrauensverhältnis besteht. Dies kann der Hausarzt oder der niedergelassene Onkologe sein, doch es ist wichtig, sich zeitig einen geeigneten Arzt zu suchen!

Sie sollten vertrauen können – sowohl in die ärztlichen Fähigkeiten wie in die menschlichen Qualitäten Ihres Therapeuten.

Bei den notwendigen Entscheidungen im Umgang mit der Erkrankung ist einerseits das medizinische Fachwissen notwendig. Andererseits ist es genauso wichtig, den persönlichen Zugang und eigene Vorstellungen bezüglich der Erkrankung zu verstehen. Dieser persönliche Aspekt ist bei der Beurteilung von Entwicklungen der Krankheit oder von Behandlungsstrategien zu integrieren. Auch wenn es nicht einfach ist, sollten Sie keine Mühe scheuen, den Arzt oder die Ärztin zu finden, bei dem oder bei der Sie sich gut aufgehoben fühlen. Im Laufe Ihrer Krankheit kommen Sie mit sehr vielen verschiedenen Ärzten in Kontakt, und es ist hilfreich, einen Ansprechpartner zu haben, an den Sie sich immer vertrauensvoll wenden können.

Nur wenn Sie sich bei Ihrem Arzt oder Ihrer Ärztin mit allen Problemen angenommen und nicht nur als ein Fall betrachtet fühlen, haben Sie eine Vertrauensbasis.

Ein nicht unproblematisches, aber zukunftsweisendes Informationsmedium ist das Internet. Zum Thema »Krebserkrankungen« gibt es einige Millionen Seiten, die mittlerweile über das World Wide Web zugänglich sind. Hier kann man sich natürlich leicht im Informationsdschungel verlieren, zumal die Informationen im Netz größtenteils völlig ungefiltert sind. Die Internetadressen in den Infokästen unter den Kapiteln und im Anhang sollen Ihnen eine Orientierungshilfe sein. Bei der angebotenen Vielfalt der Informationen prüfen Sie auf jeden Fall, ob der Anbieter unabhängig ist oder ob hinter dem Angebot finanzielle Interessen stehen. Seien Sie gegenüber vermeintlichen Erfolgsgeschichten skeptisch, ohne das Vertrauen in ihr eigenes Heilungspotenzial infrage zu stellen. Auch im Netz werden leider mit der Erkrankung Krebs zweifelhafte Geschäfte gemacht. Ein sehr patientenorientiertes und unabhängiges Informationsnetz hat beispielsweise Anja Forbriger mit ihrem Inkanet ins Leben gerufen.

Info

- Beyersdorff, Dietrich (2002) Der große TRIAS Ratgeber zur ganzheitlichen Krebsbehandlung. Trias
- http://www.inkanet.de
- http://www.krebsinformation.de
- http://www.biokrebs.de

Vertrauen in den persönlichen Weg

Die Frage nach Art und Umfang einer Operation (→ S. 38–40), der nach der Diagnose der Erkrankung bei vielen Tumoren oft die erste schwer wiegende therapeutische Intervention ist, kann Sie bereits mit verschiedenen medizinischen Meinungen konfrontieren. Wurde beispielsweise vor einigen Jahren noch im Fall von Brustkrebs die Brust radikal operiert, so wird heute zum Wohle der betroffenen Frauen im Allgemeinen differenzierter verfahren.

Informieren Sie sich daher immer möglichst vor den geplanten einschneidenden Therapien umfassend, denn auch sie sind nicht immer der einzige Weg. Auch wenn es manchmal mühsam ist, fragen und informieren Sie sich, bis Sie mit den Auskünften zufrieden sind. Holen Sie sich eine zweite Fachmeinung, wenn Sie sich in ihrer Entscheidungsfindung nicht sicher sind. Die so genannte *second opinion* ist auch in der konventionellen Medizin zunehmend akzeptiert. Je besser Sie eine Therapie nachvollziehen und verstehen können, unabhängig davon, ob es die konventionelle oder die unkonventionelle Medizin betrifft, desto besser können Sie innerlich die Therapie unterstützen und damit an Ihrem Heilungsprozess mitwirken. Beispielsweise kann eine Chemotherapie mit Sicherheit besser bei Ihnen anschlagen, wenn Sie sich wirklich innerlich dafür entscheiden. Einige Entscheidungen können nur Sie selbst treffen, und diese Entscheidungen sind häufig eine Gratwanderung. Niemand kann Ihnen heute versprechen, dass Sie keinen Krankheitsrückfall oder keine Tochtergeschwülste bekommen. Statistiken sind nur bei sehr wenigen Krankheitsbildern wirklich aussagekräftig. Prozentuale Wahrscheinlichkeiten sind im Hinblick auf den Einzelnen immer wieder zu relativieren!

> Es ist von größter Bedeutung, neben den notwendigen rationalen Informationen auch die emotionale Ebene in Ihre Entscheidungsfindung mit einzubeziehen.

Hören Sie auf Ihr Gefühl. Es gibt zu viele Patientinnen und Patienten, die sich im Nachhinein vorwerfen, nicht auf ihr Gefühl, ihre Ahnungen geachtet zu haben. Gefühle fahren bei der Krebserkrankung sicher bisweilen Achterbahn, aber es gibt im tiefsten Inneren ein Grundgefühl, zu dem Sie den Zugang suchen sollten. Sprechen Sie über diese Gefühle mit Menschen, die Sie verstehen. Die Kunst ist es, die ganz persönliche Schnittmenge zwischen rationaler und emotionaler Ebene herauszufinden. Suchen Sie von Anfang an nicht nur nach Wegen, den Krebs zu beseitigen, sondern bauen Sie Vertrauen in Ihr Leben auf. Seien Sie offen für Begegnungen,

Ratschläge und Hilfen, die sich Ihnen anbieten. Einerseits ist es wichtig zu wissen, dass jede Krebserkrankung individuell zu einem Menschen gehört und daher ein Krankheits- und Therapieverlauf nicht einfach übertragbar ist. Andererseits können Kranke mit einem ähnlichen Schicksal sehr hilfreiche Tipps geben und Verständnis für Ihre Probleme im Umgang mit der Erkrankung haben.

Bei Ratschlägen von Ärzten, Familie, Freunden und anderen Krebskranken sollten Sie stets bedenken, dass die Wirklichkeit immer subjektiv erlebt und vertreten wird. An Ihrer eigenen Wirklichkeit und deren Wahrnehmung bemisst sich letztlich Ihr Schicksal. In jedem Augenblick geschehen in Ihrem Organismus Billionen (eine Zehn mit sehr vielen Nullen) Stoffwechselreaktionen in den Zellen, sodass Sie viel beeinflussen können.

Falls Sie die Wirklichkeit als nur negativ erleben, dann suchen Sie bewusst nach positiven Ausblicken, denn nur auf diesem Wege können Sie Ihre inneren Heilkräfte unterstützen.

Einige Krebskranke haben zur Bewältigung der Erkrankung ihr Leben völlig umgestellt. Dieser Zugang mag für einige sehr hilfreich sein, bei anderen ist vielleicht eher eine geringfügige Veränderung der Einstellungen zum Leben mit seinen alltäglichen Problemen sinnvoll. Suchen Sie neben den notwendigen medizinischen Maßnahmen immer auch nach Möglichkeiten, Körper, Seele und Geist besser miteinander in Einklang zu bringen. Dazu müssen Sie weder von morgens bis abends meditieren noch einen Psychotherapeuten nach dem anderen aufsuchen; Sie sollten vielmehr auch dieses Suchen daran bemessen, in welchem Maß es das momentane Wohlbefinden unterstützt und zu mehr seelischem Gleichgewicht verhilft. Seien Sie durchaus bereit, im Umgang mit der Erkrankung ungewöhnliche Wege zu gehen, auch wenn diese in Ihrer Umgebung auf Skepsis stoßen mögen. Viele Ärzte können bestätigen, dass Patienten, die bereit sind, gewohnte Pfade zu verlassen und auch mal den Behandlern zu widersprechen, bessere Heilungschancen haben.

Suchen Sie sich eine Vertrauensperson, die immer wieder sagt: »Ich glaube an dich – du schaffst es!«

Info

- Broschüre »Der mündige Krebspatient«, GfBK, Tel. 0 62 21/13 80 20
- http://www.biokrebs.de

Hoffnung

Hoffnung ist ein wichtiges Lebenselixier im Umgang mit Krebs. Lassen Sie sich die Hoffnung nie streitig machen, vor allem nicht von Statistiken. Die Aufgabe der Sie betreuenden Ärzte sollte es sein, Sie in den Zielen, auf die sich Ihre Hoffnung richtet, zu bestärken. Hoffnung ist der Glaube daran, dass sich ein Zustand in die positive Richtung verändern kann, sich aber nicht verändern muss. Eine positive Veränderung lässt sich weder durch intensiven Glauben noch durch eine hochwirksame Substanz erzwingen!

> Es ist durchaus möglich, dass Ihnen ein Mittel hilft, bei dem es nach medizinisch-wissenschaftlicher Prognose gar nicht möglich ist, dass es Ihnen helfen kann.

Die positive Einstellung zu persönlichen Genesungschancen ist ein wichtiges Moment der Gesundung. Wenn Sie die Hoffnung nicht aufgeben, gibt es auch keine hoffnungslose Prognose! Es lässt sich nicht schönreden, dass an der Krankheit Krebs sowohl in der konventionellen Medizin als auch in der alternativen Szene viel Geld verdient und häufig auch vor moralisch-ethischen Schranken nicht Halt gemacht wird. Bewusste Irreführung darf nicht mit falscher Hoffnung gleichgesetzt werden. Seien Sie skeptisch bei Methoden oder Therapeuten, die einen Ausschließlichkeitsanspruch vertreten oder die Ihre persönliche Entscheidungsfreiheit einengen. Postulierte Wissenschaftlichkeit darf genauso infrage gestellt werden wie behauptete Ganzheitlichkeit. Lassen Sie sich durch schwarze Schafe, die es in allen Richtungen der Medizin gibt, nicht vom persönlichen Heilungsweg abbringen.

Hoffnung kann sich aber nicht nur auf das nahe liegende Ziel der Krankheitsbeseitigung beziehen. Nicht immer wird die Krebserkrankung erfolgreich bekämpft, und auch dann ist Hoffnung noch angebracht. Sie umfasst auch die Auseinandersetzung mit spirituellen und/oder religiösen Fragen des Seins. Gemeinsam ist allen Religionen die Gewissheit eines Lebens nach dem Sterben. Unabhängig von Ihrem Glauben kann wirkliche Hoffnung nur durch Auseinandersetzung mit den anderen Dimensionen unseres Daseins wachsen.

Info

- Stangl, Anton und Marie-Luise (2000) Hoffnung auf Heilung – seelisches Gleichgewicht bei schwerer Krankheit. Econ

Die inneren Heilkräfte

Die inneren Heilkräfte sind leistungsfähiger, als wir ihnen oft zutrauen. Sie lassen Krankheiten manchmal schon verschwinden, bevor die Krankheit voll zum Ausbruch kommen und wahrgenommen werden konnte. In jedem gesunden Organismus entstehen tagtäglich Krebszellen und werden vom körpereigenen Abwehrsystem beseitigt. Das Unternehmen Mensch beschäftigt 70 Billionen Mitarbeiter – so viele Zellen arbeiten im menschlichen Körper. Das sind 15 000-mal mehr, als Menschen auf dieser Erde leben. Jeden Tag scheiden 600 Milliarden Mitglieder aus diesem gigantischen Konzern aus, ebenso viele Zellen werden täglich neu gebildet und in das System eingefügt.

Jede Sekunde führt der Körper etwa 10^{30} chemische Operationen in unserem Stoffwechsel durch. Ohne die entscheidende Unterstützung der Selbstheilungskräfte könnte kein Chirurg oder kein Geistheiler wirksam arbeiten.

Möglicherweise verliert ein Krebskranker das Vertrauen in die Selbstheilungskräfte. Zweifel sind berechtigt, denn schließlich haben die inneren Heilkräfte aus unerfindlichen Gründen nicht richtig funktioniert, sonst hätte sich keine Krebserkrankung entwickelt. Trotzdem ist es von größter Bedeutung, die seelischen und körperlichen Abwehrkräfte zu mobilisieren, um einen Heilungsweg zu finden. Spontanheilungen bei Krebs sind zwar selten, aber sie kommen vor, und jede dieser Spontanheilungen ist ein Beweis für das Heilungspotenzial, das im Organismus angelegt ist.

Albert Schweitzer gab einem Medizinjournalisten auf dessen Bitte um Erklärung von Heilungen durch Schamanen zur Antwort: »Der Schamane macht etwas, was viele Ärzte seit Hippokrates vergessen haben; er erlaubt es dem inneren Arzt des Kranken, in Funktion zu treten.« Es ist für jeden Krebskranken wichtig, neben den medizinischen Behandlungsmaßnahmen einen Zugang zu den inneren Heilkräften zu suchen. (→ S. 165 ff.). In welcher Weise oder mit welcher Methode man dabei vorgeht, bleibt persönlichen Neigungen und Empfindungen überlassen. Richten Sie möglichst bald eine regelmäßige Sprechstunde mit sich selbst ein!

Info

- Hirshberg, Caryle (1998) Gesundwerden aus eigener Kraft. Knaur
- Martin Müller-Stahl, Dirk-Ingo Wolfrum (2004) Motivation zur Hoffnung für Krebskranke, Angehörige, Pflegende und Ärzte. KVC-Verlag

Für die Gesundheit oder gegen die Krankheit?

Die konventionelle Medizin unternimmt sehr viel, um eine Krebsgeschwulst zu entfernen oder die Krebszellen im Körper zu zerstören und unschädlich zu machen. Dieses Vorgehen ist zunächst in vielen Fällen erfolgreich. Ein häufiges Problem ist aber die Gefahr des Rückfalls oder der Tochtergeschwülste – der Metastasen. Hier kann die Richtung der Medizin ansetzen, die durch Stärkung der körperlichen und seelischen Abwehrkräfte die Immunabwehr des Patienten unterstützt.

Die Krebserkrankung hat nicht eine, sondern vielfältige Ursachen, die durch ihr individuelles, sich negativ potenzierendes Zusammenwirken zu einer Krebserkrankung führen können. Daher sollte ein umfassendes, angemessenes und auf Heilung ausgerichtetes Vorgehen alle Ebenen unseres Wesens zu berücksichtigen suchen – die körperliche, die emotionale, die geistig-seelische, die soziale und die spirituell-religiöse Ebene.

Ausgelöst durch die Krebserkrankung, ist es wichtig, einen Zugang zu den persönlichen Ressourcen zu finden. Ob durch Entdeckung und Entfaltung eigener Kreativität, ob durch einen meditativen Ansatz (→ S. 170), durch Sport (→ S. 165) oder eine gesunde Ernährung (→ S. 126) – Sie können sehr viel für Ihre Gesundheit und Ihr Wohlbefinden tun. Sowenig wie man alle krebsauslösenden Faktoren meiden kann, sowenig soll man krampfhaft versuchen, etwas für die Gesundheit zu tun. Gesundheitsfanatiker machen weder sich noch anderen Freude, sondern werden lästig, wenn sie beispielsweise von morgens bis abends irgendwelche gesund machenden Pillen schlucken oder von Therapeut zu Therapeut rennen.

Finden Sie das für Sie richtige Maß und den richtigen Rhythmus; kümmern Sie sich mit Freude um Ihre Gesundheit und Ihr Wohlbefinden. Auch bei sehr belastenden Therapien oder bei weit fortgeschrittenen Krankheitsbildern ist es sinnvoll, das persönliche Wohlbefinden so weit wie möglich zu fördern.

Maßstab für die Seriosität einer Behandlung kann das persönliche Gefühl sein, dass die Therapie gut tut und dass der Therapeut keine falschen Heilungsversprechen gibt. Wenn über Ihren Kopf hin entschieden wird oder wenn eine Behandlung Sie viel Geld kostet, ist unbedingt Skepsis angebracht!

Mit Krebs leben

Nicht immer kann ein Tumor beseitigt werden. Trotzdem ist das kein Grund aufzugeben. Zwischen Resignation bei einer Erkrankung und Akzeptanz eines augenblicklich scheinbar nicht beeinflussbaren Sachverhaltes liegen Welten. Wenn ein Krebswachstum zum Stillstand kommt oder nur langsam fortschreitet, können Sie jahrelang und mit guter Lebensqualität leben – auch mit Krebs!

Natürlich sollen Sie weiter das Ziel vor Augen haben, ohne die Krankheit zu leben. Aber fixieren Sie sich bitte nicht auf dieses Ziel, sondern suchen Sie nach Wegen des Wohlbefindens und der Freude an alltäglichen Dingen – auch mit Krebs geht Ihr Leben weiter.

Früher oder später werden Sie nach dem Sinn dieser Erkrankung fragen. Diese Frage ist berechtigt und kann zu dem besseren Verständnis des Krankheitsprozesses beitragen. Zwar gibt es in unserer Schöpfung nichts, was sinnlos ist; trotzdem gilt es für uns zu akzeptieren, dass wir mit unserem kleinen Verstand den Sinn nicht immer verstehen können und das auch nicht müssen! Manchmal ist die Krebserkrankung einfach unfassbar.

Schuldgefühle sind bei der Verarbeitung der Erkrankung fehl am Platz. Wer die Schuld für die eigene Erkrankung bei sich, den anderen oder den Lebensumständen sucht, belastet sich unnötig. Kein Buch, Therapeut, Arzt oder Mitpatient darf Ihnen Schuld suggerieren.

Anstatt sich mit der Frage des »Warum« zu quälen, interessieren Sie sich mehr für den Heilungsprozess. Es gilt, unbewusste Einstellungen, emotionale Verfassung und Verhaltensgewohnheiten zu überprüfen. Dabei ist die Krebserkrankung nicht als Resultat von Unterlassungen zu sehen. Sie ist lediglich der Auslöser, sich mit Fragestellungen und Einstellungen zu beschäftigen, denen Sie bislang in Ihrem Leben vielleicht keine oder nur wenig Aufmerksamkeit geschenkt haben.

Trotz Krebserkrankung und alldem, was mit ihr auf Sie zukommen mag, denken Sie immer wieder an die vier lebenswichtigen L-Vitamine: Lachen, Lieben, Lust und Loslassen. Seien Sie bereit, sich innerlich häufiger zuzulächeln, und streicheln Sie sich selbst für das bisher Erreichte. Schenken Sie dem Leben mehr Aufmerksamkeit als der Krankheit.

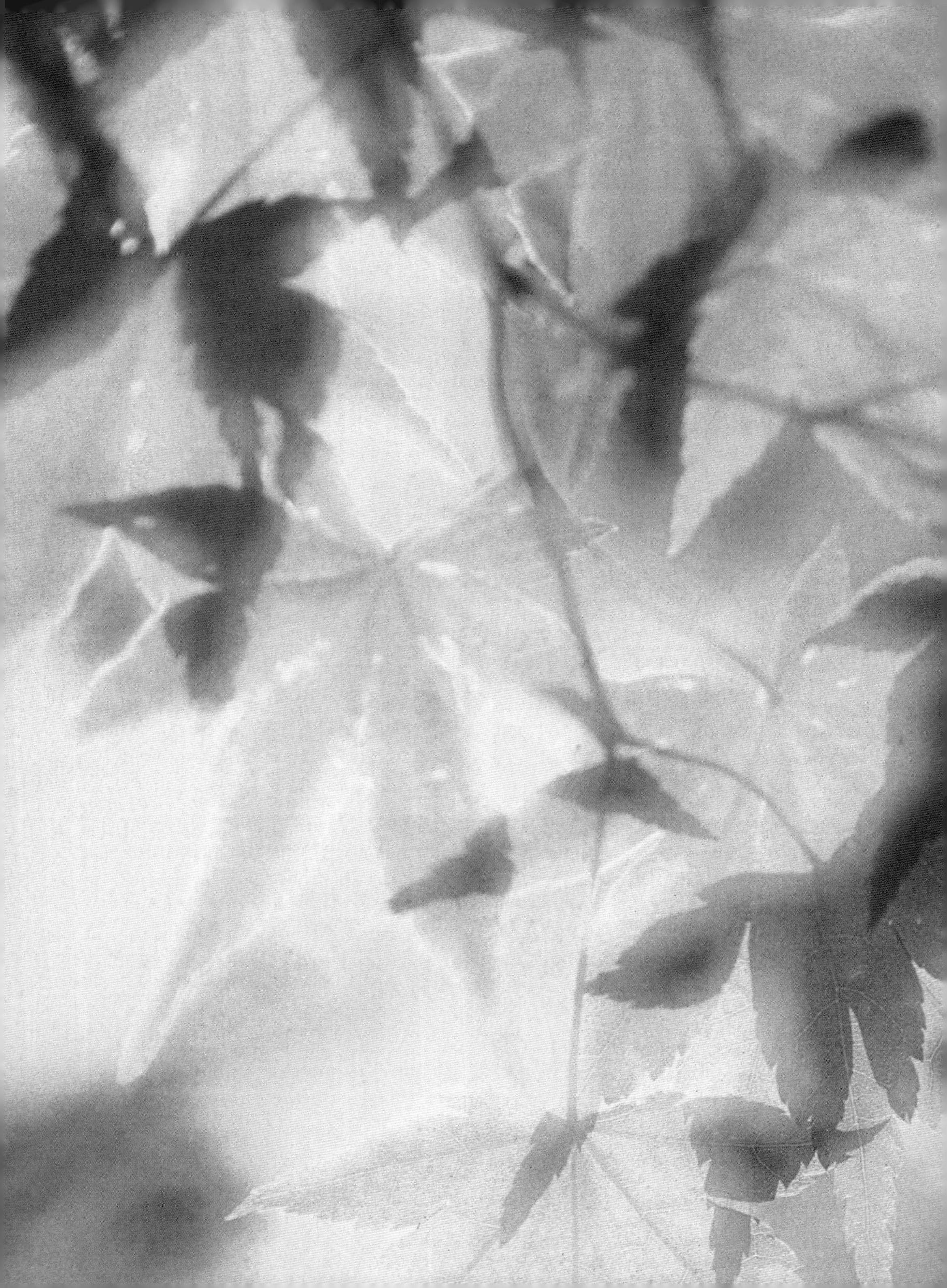

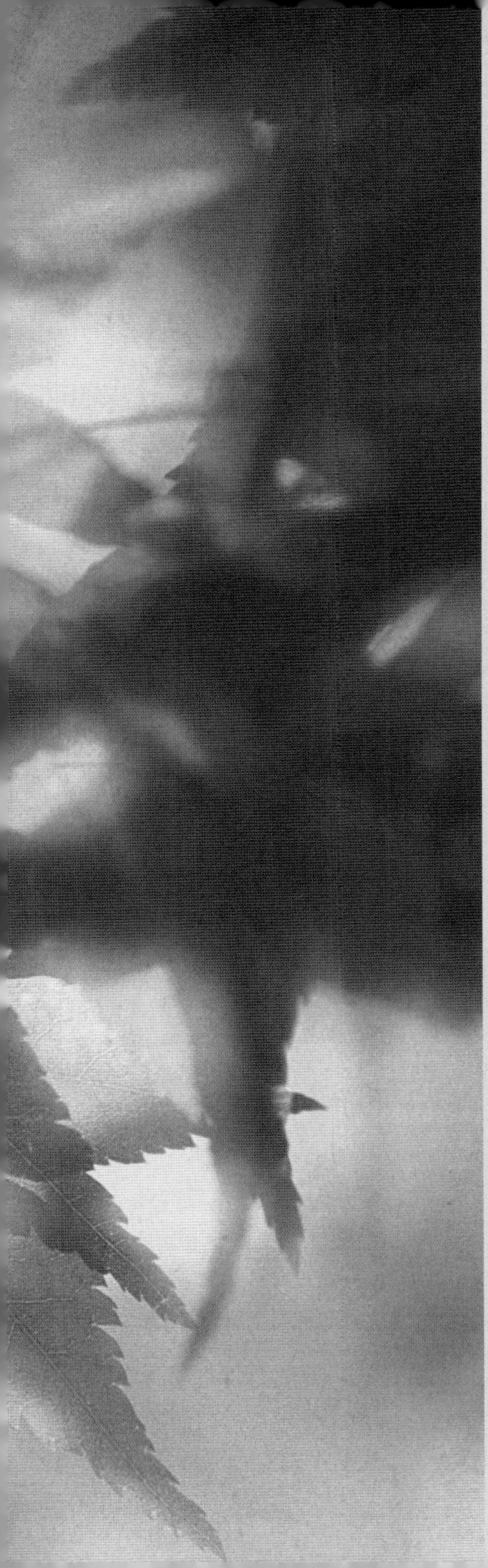

Konventionelle Medizin und ihre Außenseiter

Am Anfang der Erkrankung sind Sie in Diagnostik und Therapie immer mit der konventionellen oder so genannten Schulmedizin konfrontiert. Die folgenden Seiten informieren Sie kurz und prägnant, aber auch kritisch zu den wichtigsten Themen der konventionellen Medizin.

Durch die wichtigsten Informationen zu Themen der konventionellen Medizin können Sie zielgerichtet Fragen an die Sie behandelnden Ärzte richten. So können Sie für sich mitentscheiden, welche Teile der konventionellen Medizin für Sie sinnvoll sein können. Neueste Verfahren, die in der Medizin selbst als Außenseiter gelten, werden auch vorgestellt.

Vereinigen Sie für sich das Beste, was Ihnen die konventionelle Medizin zu bieten hat mit den Maßnahmen biologisch ganzheitlicher Methoden, die für Sie von Anfang an sinnvoll sind.

Diagnostik

Krebsvorsorge aus konventioneller Sicht

Für die meisten Krebsarten gilt: Je früher der Krebs erkannt wird, umso besser sind die Heilungschancen. Wenn Sie eins der folgenden Krankheitszeichen bei sich bemerken, sollten Sie durch eine eingehende ärztliche Untersuchung klären lassen, ob Krebs oder eine andere Krankheit die Ursache ist:

- Eine nicht heilende Wunde, ein nicht heilendes Geschwür an der Haut oder an der Schleimhaut.
- Knoten oder Verdickungen in oder unter der Haut, besonders im Bereich der Brustdrüse sowie Lymphknotenschwellungen (Hals, Achsel, Leiste).
- Jede Veränderung an einer Warze oder einem Muttermal (Entzündung, Blutung, Wachstum).
- Änderung der Verdauungsgewohnheiten, anhaltende Magen-, Darm- oder Schluckbeschwerden. Erheblicher Gewichtsverlust, auffallende Blässe, allgemeine, sonst nicht erklärbare Schwäche.
- Heiserkeit oder neu auftretender Husten von mehr als drei Wochen Dauer.
- Ungewöhnliche, insbesondere blutige oder eitrige Absonderungen aus einer der Körperöffnungen. Störung der Harnentleerung, Schmerzen beim Wasserlassen, blutiger Urin.
- Unregelmäßige Monatsblutung oder Scheidenausfluss mit Blutbeimischung sowie Blutungen und blutige Absonderungen nach Aufhören der Monatsblutungen.

Zur allgemeinen Vorsorge gibt es folgende wichtige Empfehlungen:

- Achten Sie auf Ihre seelischen Bedürfnisse, setzen Sie sich nach Möglichkeit weder beruflich noch privat sehr belastendem, chronischem Stress aus.
- Rauchen Sie nicht. Trinken Sie nur mäßig Alkohol.
- Vermeiden Sie starke oder lang anhaltende Sonnenbestrahlung.
- Essen Sie häufig frisches Obst und Gemüse sowie Getreideprodukte mit hohem Fasergehalt. Vermeiden Sie Übergewicht.
- Gehen Sie zur Vorsorgeuntersuchung.
- Für Frauen ist wichtig: Untersuchen Sie regelmäßig ihre Brust.

Gentest

Gentests wird in der Medizin eine zunehmende Bedeutung beigemessen. Man hofft, durch Genanalyse frühzeitig ein erhöhtes Krebsrisiko feststellen zu können, denn augenblicklich werden ungefähr 10 % aller Tumorerkrankungen als erblich veranlagt angesehen. Man unterscheidet tumorfördernde und tumorunterdrückende Gene, wobei vermutlich Störungen bei den tumorunterdrückenden Genen die größere Bedeutung zukommt. Derzeit sind Gentests am ehesten sinnvoll, wenn in der Familie gehäuft Krebserkrankungen aufgetreten sind, und zwar sind sie besonders sinnvoll zum Nachweis, dass das Krebsrisiko geringer ist als möglicherweise erwartet. Im umgekehrten Fall stellt das Ergebnis eine große psychische Belastung dar.

Noch längst nicht alle Gene, die bei der Krebsentstehung eine Rolle spielen, sind erfasst, und die bestehenden Gentests können sehr wenig über den tatsächlichen Ausbruch der Erkrankung oder die Wahrscheinlichkeit, überhaupt zu erkranken, aussagen.

Dagegen ist die Gefahr einer Stigmatisierung von Personen, bei denen krebsfördernde Gene ermittelt wurden, nicht von der Hand zu weisen. Auch nahe Verwandte solcher Personen gelten dann möglicherweise als mit einem erhöhten Krebsrisiko behaftet. Der einzige Vorteil eines Gentests mit dem Ergebnis, dass ein erhöhtes Krebsrisiko besteht, liegt in der Begründung einer intensiveren Vorsorge – der Nachteil besteht im Wissen um die größere Wahrscheinlichkeit, an Krebs zu erkranken. Der Patient hat ein Recht auf Nichtwissen, und die Gesellschaft für Humangenetik empfiehlt ausdrücklich, keine Gentests dieser Art bei Minderjährigen durchzuführen. Außerdem kann derzeit bei höchstens 2 % aller Krebserkrankungen von Gentests auf eine Erkrankungswahrscheinlichkeit geschlossen werden. Auch die neueste Entwicklung der Chiptechnologie löst das ethische Problem nicht. Man wird dadurch schneller, und auf lange Sicht preiswerter, das Ergebnis einer Genanalyse erhalten – ein wirksamerer Schutz vor Krebs und eine bessere Therapie resultieren für den möglicherweise an Krebs Erkrankenden allein daraus jedoch nicht!

Info

- Deutsche Gesellschaft für Humangenetik e. V., Inselkammerstr. 4, 82008 München-Unterhaching Tel. 089/55 02 78 55, Fax 089/55 02 78 56
- http://www.gfhev.de

Krebszellnachweis im Blut

Ein Tumor kann, wie jeder weiß, Metastasen bilden. Dies geschieht durch Krebszellen, die im Blutstrom transportiert werden, und zwar auch dann noch, wenn der Tumor, von dem sie einmal ausgegangen sind, schon herausoperiert wurde.

Die Neigung der Krebszellen, sich von ihrem ursprünglichen Tumor zu lösen und auf Reisen zu gehen, ist möglicherweise gefährlich für den Patienten; andererseits eröffnen sich durch diese Wanderung neue diagnostische Möglichkeiten und Kontrollmöglichkeiten darüber, ob eine Strahlen- oder Chemotherapie die Krebszellen auch wirklich zerstört hat.

> Leider gibt es bislang keine zuverlässigen Verfahren, die es allgemein erlauben, eine Diagnostik von Tumorerkrankungen oder Verläufen im Blut durchzuführen!

In einer aktuellen Veröffentlichung der renommierten Zeitschrift Clinical Cancer Research 2005 wird darauf hingewiesen, dass bei einem Drittel der Frauen, die nach einer Brustamputation infolge Brustkrebs mindestens 7 oder sogar mehr als 20 Jahre lang als geheilt galten, im Blut zirkulierende lebende Krebszellen gefunden wurden. Keine der Betroffenen hatte bisher einen nachweisbaren Krankheitsrückfall entwickelt. Wie ist das zu erklären? Das Abwehrsystem der Frauen scheint eine gewisse Menge Krebszellen in Schach halten zu können, schlussfolgern die Forscher. Da im Blut schwimmende Zellen aber nur eine begrenzte Lebensdauer haben, vermuten die Wissenschaftler, dass sie aus winzigen Tumoren stammen, die im Körper überlebten und friedlich koexistieren.

Ein besonderer, noch experimenteller Ansatz ist die Isolation von Zellen aus einem Tropfen Blut mithilfe eines neuen Lasertests. Er ermöglicht unter dem Mikroskop die Entdeckung fluoreszierender Antikörper. Einer dieser Antikörper ist Anti-MUC-1, das im Blut von Frauen mit Brusttumoren in einer höheren Konzentration als im Blut gesunder Frauen auftreten kann. Um die für Krebszellen charakteristischen Moleküle zum Leuchten zu bringen, setzen Biophysiker Sonden ein, die mit Farbstoff beladen werden und an den Zielmolekülen auf den Krebszellen anhaften. Werden diese mit rotem Laserlicht bestrahlt, geben sie ihrerseits Lichtenergie ab und beginnen zu leuchten.

Info

- http://www.medical-tribune.de/patienten/news

Tumormarker

Tumormarker sind verschiedene Substanzen, deren Entstehung von Krebszellen angeregt wird. Sie können im Blut nachgewiesen werden und sind bei einigen Krebsarten auch im Urin nachweisbar. Bisher hat sich die Hoffnung, eine Krebserkrankung frühzeitig durch Nachweis von Tumormarkern festzustellen, kaum erfüllt. Lediglich bei einigen wenigen Tumorerkrankungen, wie beim Prostatakrebs, ist die Suche nach Tumormarkern als mögliche Früherkennungsmaßnahme sinnvoll.

Tumormarker sind häufig nicht tumorspezifisch und können auch von gesunden Zellen in wechselnden Mengen abgesondert werden. Sie können aufgrund anderer Erkrankungen oder als Folge bestimmter Therapien erhöht sein, und auch die Ernährung kann eine Rolle spielen. So ist beispielsweise bei Rauchern der CEA-Spiegel immer erhöht.

Tumormarker entstehen zum Teil auch erst bei größeren Tumoren in so großer Menge, dass eine deutliche Erhöhung der Werte zu weiteren Untersuchungen Anlass gibt. Geeignet ist die Untersuchung auf Tumormarker nur bei einigen Krebserkrankungen zur Therapiekontrolle oder zur rechtzeitigen Diagnose von Rückfällen. Sie gehört zwar oft zur Nachsorgeroutine. Doch kann auch hier nicht immer davon ausgegangen werden, dass ihr Vorhandensein oder Nichtvorhandensein sichere Rückschlüsse auf den Verlauf einer Krebserkrankung zulässt.

Manchmal werden schon mäßige Erhöhungen eines Tumormarkers als Hinweis für eine Zweiterkrankung oder Metastasierung interpretiert. Vorsichtshalber müssen dann weitere diagnostische Maßnahmen folgen. Bei den betroffenen Patienten löst dieses gründliche Suchen Ängste und Sorgen aus. Es besteht jedoch durchaus die Möglichkeit, dass ein Tumormarker erhöht sein kann, ohne dass die Krebserkrankung erneut ausgebrochen ist. Man sollte keinesfalls panisch reagieren oder schon Tage vor der Routineuntersuchung nervös werden. Erst wenn sich die Werte in mehreren Untersuchungen nacheinander verdoppeln oder verdreifachen, kann dieser Trend als wahrscheinlicher Hinweis für eine Zweiterkrankung oder Metastasenbildung gedeutet werden.

Info

- http://www.biokrebs.de
- http://www.krebsinformation.de

Bildgebende Verfahren in der Diagnostik und Therapie maligner Erkrankungen

Bildgebende Verfahren nehmen in der Krebsdiagnostik einen immer bedeutenderen Stellenwert ein und sind auch in der Therapie als Kontrollmöglichkeit beispielsweise bei der intraoperativen Strahlentherapie (→ S. 44/45) oder der regionalen Tiefenhyperthermie (→ S. 91) von zunehmender Bedeutung. Dabei ist die bildgebende Diagnostik nur ein Teilsegment von mehreren klinischen Diagnosemodalitäten: Im Rahmen der Tumordiagnostik ergänzt sie die Anamnese mit klinischer Untersuchung, Laboranalysen und die Gewebeentnahme (Biopsie).

> Heutzutage lassen sich mit moderner Bildgebung hoch aufgelöst viele wichtige strukturelle und molekulare Informationen von Tumoren gewinnen.

Tumorart, -ausdehnung und -infiltration lassen sich strukturell mittels **Computertomographie (CT)**, **Kernspin- bzw. Magnetresonanztomographie (MRT)** und **Ultraschall/Sonographie (US)** unterschiedlich abbilden.

Die **CT-Bilder** basieren auf der unterschiedlichen Durchlässigkeit der Gewebe für Röntgenstrahlen, die mithilfe eines Computers erfasst und in ein Bild umgerechnet wird. Neben der hohen zeitlichen und räumlichen Auflösung der CT-Bilder bietet dieses bildgebende Verfahren den Vorteil der hohen Verfügbarkeit, da annähernd alle Krankenhäuser über entsprechende Gerätschaften verfügen. Der Nachteil ist allerdings die Strahlenbelastung, die mit ionisierenden Effekten einhergeht.

Hingegen verwendet die **MRT** ein sehr starkes Magnetfeld, und das Resonanzsignal von Protonen dient zur Bildgebung im Körper. Diese Technik ist dabei frei von ionisierender Strahlung. Mit der MRT wird im Gegensatz zur CT ein höherer Weichteilkontrast erreicht, sodass diese Methode häufig zur genaueren Weichteildiagnostik eingesetzt wird. Das Verfahren erlaubt eine bessere Abgrenzung von Tumor- und gesundem Gewebe.

Ultraschall/Sonographie verwendet Ultraschallwellen, die nicht ionisierend und im Rahmen der Diagnostik nicht gewebeschädlich sind. Die Schallwellen breiten sich im Gewebe als Wellen aus und werden von den Gewebestrukturen in unterschiedlicher Weise reflektiert, was letztlich zur Generierung einer Bildinformation führt. Indikationsbereiche sind Darstellung von gewebedichten Organen im Bauchraum, der Halsregion (Schilddrüsentumore, Lymphknoten) oder Gelenkstrukturen. Mittels Ultraschall lassen sich Gewebestrukturen mit einem sehr hohen Weichteilkontrast darstellen, die Bildqualität ist jedoch abhängig von den Untersuchungsbedingungen und die Bildauswertung/-interpretation von der Erfahrung des Untersuchers. Daher eignet sich dieses Verfahren nicht für die Planung von beispielsweise operativen Eingriffen.

Für alle drei erwähnten Bildgebungsmodalitäten können – abhängig von der Fragestellung – Kontrastmittel eingesetzt werden, die die Darstellung der Organe und von Gefäßstrukturen verbessern und viele krankhafte Veränderungen (z. B. Lebermetastasen, Entzündungen, Abszesse) überhaupt erst sichtbar machen.

Die **Positronen-Emissions-Tomographie** (**PET**) liefert funktionelle Bilddaten nicht durch Gabe eines Kontrastmittels, sondern durch einen so genannten »Tracer«, wodurch sich beispielsweise die Verstoffwechselung von Zucker im Gewebe darstellen lässt und daraus exakte Rückschlüsse über die Verteilung und Anreicherung dieser Substanz im Gewebe möglich sind. Aber auch radioaktiv markierte Eiweißmoleküle mit Blick auf den Eiweißstoffwechsel kommen zum Einsatz. Charakteristisch ist häufig, dass die Stoffwechselrate von Zucker in Tumoren deutlich erhöht ist und sich somit vom Normalgewebe signalreich abhebt. Neuere Tracer erzielen im Gegensatz zu Glukose eine spezifischere Gewebedarstellung, da sie an besondere Rezeptoren in der Krebsgeschwulst selbst anbinden.

Von Experten wird die PET als zukunftsweisende Methode der Krebserkennung gesehen, dennoch bezahlen die gesetzlichen Kassen diese Untersuchung gegenwärtig nicht.

PET und Szintigraphie sind nuklearmedizinische Verfahren, d. h., es werden »Gammastrahlen« aufgezeichnet, die von innen kommen. Mithilfe der Nuklearmedizin lassen sich nahezu alle inneren Organe darstellen. Die **Szintigraphie** heißt nach den griechischen Worten »szinti« für »Lichtblitz« und »graphein«, was so viel wie »schreiben« bedeutet. Untersuchungen der Schilddrüse sind das mittlerweile klassische Anwendungsbeispiel dafür.

Info

- http://www.krebsinformation.de

Mammographie – pro und kontra

Brustkrebs ist mit 26 % die häufigste Tumorart bei Frauen. Mit regelmäßigen Röntgenuntersuchungen, der so genannten Mammographie, versucht man, dieser Erkrankung frühzeitig auf die Spur zu kommen.

Der Nutzen häufiger und auf möglichst alle Frauen ausgedehnter Untersuchungen der Brust (Screeninguntersuchungen) steht aber noch zur Diskussion. Studien ergaben, dass in einem zehnjährigen Zeitraum 3 von 1000 Frauen, die regelmäßig mammographiert wurden, an Brustkrebs starben. Im Unterschied dazu starben in der Vergleichsgruppe von 1000 Frauen, die nicht mammographiert wurden, 4.

Mammographien werden derzeit in Deutschland in sehr unterschiedlicher Qualität von unterschiedlich ausgebildeten Ärzten durchgeführt und ausgewertet. In Skandinavien und den Niederlanden, wo Frauen vom 40. Lebensjahr an alle 2 Jahre schriftlich zu einer Mammographie aufgefordert werden, gilt die Situation als besser. Obgleich in diesen Ländern ebenso viele Neuerkrankungen registriert werden wie in Deutschland, würden nach Aussagen von Befürwortern dieser Untersuchungsmethode weniger tödlich verlaufen.

In Deutschland werden die international geforderten Qualitätsstandards für Mammographieuntersuchungen nur an einigen Universitätszentren wirklich eingehalten. Das so genannte wilde Screening, wie es derzeit noch oft vorherrscht, führt zu einer großen Verunsicherung vieler Frauen und erhöht eher die Zahl falscher Befunde.

Problematisch sind Bilder, die fälschlicherweise den Eindruck geben, die Patientin habe Krebs, weil es dann zu Ängsten und unnötigen Eingriffen kommt. In angelsächsischen Ländern muss jeder Mammographiebefund durch zwei Gutachter bewertet werden. Nach Meinung von hoch spezialisierten Gynäkologen in Deutschland erweisen sich zahlreiche von Radiologen festgestellte auffällige Befunde in der Mammographie nach einer Gewebsuntersuchung als unauffällig. Durch das Krebsscreening werden um 20 bis 30 % mehr Krebsdiagnosen gestellt. Das bedeutet, es kommt zu einer Zunahme von Brustkrebs durch Überdiagnose. Dieser Anteil von Frauen würde ohne Screening keine Brustkrebsdiagnose erhalten. Die diagnostizierten Brustkrebse werden aber dennoch behandelt, durch Operation, Strahlen- oder Chemotherapie. Das bedeutet, es kommt auch zu einer Zunahme an Eingriffen und Behandlungen.

Wird einerseits fälschlich ein Tumor im Röntgenbild diagnostiziert, kommt es andererseits auch vor, dass ein Tumor von der Mammographie gar nicht erfasst wird; dies gilt sogar bei tastbaren Tumoren. Nur wenige Frauen werden darauf hingewiesen, dass sie 2 Wochen lang vor der Untersuchung keine Hormonersatzpräparate einnehmen sollten. Bei über einem Drittel aller Frauen, die diese Präparate einnehmen, verändert sich die Gewebestruktur der Brust. In einer australischen Studie wurde bei Frauen, die keine Hormone einnahmen, durch Mammographie ungefähr 3-mal so oft Brustkrebs festgestellt wie bei den Frauen, die unter Hormontherapie standen.

Obwohl seit fast 20 Jahren in klinischer Anwendung, hat sich die Magnetresonanzmammographie (MR-Mammographie) in der klinischen Diagnostik noch nicht entsprechend durchgesetzt. Dieses neue, wesentlich genauere und strahlungsfreie Verfahren in der Brustdiagnostik ermöglicht den Nachweis von sehr kleinen Befunden in der Größe von wenigen Millimetern, die mit Röntgen oder Ultraschalluntersuchungen nicht erkennbar waren. Allerdings muss auch bei diesem Verfahren eine intensive und ausgiebige Ausbildung der durchführenden Ärzte gewährleistet sein, um korrekte Bewertungen vorzunehmen.

Selbstuntersuchung ist gegenwärtig – bis zur Einführung eines zuverlässigen Screeningverfahrens – am ehesten geeignet, einen Tumor frühzeitig zu erkennen. Sollte Ihr Frauenarzt Ihnen keine Anleitung gegeben haben, finden Sie im Internet unter http://www.mamazone.de exakte Hilfen.

Ohnehin werden Brusttumoren häufig durch Selbstuntersuchung entdeckt. Bei Frauen, die jünger als 50 Jahre alt sind, ist darum von einem Mammographie-Screening abzuraten. Für Frauen, die genetisch belastet sind, bei denen in der Familie Brustkrebs bekannt ist oder die bereits eine Brustkrebserkrankung hatten, ist die Mammographie, insbesondere die MR-Mammographie, Methode der Wahl. Trotz aller Erkenntnisse der letzten Jahre ist der aktuelle Wissensstand zum Brustkrebs und zu seiner Diagnostik von viel Unsicherheit geprägt.

Info

- Mühlhauser, Ingrid; Höldke, Birgit (2000) Mammographie: Brustkrebs-Früherkennungsuntersuchung. Kirchheim
- http://www.gesundheit.uni-hamburg.de
- http://www.brustkrebs.de
- http://www.mamazone.de

Operation

Die Operation planen und vorbereiten

Wenn ein solider Tumor erkannt ist, gilt eine Operation in der Regel als das wirksamste Mittel der Behandlung. Das Ziel ist dabei eine radikale Entfernung des Tumors, oft einschließlich der Lymphknoten.

Obwohl keine Zeit zu verlieren ist, bedeutet die Diagnose Krebs nicht, dass übereilt gehandelt werden müsste. Es ist selten so eilig, dass sofort zum Messer gegriffen werden muss.

Eile ist beispielsweise bei einem drohenden Darmverschluss infolge einer Darmkrebserkrankung geboten. Hier darf nicht mit dem Eingriff gezögert werden, während bei einem Prostatakrebs im Frühstadium die Notwendigkeit einer Operation durchaus noch in Ruhe diskutiert werden kann. Vielleicht wäre hier eher die Einleitung einer antihormonellen Therapie die richtige Wahl.

Vorrangig sind immer umfassende Information und die richtige Einschätzung der Situation. Dabei sollte ungestümes Sammeln von Information vermieden werden. Man sollte sich vielmehr dahin bringen, das Kommende in Ruhe hinnehmen zu können, indem man ausführliche Gespräche mit nahe stehenden Menschen führt und sich seelisch auf die Operation einstellt.

Ebenfalls sinnvoll ist es, schon vor dem Eingriff mit unterstützenden Maßnahmen zu beginnen und durch die Einnahme von bioaktiven Substanzen (→ S. 137) oder die Anwendung immunstärkender Mittel wie Mistel- (→ S. 105 ff.) oder Thymuspräparaten (→ S. 86) das körpereigene Abwehrsystem zu stärken.

Als Patient ist es Ihr Recht, die Notwendigkeit eines bevorstehenden Eingriffs zu hinterfragen, auch wenn Sie in vielen Fällen um den Eingriff selbst nicht umhin kommen werden. Der Hausarzt, der niedergelassene Facharzt, besondere Spezialisten, Selbsthilfegruppen, Freunde und Bekannte sollten zu Rate gezogen und befragt werden. Kein Arzt darf es übel nehmen, wenn man sich darum bemüht, eine zweite Meinung einzuholen.

Im Zweifelfall sollten Sie immer eine zweite Fachmeinung (so genannte second opinion) beanspruchen, da bei den sich schnell entwickelnden Operationstechniken durchaus ein unterschiedliches Vorgehen in verschiedenen Kliniken möglich ist. Schließlich ist die Frage, ob beispielsweise ein künstlicher Darmausgang unumgänglich ist eine sehr weitreichende Entscheidung. Ein Alterskrebs der männlichen Vorsteherdrüse muss nicht immer operiert werden, sondern ein abwartendes Beobachten oder eine spezielle Form der Bestrahlungstherapie, die so genannte Brachytherapie kann durchaus eine akzeptable Alternative sein. Bei Brustkrebs kann zur Verkleinerung des Krebsgeschehens eine einleitende Chemotherapie (→ S. 52 ff.) sinnvoll sein, um später nicht die Brust total operieren zu müssen. Schließlich ist bei Brustkrebs die wichtige Frage im Vorfeld zu klären, ob in der Klinik grundsätzlich bei der Operation zwischen 10 und 20 Lymphknoten entfernt werden oder ob die Notwendigkeit dieser Maßnahme anhand einer Markierung des Wächterlymphknotens während der Operation geprüft wird.

Man sollte im Vorfeld klären, wie hoch die internationale Erfolgsrate bei der geplanten Operation ist, und man sollte sich nur einem erfahrenen Chirurgen in einer größeren Klinik anvertrauen. Die Heilungsrate hängt nachweislich vom Operateur ab. Die Fünfjahresüberlebensraten bei vergleichbaren Patientengruppen schwanken je nach Chirurg um mehr als 30 Prozent.

Um die chirurgische Qualität zu standardisieren, haben die Deutsche Krebsgesellschaft und die Deutsche Gesellschaft für Chirurgie Leitlinien ausgearbeitet. Patienten sind vor allem bei schwierigen Operationen oder komplizierten Behandlungen in einem größeren Zentrum besser aufgehoben, eindeutige statistische Belege gibt es hier bei Tumoroperationen der Bauchspeicheldrüse und Speiseröhre.

Der Chirurg sollte den Arzt, der die Nachsorge übernimmt, schriftlich über alles Relevante informieren, um eine gute Zusammenarbeit zu ermöglichen. Aufklärung über die Durchführung des chirurgischen Eingriffs und bestehende Risiken oder mögliche Folgen darf nicht erst am Tag vor der Operation erfolgen, wenn der Patient die einwilligende Unterschrift leisten soll. Informieren Sie sich eingehend über das Ausmaß des geplanten Eingriffs. Ebenfalls zu erwägen ist im Vorfeld des operativen Eingriffs, ob eine Tumorimpfung (→ S. 84/85) sinnvoll ist, da bereits vor der Operation ein Kontakt zu dem Labor hergestellt werden muss, das den Impfstoff herstellen soll. In letzter Zeit wird insbesondere bei Brustoperationen auf eine Chemotherapie schon vor dem Eingriff gedrängt, um die Geschwulst zu verkleinern. Eine präoperative Chemotherapie ist gerade bei kleineren Tumoren kritisch zu sehen.

Zu bedenken ist, dass grundsätzlich jede Operation mit einem Risiko behaftet ist, ebenso wie jede Narkose. Doch haben sich Operations- und Narkosetechniken in den letzten Jahren sehr entwickelt. Durch verbesserte Vorbereitung und verfeinerte Techniken sind Operationen heute viel schonender als früher, und die Heilungserfolge sind deutlich besser. Operationsverfahren, die vor zwei oder drei Jahrzehnten undenkbar waren, sind inzwischen zu Routineeingriffen geworden.

In einigen Fällen wurde mit einem neu entwickelten Wasserstrahlskalpell operiert, das sehr viel schonender ist, sodass nachträgliche Funktionsstörungen an Organen in der Nähe des Operationsfeldes seltener auftreten.

Bei schwierigen Operationen können über ein computergesteuertes dreidimensionales Bild das Körperinnere und die Schnittführung kontrolliert werden.

Die moderne Bildgebung der Computer- und Kernspintomographen (→ S. 34/35) hat die lokale Tumortherapie revolutioniert. Mit millimetergenauer Steuerung ist es möglich, unter kontinuierlicher Beobachtung hochpräzise Gewebe zu entnehmen, lokal wirksame Medikamente einzubringen, Tumoren zu überwärmen, Knochenbrüche mit Zement zu behandeln und Schmerzen gezielt zu behandeln.

Heute kann ein tief sitzender Darmkrebs operativ entfernt werden, ohne dass ein künstlicher Darmausgang angelegt werden muss, und bei Brustkrebs kann man oft brusterhaltend operieren.

In einer ganzen Reihe von Kliniken geht man inzwischen auch zu einer unterstützenden Immuntherapie über.

Info

- http://www.krebsgesellschaft.de

Minimalinvasive Techniken – LITT®, HITT®, Radiofrequenzablation

Neben herkömmlichen großen Operationen gibt es Techniken zur Tumorentfernung, bei denen nur ein kleiner Schnitt ausgeführt werden muss und lokal mit Strom, Wärme oder Laser Tumorgewebe zerstört werden kann.

Man probiert auch Verfahren aus, bei denen Zytostatika oder radioaktives Material direkt in den Tumor eingebracht werden. Solche Techniken werden immer häufiger angewandt. Sie bieten viele Vorteile, sind allerdings auch mit Risiken behaftet und nur bedingt einsetzbar. Geeignet sind sie vor allem bei Tumoren im Bereich der Speiseröhre, des Magens und des Darms. Sinnvoll sind diese Eingriffe besonders auch dann, wenn sie unmittelbar an den diagnostischen Eingriff, beispielsweise eine Spiegelung (Endoskopie), anschließen können.

An zahlreichen Universitätskliniken in Deutschland werden die Laserinduzierte Interstitielle Thermotherapie (LITT®), und die hochfrequenzinduzierte Thermotherapie (HITT®) oder Radiofrequenzablation angewandt.

Die Therapie von Lebermetastasen mit minimalinvasiven Verfahren wie der Laserinduzierten Interstitiellen Thermotherapie (LITT) hat sich inzwischen für viele Patienten zu einer Ergänzung etablierter Verfahren wie der Resektion oder der Chemotherapie entwickelt. Bei diesem Verfahren werden die Metastasen von innen heraus mittels einer Lasersonde durch Erhitzung zerstört. Die Krankenkassen übernehmen die Kosten leider nur in Einzelfällen. Gute Behandlungserfolge gibt es bei Lebermetastasen, die bei fortgeschrittenem Brustkrebs oder Darmkrebserkrankungen auftreten können, und bei kleineren Lebertumoren. Vielen Patienten kann dadurch eine Leberresektion erspart werden. Dieses minimalinvasive Verfahren wird nun auch in der Therapie von Lungenmetastasen eingesetzt. Der Radiologe Prof. Dr. Vogl am Frankfurter Universitätsklinikum sieht die LITT im Vergleich zur Radiofrequenzablation bei Lungenmetastasen als das bessere Verfahren. Sie wird bei der Therapie von Lungenmetastasen meist unter Computertomographiekontrolle (→ S. 34) durchgeführt.

Info

- LITT: Universitätsklinik Frankfurt, Radiologie, Prof. Dr. Vogl, Tel. 069/6301-7277 http://www.kgu.de/zrad/Diagnostik/index.htm, http://www.trumpf-med.com/
- HITT: Universitätsklinik Erlangen, Medizinische Klinik I, PD Dr. Johannes Hänsler, Tel. 09131/85-35057, http://www.med1.med.uni-erlangen.de

Kryotherapie

Die Kryotherapie hat dank zunehmender technischer Verbesserungen vor allem bei der Therapie des Prostatakarzinoms einen Stand erreicht, der sich mit den Ergebnissen klassischer örtlicher Therapien messen kann. Sie steht heute in den USA an vierter Stelle in der Häufigkeit der angewandten Primärtherapien des Prostatakarzinoms nach operativer Prostataentfernung, äußerlicher Bestrahlung und der so genannten Brachytherapie (Bestrahlung von innen mit radioaktiven Stäbchen).

Unter Kryotherapie versteht man die kontrollierte Abtötung von Krebsgewebe durch Gefrieren und Auftauen.

Zur Zerstörung der Krebszellen tragen dabei mehrere Effekte bei, wie schnelles Vereisen, langsames Auftauen und wiederholte Kälte-Wärme-Zyklen.

Kryotherapie kann eine geeignete Therapiemöglichkeit sein für örtlich begrenzten und örtlich fortgeschrittenen Prostatakrebs bei

- nicht erfolgreicher Bestrahlung
- hohem Operationsrisiko, lokal begrenztem Tumor
- histologisch gesichertem Lokalrezidiv, durch Ultraschall lokalisierbar
- Verweigerung einer Operation

Nicht geeignet ist diese Art der Behandlung bei sehr breiter Prostata, bei der die seitlichen Anteile hinter dem Beckenknochen liegen. Auch können durch Ultraschall nicht darstellbare Krankheitsrückfälle kaum behandelt werden. Die häufigste Nebenwirkung ist eine erektile Dysfunktion.

Die heute verfügbare Kryotherapie der dritten Generation stellt unter bestimmten Voraussetzungen eine wenig invasive Alternative dar zu radikaler Operation, äußerer Bestrahlung oder Brachytherapie. Ausreichende Langzeitergebnisse stehen noch aus. Die Gesamtkosten der Behandlung von durchschnittlich 8500 Euro muss der Patient selbst zahlen. Die Krankenkassen entscheiden aber im Einzelfall über eine Kostenübernahme.

Info

- Info: Nordwest Krankenhaus Frankfurt/Main, Klinik für Urologie und Kinderurologie (CA Prof. Dr. E. Brecht), http://www.krankenhaus-nordwest.de/nwk/fk_urologie.htm
- http://www.prostatakrebs-bps.de.
- http://www.oncura.com/prostate-cryotherapy.html

Photodynamische Lasertherapie

Bei der photodynamischen Lasertherapie werden bestimmte Farbstoffe, die durch Licht aktivierbar sind, in die Blutbahn gespritzt. Die gespritzte Substanz, die man auch als Photosensibilisator bezeichnet, reichert sich im Tumor an. Wenige Tage später, wenn das optimale Verteilungsverhältnis zwischen Tumorgewebe und gesundem Gewebe erreicht ist, wird der Tumor mit Licht einer bestimmten Wellenlänge bestrahlt. Der Photosensibilisator reagiert und überträgt die Lichtenergie auf Sauerstoffmoleküle, die ihrerseits die Tumorzellen schädigen. Auch der lichtaktive Farbstoff und Moleküle, die als Nebenprodukte entstehen, schädigen die Membranen der Krebszellen. Der Erfolg dieser Therapie hängt von der Konzentration des Photosensibilisators im Tumor und vom Vorhandensein einer ausreichenden Menge Sauerstoff ab.

Die Strahlen bei dieser Therapie sind weit weniger energiereich als etwa Röntgenstrahlen und schädigen daher gesundes Gewebe nicht. Man verwendet nur einen Teil des sichtbaren Lichts, nämlich längerwelliges Rotlicht, das mithilfe der Lasertechnik als gebündelte Strahlen erzeugt wird.

Das Licht wird mit Endoskopen und lichtleitenden Glasfasern an den Tumor herangebracht. Nur kleine Tumoren können auf diese Weise behandelt werden, weil das Licht nicht weiter als bis zu einer Tiefe von 6 Millimeter ins Gewebe dringt. Die Methode ist aus technischen Gründen in ihrer Anwendung also ziemlich begrenzt und nur im Frühstadium eines Tumors sinnvoll einsetzbar. Eventuell bereits bestehende Lymphknotenmetastasen können auf diese Weise nicht entfernt werden. Die Methode wird derzeit im Rahmen von Studien bei Krebs an Haut und Schleimhäuten angewendet und verspricht insbesondere im Bereich Mund und Zunge gute Erfolge.

Die Forschung arbeitet daran, nicht nur die Wirksamkeit der Therapie zu verbessern, sondern auch die Nebenwirkungen zu verringern. Da die Photosensibilisatoren im ganzen Körper verteilt werden, sind die Patienten während der Therapie stark lichtempfindlich und müssen sich für ungefähr eine Woche in abgedunkelten Räumen aufhalten. Direktes Sonnenlicht sollen sie über mehrere Wochen meiden. Außerdem können starke Schmerzen und Schwellungen im Bereich des behandelten Gewebes auftreten.

Info

- http://www.krebsinformation.de

Strahlentherapie

Allgemeines zur Strahlentherapie

In der Strahlentherapie werden energiereiche elektromagnetische Strahlen eingesetzt, wie Röntgen-, Zäsium- oder Kobalt-Gamma-, Korpuskularstrahlen oder auch Neutronen und Elektronen, die in speziellen Beschleunigern erzeugt werden.

Im Gegensatz zur Chemotherapie, bei der sich das Medikament im ganzen Körper verteilt, sind Bestrahlungen örtlich begrenzt einsetzbar.

Man kann davon ausgehen, dass ungefähr 50 bis 70 % aller Tumorpatienten eine Strahlentherapie erhalten. Es gilt zu unterscheiden zwischen einer Bestrahlungstherapie bei Knochenmetastasen, bei denen Knochen und Wirbelkörper ohne Behandlung bruchgefährdet sein können, und einer vorbeugenden Bestrahlung nach Operation. Zu vorbeugenden Zwecken sind auch andere Verfahren möglich, und man sollte sich nicht unbedacht einer Strahlentherapie aussetzen.

Die Wirkung einer Bestrahlung hängt ab von Strahlenmenge und Einwirkzeit. Auch die Strahlungssensibilität eines Tumors entscheidet über die Heilungschancen der Strahlentherapie. Dabei spielen die Durchblutungsverhältnisse eine große Rolle, und zwar in der Weise, dass der Tumor umso empfindlicher auf die Strahlen reagiert, je besser er durchblutet und mit Sauerstoff versorgt ist. Prostatakarzinom und Krebs des Binde- und Stützgewebes gelten als besonders unempfindlich.

Ein weiteres Problem ist die Begrenzung der Strahlen auf den Bereich, der bestrahlt werden soll.

Durch die Strahlen werden die DNS-Ketten im Zellkern elektrisch geladen, was dazu führt, dass sie zerbrechen. Die Zelle kann sich nicht mehr teilen, und sie stirbt schließlich ab, ohne durch eine neue ersetzt zu werden. Die Wirkung auf Tumorzellen und gesunde Zellen ist im Prinzip gleich – der Unterschied besteht in der größeren Empfindlichkeit der Tumorzellen.

In den letzten Jahren konnten durch besondere technische Entwicklungen erhebliche Fortschritte zum Schutz des gesunden Gewebes gemacht werden. Umgebendes Gewebe wird mit Blenden abgedeckt, Kernspin- und Computertomographie werden zur Kontrolle eingesetzt, und spezielle Hilfsmittel, um den zu bestrahlenden Körperteil in seiner Position zu halten, wurden entwickelt.

Das Problem, einen Tumor in der Tiefe des Körpers nicht erreichen zu können, besteht nicht mehr, seitdem Kobalt-60-Gammastrahlen und ultraharte Röntgenstrahlen eingesetzt werden. Diese beiden Strahlenarten sind die meistverwendeten elektromagnetischen Strahlen, weil die Mehrzahl der Tumoren nicht oberflächlich liegt. Tumoren an der Oberfläche behandelt man bevorzugt mit einer Elektronentherapie. Auch Schwerionen oder Protonen können benutzt werden. Der Vorteil dieser Teilchenstrahlen ist ihre genaue Regulierbarkeit. Innerhalb der Grenzen ihrer Reichweite kann man sie punktgenau steuern.

Meist wirken die Strahlen von außen durch die Haut. Die Therapie erfolgt üblicherweise ambulant in 25 bis 35 Einzelbestrahlungen an vier bis fünf Tagen pro Woche und zieht sich über mehrere Wochen hin. In den Pausen zwischen den Bestrahlungen erholt sich das gesunde Gewebe.

Manchmal kann man auch während einer Operation bestrahlen und das gesunde Gewebe aus dem Strahlungsbereich heraushalten.

Es gibt auch die Möglichkeit, das strahlende Material direkt im Tumor oder in der Nähe zu platzieren. Hierbei handelt es sich um eine dauerhafte Verabreichung einer geringen Strahlenmenge über einen längeren Zeitraum.

Man kann strahlende Substanzen auch so verabreichen, dass sie den Tumor über die Blutbahn erreichen. Diese Behandlungsform ist üblich bei Schilddrüsenkrebs und Knochenmetastasen.

Info

- http://www.krebsinformation.de
- http://www.inkanet.de

Spezielle Formen der Strahlentherapie: Intensitätsmodulierte Bestrahlung – intraoperative Strahlentherapie – stereotaktisches Bestrahlen – Samariumtherapie

Die **Intensitätsmodulierte Strahlentherapie** (IMRT) ist eine in Deutschland noch junge, moderne und technisch hochkomplexe Variante der Bestrahlung und ermöglicht eine optimale Dosisverteilung im Tumor. Während in konventionellen Verfahren die Strahlung überall gleich ist, wird das Bestrahlungsfeld bei dieser Methode dem Tumorgewebe angepasst. Weil die Strahlen präziser gesteuert werden können, können sie höher dosiert werden, und das umgebende Gewebe wird weniger in Mitleidenschaft gezogen. Das Bestrahlungsfeld wird in zahlreiche winzige Felder zerlegt, die dann mit individuell festgelegter Intensität bestrahlt werden. Einzelne Bereiche können ausgespart werden, andere können eine so hohe Bestrahlungsmenge erhalten, wie man sie bisher nicht einsetzen konnte ohne Gefahr für angrenzendes Gewebe. Die Dauer einer Bestrahlung beträgt ungefähr 40 Minuten.

Diese Methode ist besonders geeignet bei Tumoren im Bereich von Kopf, Hals und Wirbelsäule und verhindert Mundtrockenheit durch Nervenschädigung, wie sie sonst nach Bestrahlung von Geschwülsten in Hals oder Kopf vorkommen können. Sinnvoll ist ihre Anwendung auch bei Brust-, Bronchial- oder Prostatakrebs. Zum Beispiel können dank der IMRT bei Bestrahlung von Tumoren nahe der Wirbelsäule Querschnittslähmungen vermieden werden. Auch Entzündungen des Enddarms und häufiger Stuhlgang nach einer Prostatabestrahlung sind seltener.

Für diese Therapie bedarf es einer speziellen Ausrüstung und einer besonderen Schulung der Therapeuten. Insgesamt 20 IMRT-Geräte gibt es in Deutschland. Allein in Heidelberg sind inzwischen mehr als 500 Patienten mit der IMRT behandelt worden. Nach einer Berechnung des Krebsforschungszentrums in Heidelberg könnten pro Jahr etwa 40 000 Patienten mit ungünstig gelegenen Krebsherden von der IMRT profitieren.

Info

- http://www.krebsinformation.de

Die **intraoperative Strahlentherapie** wird gegenwärtig vor allem bei Frauen nach Brustkrebsoperation am Mannheimer Klinikum erprobt, um die postoperative Strahlentherapie bei Frauen mit Brustkrebs nach brusterhaltender Operation zu verkürzen oder ganz darauf verzichten zu können. Bei der neuen Methode wird nach der Entfernung des Tumors das Brustgewebe in der unmittelbaren Umgebung bestrahlt. Dabei wird eine relativ hohe Strahlendosis von 20 Gray (Gy) über einen kleinen kugelförmigen Strahlenkopf direkt in die Wundhöhle appliziert.

Möglich wird dieses Verfahren durch einen neuen Linearbeschleuniger namens Intrabeam des US-Unternehmens Photoelectron Corporation (PeC) in Lexington. Das Gerät wiegt nur 2 Kilogramm und kann in jedem Operationssaal angewendet werden. Die Methode wird noch in einer internationalen Studie evaluiert. Beteiligt sind außer dem Mannheimer Klinikum Zentren in London, New York und Perth.

Info

- http://www.krebsinformation.de

Die **stereotaktische Konvergenzbestrahlung** wird vor allem bei Hirntumoren angewandt. Sie ist äußerst zielgenau, und das umliegende Gewebe wird nahezu völlig ausgespart. Man unterscheidet stereotaktisches Bestrahlen, das an mehreren aufeinander folgenden Tagen durchgeführt wird, von der Radiochirurgie, bei der eine einmalige, besonders große Menge von Strahlen verabreicht wird. Dabei treffen aus vielen verschiedenen Richtungen Strahlen mit einer relativ geringen Energie auf den Tumor, wo sie computerunterstützt gebündelt werden, sodass an ihrem Schnittpunkt eine Strahlung mit sehr hoher Energie entsteht.

Ein zukunftsweisendes Verfahren in diesem Kontext ist auch die so genannte **Gamma-Knife**-Methode.

Info

- http://www.hirntumorhilfe.de
- http://www.krebsinformation.de

Samarium ist eine radioaktive Substanz, die besonders gut bei Beschwerden infolge von Knochenmetastasen eingesetzt werden kann. Knochenmetastasen können bei fortgeschrittenen Tumoren der weiblichen Brust und der männlichen Prostata auftreten.

Ursprünglich wurde die Samariumtherapie zur Bekämpfung von Schmerzen eingesetzt, bis sich herausstellte, dass bei wiederholter Anwendung nicht nur die Schmerzen, sondern auch die Knochenmetastasen zurückgehen. Die Samariumtherapie kann eine sinnvolle Ergänzung zur Therapie mit Bisphosphonaten (→ S. 66) sein.

Die Behandlung kann ambulant durchgeführt werden. Vor Beginn sollten ein Knochenszintigramm und ein Blutbild erstellt werden, um den Verlauf der Therapie kontrollieren zu können.

Die Behandlung wird alle 3 Monate wiederholt und sollte sich über den Zeitraum eines Jahres erstrecken.

Info

- Universitätsklinik für Nuklearmedizin, Prof. Dr. H. Sinzinger, Währinger Gürtel 18–20, A-1090 Wien, Tel. 00 43/14 04 00 55 34, http://www.akh-wien.ac.at

SIR-Spheres® – radioaktive Mikrokügelchen zur Bestrahlung von Tumorgewebe

SIR-Spheres® ist ein innovatives, strahlentherapeutisches Medizinprodukt, das aus winzigen mit Yttrium-90 markierten Mikrokügelchen besteht. Diese ca. 35 Mikron kleinen Mikrosphären werden während einer Behandlung direkt durch die Leberarterie in die Leber injiziert und erreichen so das Tumorgewebe, welches dadurch sozusagen von innen heraus zerstört oder zumindest verkleinert wird. Das den Tumor umgebende gesunde Lebergewebe erholt sich in der Regel rasch von dieser Behandlung.

Bislang gibt es mit dieser Methode nur Erfahrungen bei der Behandlung fortgeschrittener, inoperabler Lebertumore. Im Allgemeinen wird SIR-Spheres® nur einmal, entweder allein oder in Verbindung mit einer fortlaufenden Chemotherapie, verabreicht.

Da Brust- und Darmtumoren recht oft in die Leber streuen und es bisher kaum wirksame Therapien gegen Lebertumore gibt, können die Heilungschancen möglicherweise gesteigert werden. Bisher wurden nur Patienten behandelt, bei denen keine andere Therapie mehr greift. Die Therapie wird mit dem PET-CT-Verfahren (→ S. 35) gesteuert.

Seit Anfang der 90er-Jahre bestehen Erfahrungen mit der SIR-Spheres®-Therapie in der Behandlung von Lebertumoren. Die Therapie wurde bei über 1500 Patienten in Australien, Neuseeland, Hongkong, Malaysia, Singapur, Thailand und den USA mit gewissem Erfolg angewandt. In Europa nimmt die klinische Radiologie der Universität München eine Pionierfunktion auf diesem Gebiet ein. Eine randomisierte australische Studie belegt eine bedeutsame Verlängerung der Lebenszeit um 29,4 Monate im Vergleich zu Patienten, die allein chemotherapeutisch behandelt wurden. Zurzeit diskutieren deutsche Onkologen darüber, die Behandlung mit SIR-Spheres® in Kombination mit einer Chemotherapie gerade im Krebsfrühstadium anzuwenden, wofür allerdings noch zu wenige Studiendaten vorliegen. Bisher wurden in Deutschland am Institut für Klinische Radiologie des Münchner Universitätsklinikums sehr wenige Patienten mit diesem Verfahren behandelt. Leider erstatten die gesetzlichen Krankenkassen die Kosten in Höhe von rund 10 000 Euro in Deutschland nicht.

Info

- http://www.sirtex-europe.com

Hilfe bei Nebenwirkungen der Strahlentherapie

Trotz aller Fortschritte lassen sich Nebenwirkungen der Strahlentherapie nicht völlig vermeiden. Die meisten Nebenwirkungen bestehen nur vorübergehend. Ihre Art und ihr Ausmaß hängen davon ab, welche Körperteile bestrahlt werden und welche Strahlendosis verabreicht wird. Auch individuelle Faktoren spielen eine Rolle.

Als mögliche Nebenwirkungen bei Strahlentherapie treten auf:

- Schädigungen der Haut und der Schleimhäute zum Teil mit Entzündungen,
- Funktionsstörungen der Organe im Bestrahlungsbereich,
- bleibende Schäden an Organen im Bestrahlungsbereich,
- Schädigung des Blutbildes,
- Müdigkeit und Erschöpfung.

Durch geeignete Vorbeugungsmaßnahmen lassen sich Nebenwirkungen verhindern oder zumindest einschränken.

> Wie nach einem zu langen Sonnenbad rötet sich die Haut durch Bestrahlung und sollte darum mit Kamillenpuder gepflegt werden. Kamillenpuder spielt in der therapiebegleitenden Hautpflege als Bestrahlungspuder eine wichtige Rolle, denn der Kamillenwirkstoff heilt und pflegt die Haut. Sehr hilfreich kann eine mit steriler Wundkompresse als Umschlag angewandte Urticaria- und Arnika-Essenz (Combudoron®-Flüssigkeit) sein.

Im Verlauf der Therapie und noch lange danach werden Hautschuppen abgestoßen, was aber nicht weiter Besorgnis erregend ist. In seltenen Fällen kommt es zu Abschilferungen und zu nässenden Wunden, die behandelt werden sollten. Dazu eignen sich Emulsionen und Lotionen, Kaliumpermanganatlösung oder Borwasser. Auf entzündete Stellen kann reines Vitamin E aufgetragen werden; in schwereren Fällen kann eine Kortisonsalbe nach Rücksprache mit dem Arzt helfen.

Ein Verlust von Elastizität und Geschmeidigkeit der Haut kann mit unparfümierten Hautpflegemitteln behoben werden. Die Haut sollte möglichst oft frischer Luft ausgesetzt und nur mit lauwarmem Wasser und eventuell einer milden Seife gereinigt werden. Man sollte weder im Meer noch in gechlortem Wasser baden, bis die Beschwerden abgeklungen sind.

Da bei einer Strahlentherapie freie Radikale in großer Menge entstehen, kann es zu schmerzhaften und langwierigen Entzündungen an den Schleimhäuten kommen, die gar nicht direkt der Bestrahlung ausgesetzt waren.

Nebenwirkungen werden verringert, wenn begleitend zur Behandlung Selen (→ S. 142/143) eingenommen wird, etwa in Form von Trinkampullen oder als Selen-Hefe-Tabletten. Auch die höher dosierte Einnahme der Vitamine A, C, E (→ S. 137 ff.) wirkt Schleimhautschäden entgegen. Zinkorotat (→ S. 144) ist ebenfalls hilfreich und beugt Hautschäden vor.

Besondere Pflege braucht während und nach der Bestrahlung die Mundschleimhaut, denn hier können wunde Stellen auftreten. Man kann die Mundschleimhaut auch schon vorsorglich mit Panthenollösung spülen oder Salbeitee trinken. Das homöopathische Mittel Traumeel® hat sich als Trinkampulle zur örtlichen Behandlung bewährt.

Besonders angenehm ist die kühlende Wirkung von Eis. Auch Milch schützt die Schleimhäute.

Wenn die Mundschleimhaut wund ist, kann die Nahrung püriert werden. Außerdem sollte man viel trinken, auf zahlreiche kleine Mengen verteilt. Es können mindestens 2 Liter am Tag sein.

Alkohol jedoch sollte nicht getrunken werden, und auch Rauchen greift die Schleimhäute weiter an.

In seltenen Fällen kann es zu Spätschäden einer Bestrahlung kommen. Sie treten erst Monate nach der Behandlung auf. Dies ist vor allem nach intensiven Bestrahlungen der Hals- und Rachenregion, der Lunge, des Bauchraums und des Unterleibs möglich. In diesen Bereichen können Vernarbungen entstehen, Schleimhäute verbacken miteinander, Gewebe kann sich nachträglich entzünden oder zerfallen, Geschwüre und Fisteln können sich bilden.

Info

- Broschüre *Nebenwirkungen aggressiver Therapien* – Ein Ratgeber bei Chemo- und Strahlentherapie. GfBK Heidelberg, Tel. 0 62 21/13 80 20, www.biokrebs.de

Chemotherapie

Allgemeines zur Chemotherapie

Neben Operation und Strahlentherapie ist die Chemotherapie die dritte Säule der Krebsbehandlung. Bei der Chemotherapie werden chemische, mineralische oder pflanzliche Substanzen eingesetzt, die die Zellteilung hemmen. Da sie viele unangenehme Nebenwirkungen haben, wird eine sehr kontroverse und zum Teil emotionale Diskussion um diese Therapieform geführt.

> In Anbetracht ihrer Nebenwirkungen ist eine gründliche Information über Sinn und Zweck einer Chemotherapie unabdingbar. Die Entscheidung zu einer Chemotherapie sollte nicht aufgrund von Druck seitens der Ärzte erfolgen anhand statistischer Daten und Wahrscheinlichkeitsrechnungen, die für den einzelnen Krebsbetroffenen schwer überprüfbar sind.

Zum Einsatz kommen verschiedene Gruppen von Zytostatika. Diese Mittel verhindern oder verzögern die Zellteilung. Da Krebszellen sich schneller teilen als gesunde, ist die Wirkung dieser Mittel auf Tumorzellen größer als auf gesunde Zellen, doch die Unterschiede zwischen gesunden und Krebszellen reichen nicht aus, um eine Chemotherapie ausschließlich auf den Tumor zu richten. Von den Nebenwirkungen einer Chemotherapie sind besonders solche Zellen betroffen, die sich ebenfalls häufig erneuern und teilen, wie die Zellen des Knochenmarks, in denen Blutkörperchen und Abwehrzellen gebildet werden, die Zellen der Schleimhäute und die Zellen der Haarwurzeln.

Darüber hinaus ist nicht sicher, dass Tumorzellen tatsächlich auf die Chemotherapie reagieren, denn sie können resistent sein oder bei einer wiederholten Therapie nicht mehr reagieren (→ S. 54). Darum werden oft verschiedene Mittel kombiniert.

Die Wirksamkeit einer Chemotherapie soll nach den ersten Behandlungen überprüft werden, um sie abbrechen zu können, wenn der Tumor nicht auf sie anspricht. Auch das Blutbild wird während der Therapie ständig kontrolliert, damit bei starken Verschlechterungen die Dosis sofort verringert oder die Pause bis zur nächsten Infusion verlängert werden kann.

Die verschiedenen Gruppen der Zytostatika sind:

- Alkylanzien, die bewirken, dass sich der genetische Code einer Zelle verändert;
- Antimetabolite, die verhindern, dass DNA aufgebaut werden kann;
- Antibiotika, die ebenfalls die Zellteilung stören;
- Taxane, die aus Eibenrinde gewonnen werden (→ S. 55).

Gute Erfolge hat die Chemotherapie bei Leukämie, lymphatischen Krebsarten und Hodenkrebs. In vielen Fällen kommt sie nur als unterstützende Behandlung infrage. Sehr wenig wirksam ist eine Chemotherapie in der Regel bei Krebs der Speiseröhre, der Schilddrüse und der Bauchspeicheldrüse, bei Gallenwegs-, Leber- und Nierenkrebs, bei Blasenkrebs und bei Krebs der Lunge und der Haut. Auch bei Brustkrebs in fortgeschrittenem Stadium sind die Wirkungen eher fraglich.

Zytostatika haben sicherlich eine Daseinsberechtigung und können einigen Krebskranken helfen, gezielt ihre Erkrankung anzugehen. Obwohl Ärzte ebenso wie Laien die lebensverlängernde Wirkung der Chemotherapie für selbstverständlich halten, gibt es keinen Hinweis, dass sie diese Wirkung tatsächlich außer bei den oben genannten Krankheitsbildern in nennenswertem Ausmaß hat. Die Verkleinerung eines Tumors wird häufig mit einer Lebensverlängerung gleichgesetzt.

Trotz zahlreicher Studien zur Chemotherapie gibt es kaum welche, in der ein Zugewinn an Lebensqualität nachgewiesen wurde, obwohl Befürworter dieser Therapieform argumentieren, sie sei leidensvermindernd und krankheitsverzögernd.

Die Entscheidung für oder gegen eine Chemotherapie sollte gut überlegt werden, am besten zusammen mit einem Arzt, der sowohl schulmedizinische als auch immunbiologische Therapieverfahren kennt und einschätzen kann.

Bei der Chemotherapie kommen immer wieder Einzelfälle vor, in denen die Therapie sehr gut wirkt, auch wenn dafür eine starke Einschränkung der Lebensqualität in Kauf genommen werden muss. Dies ist wichtig zu beachten, denn Mittel gegen Übelkeit und Erbrechen oder Wachstumsfaktoren (→ S. 65) können die Nebenwirkungen zwar erleichtern, aber nicht beseitigen.

Info

- Moss, Ralph W. (1997) Fragwürdige Chemotherapie. Haug
- http://www.krebsinformation.de
- http://www.biokrebs.de

Chemosensitivitätstest – Wirksamkeitstest für Chemotherapie?

Chemotherapie ist nicht bei jedem Patienten und nicht zu jeder Zeit gleichmäßig wirkungsvoll, denn Krebszellen reagieren von Patient zu Patient unterschiedlich, und zwar auch bei der gleichen Krebsart. So gibt es Krebsarten, bei denen die Hälfte der Patienten nicht auf die Therapie anspricht, die schweren Nebenwirkungen aber trotzdem ertragen werden müssen. Außerdem wirkt sich jede Chemotherapie nachteilig auf das Immunsystem aus, das im Gegenteil eigentlich gestärkt werden müsste, um die körpereigene Krebsabwehr zu gewährleisten.

Es kann auch vorkommen, dass Krebszellen resistent gegen ein Mittel werden. Wenn eine Chemotherapie wiederholt werden muss, wird dann plötzlich offensichtlich, dass sie bei dem Patienten oder der Patientin nicht mehr wirkt. Es wäre demnach sehr wünschenswert, wenn sich zuverlässig vorhersagen ließe, ob eine Chemotherapie den Tumor, den sie vernichten soll, auch tatsächlich vernichten kann. Für Antibiotika ist ein solches Verfahren schon längst üblich.

Für die Behandlung von Brust- und Eierstockkrebs gibt es inzwischen Verfahren, um festzustellen, ob die Krebszellen auf die Behandlung ansprechen werden. Auch für Lungen- und Darmkrebs werden zurzeit Testverfahren entwickelt, um Vorhersagen über die Wirksamkeit einer geplanten Chemotherapie machen zu können.

Die Zuverlässigkeit der Vorhersage einer Chemosensitivitätstestung liegt bei Brust- oder Eierstockkrebs recht hoch, sodass ein vorher auf individuelle Wirksamkeit getestetes Mittel dann auch mit großer Wahrscheinlichkeit wirkt. Dennoch ist die Zuverlässigkeit nicht unumstritten, und die Kosten um 1000 Euro werden von den Kassen nicht getragen.

Der Chemosensitivitätstest wird mit einer kleinen Gewebeprobe im Labor durchgeführt. Man kann auch mehrere Zytostatika testen, um zu ermitteln, welches am besten wirkt. Chemosensitivitätstests werden heute bereits in einer ganzen Reihe von Universitätskliniken durchgeführt.

Info

- Lance – Laborgesellschaft für angewandte Neoplasieforschung und Cytostatika-Evaluation mbH, Bonn, Tel. 02 28/4 33 58 36, http://www.lance.de
- Infoblatt: Wirksamkeitstest für Chemotherapie, GfBK, Tel. 0 62 21/13 80 20

Eibe = eine natürliche Chemotherapie?

Anfang der 90er-Jahre wurden Taxane als Zytostatika in die Chemotherapie zur Behandlung von Krebs international eingeführt. Taxol® (Paclitaxel), das aus der Pazifischen Eibe gewonnen wird, hat sich dabei schnell zum führenden Präparat entwickelt. Es wurde im Zuge eines systematischen Suchprogramms entdeckt und wird inzwischen standardmäßig bei Eierstock-, Brust- und Bronchialkrebs eingesetzt.

Die Entdeckung reicht bis in die 60er-Jahre zurück. Seit seiner Einführung 1994 hat es sich schnell zum Marktführer unter den Zytostatika entwickelt. Es liegen zwar über 6000 Veröffentlichungen zu diesem Mittel vor, doch es handelt sich dabei überwiegend um vorklinische Untersuchungen, die nur begrenzt Rückschlüsse auf den Patienten erlauben.

Das renommierte »Arzneimitteltelegramm« hat vor einiger Zeit festgestellt, dass mit diesem Mittel dreistellige Millionenumsätze gemacht werden, ohne dass klar sei, ob wirklich beweiskräftige Daten existieren. Die beträchtlichen Nebenwirkungen sind ausgeprägter als bei anderen Zytostatika.

Kritische Stimmen äußern ferner, dass es sich bei Paclitaxel zwar unumstritten um ein wirksames Zytostatikum handele, weil es so intensiv wie bisher verwendete Mittel wirke – es erweise sich gegenüber diesen anderen Mitteln jedoch nicht als überlegen. Der Eibenwirkstoff, der inzwischen halbsynthetisch hergestellt werden kann, was die Pazifische Eibe und die in ihr lebenden Tierarten möglicherweise vor dem Aussterben bewahrt, hat wie jedes Zytostatikum erhebliche Nebenwirkungen.

Dazu gehören

- Überempfindlichkeitsreaktionen,
- Schädigungen des Herzens,
- Schädigungen des Knochenmarks,
- Schädigung der Nerven,
- Haarausfall.

Der Wirkstoff unterscheidet sich von herkömmlichen Mitteln damit kaum hinsichtlich Wirkung und Nebenwirkungen. Es gibt jedoch auch Untersuchungen, die zeigen, dass Eierstockkrebs, der ansonsten auf keine Behandlung ansprach, bei Paclitaxel empfindlich reagierte und in fast einem Drittel der Fälle erfolgreich behandelt werden konnte.

Regionale Chemotherapie (RCT)

Die regionale Chemotherapie (RCT) ermöglicht eine erhöhte Wirkung von Zytostatika auf den Tumor bei einer gleichzeitigen Minderung der Nebenwirkungen auf den gesamten Organismus. Vermeiden lassen sich Schäden am Blutbild, Schleimhautentzündungen und Haarausfall. Die regionale Chemotherapie kann bei bestimmten Krebsarten in fortgeschrittenem Stadium angezeigt sein.

Mit dieser Therapieform wird ein Gewinn an Lebensdauer erreicht. Größere Geschwülste werden verkleinert und können dann leichter operiert werden. Beschwerden können gelindert, und in bestimmten Fällen kann die Funktion eines Organs erhalten werden. In Ausnahmen ist auch eine Heilung möglich. Die regionale Chemotherapie ist wirksam bei soliden Tumoren. Manche Tumore benötigen eine extrem hohe Konzentration der Zytostatika, manche zeigen schon Wirkung mit niedrigeren Konzentrationen. Mit diversen RCT-Techniken werden am Tumor drei- bis zehnfach, im Extremfall bis zu siebzigfach höhere Zytostatikakonzentrationen erzielt. Das erkrankte Organ wird vom Blutkreislauf abgehängt und durch eine Herz-Lungen-Maschine versorgt. Dem von außerhalb zugeführten Blut werden hoch dosierte Zytostatika zugemischt. Danach werden die Blutgefäße des Tumors mit einer speziellen Methode verschlossen, damit das Zellgift im Tumor bleibt und nicht in den Körper hinausgeschwemmt wird.

Sinnvoll ist diese Methode vor allem, wenn der Tumor begrenzt ist und sich noch keine Metastasen gebildet haben. Da die RCT immer nur auf eine Körperregion oder ein Organ beschränkt ist, sind am Gesamtorganismus trotz der hohen lokalen Wirkung am Tumor insgesamt äußerst wenig Nebenwirkungen zu verzeichnen.

In den meisten Fällen wird die RCT subjektiv ausgesprochen gut toleriert, die Lebensqualität wird nicht beeinträchtigt, sondern eher verbessert. Eine relativ gute Erfolgsaussicht besteht bei Brustkrebs, bei Tumoren im Hals und Kopfbereich und bei Krebs des Bindegewebes an Armen und Beinen. Begrenzte Erfolge wurden beobachtet bei Krebs im Beckenraum, bei Leberkrebs, bei Blasenkrebs und Krebs der Bauchspeicheldrüse.

Info

- Medias-Klinik, Prof. Dr. K. R. Aigner, Erlenhofstr. 3, 56235 Ransbach, Tel. 0 26 23/89 00, http://www.medias-klink.de

Hochdosis-Chemotherapie

Die Hochdosis-Chemotherapie ist sehr kritisch zu beurteilen. Hier werden Zytostatika so hoch dosiert, dass von vornherein eingeplant wird, aufgrund des zerstörten Knochenmarks eine Stammzelltherapie (→ S. 64) anschließen zu müssen. Während diese Therapieform bei Erkrankungen des blutbildenden Systems durchaus angezeigt sein kann, ist ihr Einsatz bei fortgeschrittenem Brustkrebs oder anderen fortgeschrittenen Krankheitsbildern sehr infrage zu stellen.

Die Patientinnen mit Brustkrebs gehen mit dieser aggressiven Chemotherapie ein hohes Risiko ein, und der therapeutische Nutzen ist eher ungewiss. In Deutschland darf diese Therapie nur in Studien versuchsweise angewandt werden, nicht in der Routinebehandlung.

Bisherige weltweit propagierte Erfolgsergebnisse zur Hochdosis-Chemotherapie bei fortgeschrittenem Brustkrebs aus Südafrika stellten sich vor einigen Jahren als gefälscht heraus. In den USA sind die Ergebnisse umstritten, denn Untersuchungen ergaben, dass die Ergebnisse bei einer Hochdosis-Chemotherapie nicht besser sind als bei einer konventionellen Form der Chemotherapie.

Diese Art der Therapie ist mit erheblichen Nebenwirkungen verbunden. Sie treten entsprechend der mehrfach höheren Dosierung in viel stärkerer Form auf. Zusätzlich kommt es zu Einschränkungen des Wahrnehmungsvermögens, und Leukämien können auftreten. Möglich sind Schäden an Lunge, Herz, Niere, Leber, Darm, Nervensystem, Knochenmark, Keimdrüsen, Haut und Muskulatur. Es können sich Störungen der Sexualfunktionen, des Zuckerstoffwechsels, des Geschmacksinnes und der Psyche einstellen.

In der Phase zwischen Abschluss der Chemotherapie und erfolgreich abgeschlossener Stammzelltherapie mit neu aufgebautem Knochenmark besteht ein sehr hohes Risiko, an Infektionen zu erkranken und diese nicht abwehren zu können.

Info

- http://www.ralphmoss.com

Hilfe bei Nebenwirkungen

Trotz aller Bemühungen um eine bessere Verträglichkeit der aggressiven Zellgifte, die bei der Chemotherapie verwendet werden, lassen sich Nebenwirkungen nicht vermeiden. Sie sind erheblich schwerer als Nebenwirkungen bei einer korrekt durchgeführten Strahlentherapie. Bei beiden Therapieformen werden jedoch freie Radikale in großer Zahl erzeugt und das Immunsystem geschwächt, beide greifen die Schleimhäute an und führen zu Müdigkeit und Erschöpfung. Zur Milderung dieser Radikalschäden ist die frühzeitige Gabe von Radikalenfängern (→ S. 137 ff.) sinnvoll. Da die Medikamente über den Blutkreislauf in den gesamten Körper gelangen, wirken sie sich auf den ganzen Organismus und alle Zellen aus, nicht nur auf die abzutötenden Tumorzellen.

Neben den bereits genannten Nebenwirkungen kommt es häufig zu schweren Schädigungen des Blutbildes, zu Übelkeit, Erbrechen und Verdauungsstörungen, zu chronischen Organschäden und zu Haarausfall. Diese möglichen Nebenwirkungen treten nicht immer auf, und manche Patienten vertragen eine Chemotherapie besser als andere. Eine Schädigung des Blutbildes, wie sie bei der Chemotherapie auftritt, bedeutet, dass die Zahl der weißen Blutkörperchen sinkt, die Immunabwehr geschwächt wird und Infektionen vermehrt auftreten.

Der Schädigung des Blutbildes kann beispielsweise durch die rechtzeitige Gabe von Echinacin oder anderen Immunmodulatoren entgegengewirkt werden.

Eine Folge kann auch sein, dass zu wenig Zellen gebildet werden, die die Gerinnungsfähigkeit des Blutes sichern, sodass es zu Blutungen kommt. Schließlich geht auch die Zahl der roten Blutkörperchen zurück, die für den Sauerstofftransport zuständig sind. Müdigkeit, Erschöpfung, sogar Atemnot können sich einstellen. In der Klinik wird versucht, durch die Anwendung von Wachstumsfaktoren (→ S. 65) diesen Symptomen entgegenzuwirken. Wie schnell sich das blutbildende System von den Folgen der Therapie erholt, hängt von deren Dauer und Intensität ab. Bei einer leichten, nur ergänzenden Chemotherapie dauert es einige Wochen, bei einer intensiven Therapie möglicherweise Jahre. Mit Präparaten auf pflanzlicher Basis wie Mistelextrakten (→ S. 105 ff.) oder auf tierischer Basis wie Thymus oder Milz (→ S. 86/87) können Schädigungen des Immunsystems deutlich eingeschränkt und die körpereigene Krebsabwehr angeregt werden.

Die Immunmodulation kann unterstützt werden durch die Einnahme von Enzymen (→ S. 150/151), milchsaurer Produkte wie Brottrunk® zur Unterstützung der Darmflora (→ S. 134/135) und durch eine Sauerstofftherapie (→ S. 94 ff.).

Die Behandlung mit Mistel- oder Organpräparaten sollte schon 2 Wochen vor der Chemotherapie beginnen. Die Präparate sollten kurz vor und unmittelbar nach der Chemotherapie nicht gegeben werden, Vitamine und Selen dagegen können täglich zugeführt werden.

Die Präparate, die bei einer Chemotherapie verwendet werden, reizen das Brechzentrum im Gehirn. Die Beschwerden reichen von Übelkeit bis zu Brechreiz über Stunden. Als homöopathische Einzelmittel können **Tabaccum C30** oder **Nux vomica C30**, mehrmals 3 bis 4 Globuli genommen werden. In der Klinik werden dagegen so genannte Antiemetika wie Zofran® gegeben. Diese Mittel gegen Übelkeit und Erbrechen wirken nicht bei jedem.

Grundsätzlich sollte man vor der Behandlung nur eine sehr leichte Mahlzeit zu sich nehmen und keine Süßigkeiten essen. Düfte wie Lavendel oder Anis können den Brechreiz dämpfen. Entspannungsübungen (→ S. 168/169) können helfen oder auch Musik, Lesen, Gespräche. Während und vor allem nach der Behandlung sollte man viel trinken, um die Ausscheidung der schädigenden Medikamente zu beschleunigen. Grüner Tee (→ S. 117), Lapacho-Tee (→ S. 118), Rooibos-Tee (→ S. 119) oder Pflanzensäfte aus Mariendistel oder Benediktinerkraut eignen sich hier besonders gut.

Die Schleimhäute im Darm und in den ableitenden Harnwegen werden durch die Therapie geschädigt, was zu Verdauungsstörungen und Harnwegsinfektionen führen kann. Schonkost (→ S. 130/131), viel trinken und Sitzbäder schaffen Erleichterung.

Gegen Haarausfall kann man wenig tun. Die Zellen an der Haarwurzel gehören zu den sich schnell teilenden Zellen und werden darum stärker von den Zytostatika angegriffen. Nach Abschluss der Chemotherapie wachsen die Haare wieder, eventuell sogar kräftiger als vorher. Vorbeugende Behandlungen mit Eiskühlung (Eishauben) oder lokalen Thymus-Haarwasseranwendungen können den Haarausfall auf jeden Fall mildern.

Info

- Broschüre *Nebenwirkungen aggressiver Therapien* – Ein Ratgeber bei Chemo- und Strahlentherapie. GfBK Heidelberg, Tel. 06221/138020, http://www.biokrebs.de

Hormonblockierende Therapien

Eine Anti-Hormontherapie wird vor allem bei Brustkrebs, bei einigen Arten von Gebärmutterkrebs und bei Prostatakrebs angewandt. Diese Form der Therapie hemmt die Hormonbildung oder blockiert die Wirkungen der Hormone im Gewebe und wird daher als Anti-Hormontherapie bezeichnet. Hormone steuern die Erneuerung und Reifung bestimmter Zellen. So wird angenommen, dass einige Krebsarten durch körpereigene Hormone in ihrem Wachstum angeregt werden. Um Entstehung oder Wachstum von Krebszellen zu verhindern, sollen diese spezifischen Hormone durch eine Operation oder durch Medikamente gehemmt werden. Ohne Zweifel gibt es viele Hinweise auf ursächliche Zusammenhänge – die Frage, in welchem Ausmaß Hormone das Wachstum von Tumoren im Organismus wirklich anregen, ist jedoch nicht endgültig geklärt. Eindeutige Untersuchungen im Labor oder am Gewebe sind nur bedingt auf unseren lebendigen Organismus übertragbar.

Eine Operation kann nicht rückgängig gemacht werden. Störungen, die durch Hormonmittel verursacht werden, lassen dagegen nach, wenn das Mittel abgesetzt wird. Dieser Aspekt ist vor allem bei der Behandlung des Prostatakarzinoms wichtig, wo abhängig von Alter und Befundsituation eine Antihormontherapie sehr sinnvoll sein kann. Auch pflanzliche Antihormone in Form des Prostasols (→ S. 115) können bei Prostatakrebs angewandt werden. Insgesamt sind Antihormonmittel besser verträglich als chemotherapeutische Krebsmittel. Im Falle der Durchführung beider Therapien sollte die Antihormonbehandlung erst nach Abschluss der Chemotherapie beginnen.

Zwar zeigen Studienergebnisse für die medikamentöse antihormonelle Therapie bei Brustkrebs gewisse positive Resultate, dennoch ist neben dem so genannten Rezeptorenstatus die Anwendung im Einzelfall streng zu prüfen.

Bei der Entscheidung über die Einleitung einer antihormonellen Therapie nach Brustkrebs ist persönlich abzuwägen, ob eine oft eindeutige Verschlechterung der Lebensqualität die wahrscheinliche Verlängerung der Überlebenszeit um einige Monate rechtfertigt.

Die antihormonellen Mittel werden entweder monatlich gespritzt oder täglich eingenommen. Bei Brustkrebs wird neben Tamoxifen, den so genannten GnRh-Analoga und Gestagenen seit kurzem eine neue Generation von Antihormonmitteln eingesetzt – die steroidalen Aromatasehemmer. Mit den Aromatasehemmern, deren Wirkstoffe beispielsweise Anastrozol, Letrozol oder Exemestan heißen, ergeben sich zwar neue Behandlungsalternativen; ob sie wirklich eine Verbesserung der therapeutischen Möglichkeiten darstellen, ist durch Studien noch nicht abschließend geklärt. Sie sollten keinesfalls vor der Menopause angewandt werden.

Neben den fraglich positiven Wirkungen birgt die Einnahme des am häufigsten verordneten Antihormons Tamoxifen erhebliche Risiken für die Gesundheit der Frau: Die Entstehung von Krebs der Gebärmutterschleimhaut wird gefördert, Netz- und Hornhautschäden am Auge können entstehen, die Chance von gefährlichen Thrombosen und einer Lungenembolie nimmt zu, und der Abbau des Antihormons stellt eine Belastung für die Leber dar. Schließlich ist bekannt, dass der Körper Resistenzen gegen das Antihormon bilden kann. Dazu kommen die subjektiven Beschwerden in Form einer Verschlimmerung der Wechseljahressymptomatik: Schweißausbrüche, Hitzewallungen, Gewichtszunahme, Gelenkbeschwerden, schnelle Ermüdbarkeit, Stimmungsschwankungen und Nachlassen der Lust auf Sex. Mit pflanzlichen Mitteln wie Auszügen aus der Traubensilberkerze (Cimicifuga) und Johanniskraut (→ S. 116) können diese Beschwerden gemildert werden. Auch die neue Generation der Antihormonpräparate, die Aromatasehemmer, impliziert mögliche starke Nebenwirkungen, allerdings anderer Art als das Tamoxifen. Das renommierte unabhängige Arzneimitteltelegramm weist in seiner ersten Ausgabe des Jahres 2005 darauf hin, dass bei den Aromatasehemmern die Zahl der Knochenbrüche, Muskel- und Gelenkbeschwerden deutlich zunimmt. Um dem Knochenschwund und der daraus resultierenden Gefahr der Knochenbrüche vorzubeugen, wäre der Einsatz von Bisphosphonaten (→ S. 66) möglich.

Für den Fall einer starken Einschränkung der Lebensqualität und einer inneren Ablehnung der antihormonellen Präparate ist ein kritisches Überdenken der Notwendigkeit gerechtfertigt, da in diesem Fall die negativen Wirkungen wahrscheinlich überwiegen.

Info

- http://www.krebsinformation.de
- http://www.biokrebs.de

Weitere Methoden in der Klinik

Zytokine

Zytokine sind Signalstoffe des Immunsystems. Zu ihnen zählen neben einigen Dutzend anderer Stoffe auch Interferon und Interleukin, Erythropoetin, Wachstums- (→ S. 65) und Tumornekrose-Faktoren. Sie stehen heute für den klinischen Einsatz in großen Mengen zur Verfügung. In der klinischen Krebstherapie werden sie eingesetzt, um die Funktionstüchtigkeit des Immunsystems zu stärken. Sie haben vielfältige Wirkungen. Sie sollen die Abwehrzellen und Zellen des Blut bildenden Systems aktivieren, können die Zellteilung hemmen und fördern das Auftreten von speziellen Signalsubstanzen (Markern) auf erkrankten Zellen, die vom Immunsystem daraufhin besser erkannt werden.

Zytokine werden oft in Kombination mit einer Chemotherapie, mit Hyperthermie oder bei einer Tumorimpfung angewandt. Als Nebenwirkungen können Mattigkeit und Fieber auftreten, die sich bei hoher Dosierung bis zu Kreislaufbeschwerden und Lungenödemen steigern. Bei einer Therapie mit Interleukin können Allergien auftreten, vor allem in Kombination mit Röntgenkontrastmitteln.

Die klinische Forschung im Zusammenhang mit den Zytokinen richtet sich besonders auf die Verminderung von Nebenwirkungen sowie auf eine verbesserte Wirksamkeit und Verträglichkeit einer kombinierten Chemoimmuntherapie.

Gute therapeutische Ergebnisse lassen sich nur bei seltenen Krebsarten wie beispielsweise der Haarzellleukämie beobachten, im Gesamtüberblick bietet sich eher ein uneinheitliches Bild hinsichtlich der zuverlässigen Verwendbarkeit.

Derzeit werden Zytokine vorwiegend in klinischen Studien verabreicht, sind aber nur bedingt zugelassene Therapiemethoden. Sie werden nicht als Medikamente eingenommen, sondern in die Vene oder unter die Haut gespritzt. Sinnvoller sind aber vermutlich Methoden, die den Körper selbst zur Bildung von Zytokinen anregen. Die Bildung dieser körpereigenen Stoffe kann durch eine Mistel- oder Thymustherapie und andere pflanzliche oder tierische Immunstimulanzien angeregt werden.

Antikörper

Antikörper werden von den Plasmazellen des Körpers gebildet, um Krankheitserreger abzuwehren. Es werden viele verschiedene Arten von Antikörpern hergestellt, und eine Art ist jeweils ausschließlich auf die Erkennung eines Erregers spezialisiert, an dessen Oberfläche sie sich festheftet. Killerzellen des Immunsystems können die so markierten Zellen anschließend vernichten.

Monoklonale Antikörper können künstlich hergestellt werden und kommen vor allem in der Diagnostik zum Einsatz. Zur Feststellung einer Krebserkrankung können Zellteile in Gewebeproben markiert und sichtbar gemacht werden, wodurch sich ein viel genaueres Bild als unter dem Mikroskop ergibt.

In der Krebstherapie versucht man, Antikörper als Transportmittel für zellschädigende Substanzen zu verwenden. Unterscheiden sich Krebszellen nicht ausreichend von gesunden Zellen, haben Antikörper praktisch keine Chance.

Da es nur sehr wenige Merkmale gibt, die an der Oberfläche einer Krebszelle und nicht auch auf anderen Zellen zu finden sind, gestaltet sich der therapeutische Einsatz geeigneter Antikörper schwierig.

Selbst wenn dies der Fall ist, binden sich Antikörper unter natürlichen Bedingungen nur selten an Tumorzellen und schädigen sie dadurch direkt. Viel häufiger löst die Antikörperbindung ein Signal aus, durch das Zellen, die mit Antikörpern überzogen sind, vom Immunsystem erkannt und eliminiert werden. Außerdem ist stets damit zu rechnen, dass der Organismus Abwehrreaktionen gegen die künstlich erzeugten Antikörper entwickelt. Dies gilt vor allem, wenn man sie in größeren Mengen einsetzt, wie es bei ausgedehnten Tumoren nötig wäre.

Ein Antikörper zur Behandlung von Brustkrebs ist Herceptin®. Es wird sowohl mit einer Chemotherapie kombiniert wie auch als Monotherapie verwendet und soll bei ca. 25 % der Patientinnen die Prognose verbessern. Als Nebenwirkungen können Schmerzen, Herzbeschwerden, Atemnot und Schüttelfrost auftreten. Trotz möglicher gravierender Nebenwirkungen wird das Präparat in den Kliniken als Mittel mit guter Verträglichkeit empfohlen.

Des Weiteren sind zahlreiche Antikörper bei Leukämien, Lymphomen, Eierstockkrebs, Nieren- und Darmtumoren in der klinischen Erprobung.

Stammzelltherapie

Bei einer hoch dosierten Chemotherapie wird das blutbildende Knochenmark schwer geschädigt. Nach einer solchen Therapie muss das Knochenmark mit einer so genannten Stammzelltherapie wieder aufgebaut werden. Nur durch die Behandlung mit Stammzellen können heute gewisse extreme Formen der Chemotherapie ermöglicht werden. Die für die Therapie benötigten Zellen werden dem Patienten vor Beginn der eigentlichen Krebstherapie dem Knochenmark oder dem Blut entnommen. Die Entnahme aus dem Knochenmark ist sehr schmerzhaft und erfolgt unter Narkose.

Für die Entnahme aus dem Blut müssen die Stammzellen erst vermehrt und aus dem Knochenmark ins Blut geschwemmt werden, was mit Hilfe von Wachstumshormonen geschieht oder mit Medikamenten, die auch bereits Krebszellen angreifen.

Die Entnahme selbst ist mit einer Blutspende vergleichbar, erstreckt sich aber über mehrere Stunden. Stammzellen aus dem Blut vermehren sich und reifen schneller als Stammzellen, die dem Knochenmark entnommen wurden. Bei Kindern kann auch Blut aus der Plazenta oder der Nabelschnur verwendet werden. Als weitere Möglichkeit können die Stammzellen einem fremden Spender entnommen werden. Sie müssen dann aber wie bei einer Bluttransfusion oder einer Transplantation auf Verträglichkeit geprüft werden.

Die Stammzellen werden tiefgefroren konserviert. Zwei Tage nach Abschluss der hoch dosierten Chemotherapie werden die wieder angewärmten Stammzellen in die Vene geleitet. Von dort finden sie den Weg ins Knochenmark. Nach 2 bis 3 Wochen setzt die Produktion eigener Blutzellen ein. Die Zeit bis dahin ist für den Patienten sehr gefährlich. Er braucht eventuell Bluttransfusionen und muss vor Infektionen bewahrt werden. Gegebenenfalls wird eine sofortige Antibiotikatherapie notwendig. Als Nebenwirkungen können Hautausschläge, Durchfall und Gelbsucht auftreten. Es kann viel Zeit vergehen, bis sich die Blutwerte normalisieren.

Info

- Delbrück, Hermann (2005) Knochenmark- und Stammzelltransplantation nach Krebs – Rat und Hilfe für Betroffene und Angehörige. Kohlhammer
- http://www.krebsinformation.de

Wachstumsfaktoren

Wachstumsfaktoren sind körpereigene Botenstoffe, die auch zu den Zytokinen (→ S. 62) zählen und bestimmte Zellen zu Teilung und Vermehrung anregen. Blutbildende Wachstumsfaktoren werden angewandt, um eine durch die Strahlen- oder Chemotherapie entstandene Blutarmut zu bekämpfen. Es handelt sich bei diesen Wachstumshormonen um Zucker-Eiweiß-Verbindungen, die sich auch chemisch herstellen lassen, sodass sich eine Vielzahl dieser Stoffe als Medikamente einsetzen lässt.

Für die Bildung und Ausreifung der roten Blutkörperchen ist der **Faktor Erythropoetin** von entscheidender Bedeutung; andere Wachstumshormone regen die Bildung der weißen Blutkörperchen oder der Zellen an, die für die Blutgerinnung zuständig sind. Viele sind heute gentechnologisch genau so herstellbar, wie sie natürlicherweise beim Menschen vorkommen, und einige sind bereits als Medikamente im klinischen Einsatz, wie der **Granulozytenkoloniestimulierende Faktor** (**G-CSF**) und der **Granulozyten-/Makrophagenkoloniestimulierende Faktor** (**GM-CSF**).

Wie die Stammzelltherapie ist auch die Behandlung mit Wachstumsfaktoren eine mögliche Unterstützung der Strahlen- oder Chemotherapie, indem sie die negativen Folgen dieser konventionellen Therapieformen begrenzt oder ausgleicht.

Eine krebshemmende Wirkung haben die Wachstumshormone nicht. Man versucht, die Pausen bei normal dosierten Chemotherapien durch Einsatz von Wachstumsfaktoren zu verkürzen. Dadurch soll die Bekämpfung bestimmter Tumoren intensiviert werden. Man kann sie außerdem einsetzen, um das Infektionsrisiko nach Chemotherapie zu vermindern. Da die weißen Blutkörperchen durch die krebshemmenden Mittel an ihrer Teilung und Vermehrung gehindert werden, ist das Immunsystem geschwächt, und der Patient ist infektionsanfällig.

Eine weitere Möglichkeit des Einsatzes von Wachstumsfaktoren liegt in der Vorbereitung einer Stammzelltherapie. Nebenwirkungen sind beim Einsatz von Wachstumsfaktoren nicht ausgeprägt, Kopfschmerzen und grippeähnliche Symptome sind möglich.

Info

- http://www.krebsinformation.de

Bisphosphonate

Manche Krebsarten wie beispielsweise Brustkrebs bilden früh Knochenmetastasen aus. Durch diese Metastasen wird Knochensubstanz vernichtet. Im gesunden Knochenstoffwechsel besteht ein Gleichgewicht der Funktionen von Knochen bildenden und Knochen abbauenden Zellen. Da ein Tumor Knochensubstanz vernichtet, müssen die Knochen abbauenden Zellen in ihrer Aktivität gebremst werden, um den Knochen aufbauenden Zellen einen Vorteil zu verschaffen. Bisphosphonate sind Substanzen, die ins Knochengewebe aufgenommen werden und dort die Zellen hemmen, die für den geregelten Knochenabbau zuständig sind. Sie sind synthetische Phosphorverbindungen, die auch in den Knochen eingebaut werden und dort über Jahre verbleiben.

> Bisphosphonate können sowohl bei Osteoporose wie auch in der Krebsbehandlung sinnvoll eingesetzt werden. Sie scheinen sogar schadhafte Stellen reparieren zu können, und zum Teil wird die Bildung von Knochenmetastasen verlangsamt.

Drei große Zulassungsstudien haben gezeigt, dass Bisphosphonate nicht nur bei Brustkrebspatientinnen mit Knochenmetastasen wirken, sondern auch bei anderen fortgeschrittenen Krebserkrankungen, wie Prostata- oder Lungenkrebs, eine Verzögerung von Knochenkomplikationen (beispielsweise bei einem Knochenbruch oder einer notwendigen Bestrahlung) um mehrere Monate bewirkt wird. Gleichzeitig zur schützenden Wirkung auf den Knochen wurden auch die Knochenschmerzen gebremst. Noch nicht eindeutig geklärt ist, ob eine prophylaktische Gabe der Bisphosphonate sinnvoll ist.

Die meisten Bisphosphonate werden zur Gewährleistung einer optimalen Wirkung injiziert. Seit kurzem steht auch ein neues, hochwirksames Bisphosphonat zur Behandlung von Knochenmetastasen zur Verfügung. Dieses kann als 15-minütige Infusion alle 3 bis 4 Wochen einfach und sicher verabreicht werden. Als Nebenwirkungen können Verdauungsstörungen und Muskelschmerzen auftreten, wobei dieses Medikament im Allgemeinen von Patienten als sehr gut verträglich beschrieben wird.

Info

- http://www.krebsinformation.de
- http://www.mamazone.de

Transpulmonale Chemoembolisation (TPCE)

Streuherde von bösartigen Tumoren in der Lunge, so genannte Lungenmetastasen, sind bislang nur schwer behandelbar. Nicht immer können sie durch eine Operation entfernt werden. Auch eine Chemotherapie ist in vielen Fällen nicht wirksam, da die Medikamente über das Blut nicht in ausreichendem Maße an die Metastasen gelangen. Bei der Methode wird eine bestimmte Lösung, ein so genanntes Chemoembolisat, mit Hilfe eines Ballonkatheters über die Lungenarterie unmittelbar an den Ort der Metastasen in der Lunge gespritzt. Das Embolisat besteht aus einem Medikament zur Behandlung der Metastasen und Substanzen, die die Aufnahme dieses Medikamentes durch das Gewebe verbessern bzw. seinen Abbau verzögern. Ein Ballon an der Spitze des Katheters verhindert zusätzlich den Weiterfluss des Embolisats in andere Blutgefäße. Entwickelt wurde das neue Verfahren vom Team des Instituts für Diagnostische und Interventionelle Radiologie unter Leitung von Professor Thomas Vogl an der Universität Frankfurt am Main.

Vorteil des Verfahrens ist vor allem die geringe Belastung der Patienten. Nach Aussagen der Anwender reicht ein Sechstel bis ein Zehntel der sonst bei einer systemischen Chemotherapie notwendigen Zytostatikamenge. Außerdem ist nur ein kurzer ambulanter Aufenthalt in einer Klinik notwendig.

Vor kurzem wurden die Daten von 23 Patienten mit soliden Tumoren und Lungenmetastasen veröffentlicht, die jeweils zwei- bis viermal im Abstand von 2 bis 4 Wochen eine TPCE erhalten haben. Die computertomographische Kontrolle alle 3 Monate ergab, dass es bei 60 Prozent der Patienten zu einem Wachstumsstopp oder sogar zu einer Verkleinerung der Metastasen gekommen war. Besonders gut scheint die TPCE bei Lungenmetastasen von soliden Tumoren wie Schilddrüsen-, Muskel- und Nierenzellkarzinomen anzusprechen.

Info

- http://www.krebsgesellschaft.de
- http://radiology.rsnajnls.org/
- http://www.kgu.de/zrad/Diagnostik/index.htm

Angiogenese-Blocker

Schon ein winziger Tumor von einem Millimeter Größe muss an das Blutsystem angeschlossen werden, um mit Sauerstoff und Nährstoffen versorgt zu werden. Dazu schüttet er Stoffe aus, die dafür sorgen, dass vom bestehenden Gefäßsystem Adern in den Tumor einwachsen. Dieser Prozess heißt Angiogenese.

Wenn man diesen Prozess stoppen kann, wird der Tumor nicht mehr durchblutet. Er wird am Wachstum gehindert und wird günstigstenfalls von jeglicher Blutversorgung abgeschnitten, sodass er verschwindet.

> In der Forschung richtet sich nun die Aufmerksamkeit vermehrt auf Stoffe, die dazu eingesetzt werden können, den Tumor daran zu hindern, eigene Blutgefäße auszubilden.

Über die neu entstandenen Wege wird der Tumor aber nicht nur versorgt, sondern es können außerdem Tumorzellen in die Blutbahn gelangen und Metastasen bilden. Da die Entstehung von Metastasen in erster Linie von der Angiogenese abhängt, wäre eine Blockierung der Angiogenese ein großer Erfolg. Vom Modell zur Therapie ist der Weg jedoch weit: Viele Schritte in der Gefäßbildung sind noch nicht identifiziert.

Da die Neubildung von Blutgefäßen sowohl bei Tumoren wie auch bei gesundem Gewebe noch nicht vollständig verstanden ist, sind viele Untersuchungen zur Hemmung der Angiogenese noch in sehr frühen Stadien: Es können also, wenn überhaupt, nur wenige Patienten mit sehr fortgeschrittenen Krebserkrankungen behandelt werden.

Patienten mit fortgeschrittenem Darmkrebs steht seit kurzem eine Behandlung mit diesem neuen Wirkprinzip, die zu den Antikörpertherapien (→ S. 63) zählt, zur Verfügung: Das Medikament Bevacizumab® verhindert die Bildung neuer Blutgefäße, über die sich der Tumor mit Sauerstoff und Nährstoffen versorgt – der Tumor wird regelrecht ausgehungert. Diese neue Waffe gegen den Krebs kann Patienten mit fortgeschrittenem Darmkrebs ein deutlich längeres Leben ermöglichen.

Info

- http://www.krebsinformation.de
- http://www.experten-sprechstunde.de

Gentherapie

Gene sind das Erbgut des Organismus und bestimmen persönliche Eigenschaften wie Haar- oder Augenfarbe. Ein Gen ist ein Abschnitt auf der DNA. Obwohl der Bauplan des Menschen entschlüsselt scheint, sind noch längst nicht alle Gene in ihrer Funktion erforscht, auch ihre Zahl ist nicht bekannt. Bei Menschen liegt sie zwischen 50 000 und 100 000.

Gene tragen die Informationen, die es den Zellen ermöglichen, bestimmte Proteine zu bilden. Fehlerhafte Gene verursachen Krankheiten. So gibt es auch Gene, die bei der Entstehung von Krebs eine Rolle spielen.

Fortschritte in der Genforschung versprechen darum die Möglichkeit besserer Vorbeugung gegen Krebs.

Die Gentherapie ist derzeit noch im Experimentierstadium. Man versucht, die fehlerhaften Gene in den Zellen gegen gesunde Gene auszutauschen.

Ein gentherapeutisches Verfahren wird bei Frauen mit Eierstockkrebs untersucht.

Eine andere Möglichkeit ist, die Krebszellen zur Selbstzerstörung anzuregen. Dabei wird ein Gen in die Tumorzellen eingeschleust, das ein bestimmtes Medikament für diese Zelle giftig macht. Das an sich harmlose Medikament wird bei dieser Methode für die genmutierte Zelle giftig, greift andere Zellen aber nicht an. Diese Methode hat man bereits bei Hirntumoren angewandt.

Eines der Probleme in der Gentherapie stellt sich durch das weitgehende Fehlen geeigneter Trägersysteme, um die Gene genau in die richtigen Zellen zu transportieren. Die Gentherapie ist am weitesten im Bereich der Immunmodulation gediehen. Fast alle Studien in Deutschland versuchen, Immun- und Gentherapie zu verbinden.

Derzeit ist die Gentherapie noch nicht weit genug ausgereift, als dass man im konkreten Fall seine Hoffnungen auf sie stützen könnte.

Info

- http://www.krebsinformation.de

Schmerztherapie

Allgemeines zur Schmerztherapie

Krankheiten müssen nicht mit Schmerzen einhergehen – auch Krebs nicht. Man kann nahezu alle Krebskranken mit Hilfe geeigneter Maßnahmen von Schmerzen befreien.

Es ist nicht sinnvoll, Schmerzen heldenhaft zu ertragen. Schmerzen können ein Zeichen dafür sein, dass etwas nicht in Ordnung ist, und als Signal haben sie eine sinnvolle Funktion. Man wird durch Schmerzen auf eine Erkrankung aufmerksam und kann die Behandlung einleiten. Schmerzen können aber weiterhin bestehen, eine sinnvolle Funktion haben sie dann nicht mehr.

Schmerzen können ursächlich behandelt werden, wobei versucht wird, die Krankheit zu beseitigen, also beispielsweise den Tumor. Wenn es nicht möglich ist, die Ursache der Schmerzen zu beseitigen, kann man die Schmerzempfindung verringern.

Manche Menschen sind stärker schmerzempfindlich als andere, und außerdem empfindet man Schmerzen je nach guter oder schlechter Stimmung unterschiedlich stark, sodass Medikamente gegen Schlaflosigkeit oder Depressionen (→ S. 116) die Wirkung von Mitteln gegen chronische Schmerzen verbessern.

Man kann Schmerzen medikamentös gut in den Griff bekommen, aber nicht alle Ärzte nehmen die Klagen von Patienten über Schmerzen ernst genug. Deswegen kann es hilfreich sein, wenn nicht nur der Patient allein eine angemessene Schmerzbehandlung fordert, sondern wenn ihn Angehörige und Freunde bei dieser Forderung unterstützen.

Die Weltgesundheitsorganisation hat Richtlinien ausgearbeitet, um Patienten das Recht zu gewährleisten, frei von Krebsschmerzen leben zu können. Opiate sind dabei starken Nervenschmerzen vorbehalten. Weil sie dem Betäubungsmittelgesetz unterliegen, scheuen Ärzte sich gelegentlich, sie zu verschreiben, obwohl sie nicht süchtig machen.

Schmerzkranke sind auf diese Mittel angewiesen. Ein körperliches, kein seelisches Bedürfnis verlangt diese Mittel, die nur dann zu Problemen führen, wenn man sie abrupt absetzt. Verringert man die Dosis schrittweise, sind keine Entzugserscheinungen zu befürchten.

Auch natürliche Cannabisprodukte (→ S. 123) oder Heilkäuterextrakte aus der traditionellen chinesischen Medizin können sehr wirksam helfen. Bei allen Schmerzen, ob stark oder schwach, sind Entspannungsübungen (→ S. 168) und physikalische Behandlungen angebracht. Dazu gehören Heilgymnastik, Massagen (→ S. 178/179), Bäder, Kälte- und Wärmebehandlung. Sie können die medikamentöse Schmerztherapie auch unterstützen.

Sinnvoll ist es, ein Schmerztagebuch zu führen. Hier trägt man nicht nur ein, ob, wann und in welcher Intensität Schmerzen auftreten, ob sie immer bestehen, ob sie mal stärker, mal schwächer sind, sondern auch, ob und welche Schmerzmittel genommen wurden und ob es Dinge gibt, mit denen die Schmerzen nach eigenem Ermessen möglicherweise in Verbindung stehen.

Man sollte den Arzt von sich aus auf Schmerzen ansprechen oder das Schmerztagebuch vorzeigen, auch wenn er nicht danach fragt. Immer noch werden Schmerzmittel in Deutschland bei Krebserkrankungen viel zu zurückhaltend verordnet.

Der Arzt kann sehr verschiedene Schmerzmittel anordnen, manchmal muss erst ausprobiert werden, welches Mittel am besten wirkt. Denn nicht nur die Schmerzempfindungen sind bei jedem Menschen unterschiedlich, auch die Schmerzmittel wirken nicht bei jedem gleich.

Starke Schmerzmittel müssen regelmäßig verabreicht werden, damit die Schmerzen gar nicht erst wieder auftreten. Nebenwirkungen von Schmerzmitteln wie Benommenheit, Appetitlosigkeit, Schwierigkeiten bei der Blasen- und Darmentleerung muss häufig mit weiteren Medikamenten begegnet werden.

Info

- Deutsche Schmerzliga e. V., Frankfurt/M., Tel. 07 00/3 75 37 53 75, werktags von 9.00 bis 12.00 Uhr
- Schmerztelefon des KID: 0 62 21/42 20 00 (Mo–Fr 13–17 Uhr)
- http://www.schmerzliga.de
- http://www.schmerzselbsthilfe.de

Spezielle Formen der Schmerztherapie

Die Akupunktur ist in der Zwischenzeit ein auch in vielen Schmerzambulanzen von Universitätskliniken angewandtes anerkanntes Verfahren, um möglichst nebenwirkungsarm Schmerzen zu bekämpfen.

Man kann Patienten mit starken Schmerzen auch eine Schmerzmitteldosis in Rückenmarksnähe injizieren, was den Vorteil hat, dass wesentlich geringere Mengen an Schmerzmitteln gebraucht werden. Auch wenn ein Patient sehr starke Schmerzmittel benötigt, die in die Vene geleitet werden müssen, heißt dies nicht, dass er ans Bett gefesselt ist. Mit einer Medikamentenpumpe, die am Körper getragen wird, kann auf Knopfdruck jedes Mal, wenn ein Schmerzanfall auftritt, die richtige Dosis des Schmerzmittels über einen Venenkatheter abgegeben werden.

Man kann die schmerzleitenden Nerven auch blockieren oder durchtrennen. Bei sorgfältig ausgewählten Tumorschmerzarten können Blockaden von Nerven beziehungsweise Nervengeflechten eine wirksame Schmerzlinderung bis hin zur Schmerzfreiheit bieten. Da diese Verfahren aufwendig sind und zu erheblichen Komplikationen führen können, sollten sie nur an Tumorzentren mit angeschlossener Schmerzambulanz durchgeführt werden.

> Ein neues Verfahren der Schmerzbekämpfung wurde an der Universität Witten-Herdecke entwickelt: Um Schmerzen, die durch einen Tumor verursacht werden, lokal zu bekämpfen, werden einige Milliliter reinen Alkohols in die unmittelbare Nähe des Tumors oder auch in das Tumorgewebe injiziert.

Bei dieser Methode muss keine Operation durchgeführt werden, vielmehr wird der Tumor mit langen Nadeln erreicht, deren richtige Position am Monitor kontrolliert wird. In einigen Fällen wurde beobachtet, dass nicht nur die Schmerzen aufhörten, sondern dass auch der Tumor nicht mehr wuchs. Meistens sind die Patienten nach dieser Behandlung schmerzfrei. Es kann jedoch auch vorkommen, dass die Schmerzen nur reduziert werden oder nach einiger Zeit wieder auftreten.

Info

- Universität Witten-Herdecke, Institut für Mikrotherapie, Bochum, Tel. 0180/5 05 04 38, Faxabruf: 09 00/1 15 07 41 80
- http://microtherapy.de

Jahresrückblick einer Krebskranken

Im Jahre 2 nach der Krebserkrankung
Jeden der 365 Tage bewusst gelebt:
Was für ein reiches Jahr!
Das reichste meiner 55 Jahre.
Mich selbst entdeckt
Und akzeptiert, was ich entdeckte:
Wie frei macht mich das!
Frei von Meinungen der Familie und Freunde.
Frei, nichts von anderen zu erwarten.
Was mir freiwillig entgegengebracht wird,
macht mich glücklich und dankbar.
Nichts ist mehr selbstverständlich.
Ich lächle innerlich und bin so glücklich über meine neue Freiheit.
Es hat sich gelohnt!
Sich auf den Weg zu sich selbst zu machen.
Der Krebs war der Preis dafür.
Ist das zu teuer?

(Mitglied einer Selbsthilfegruppe in Limburg)

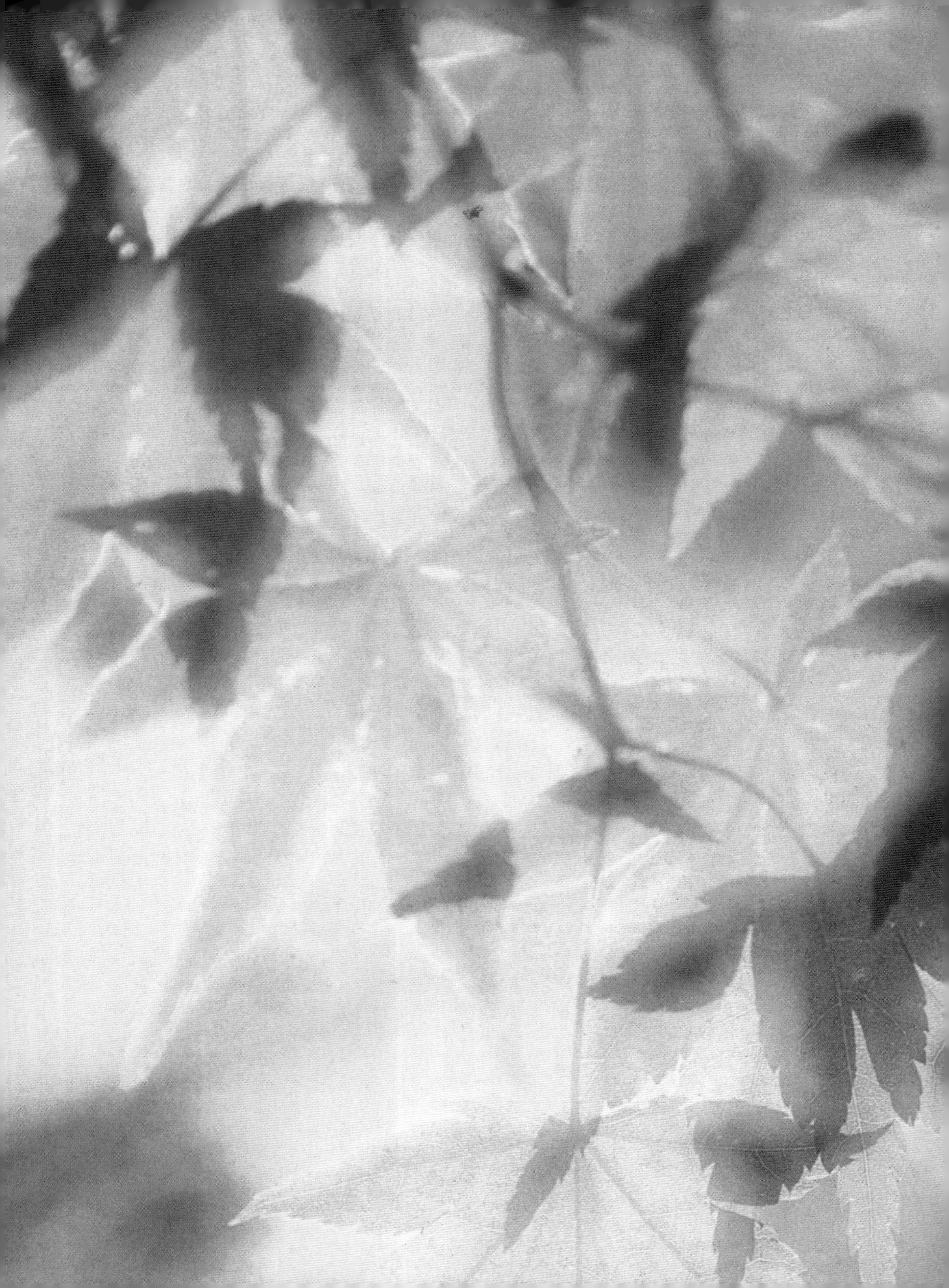

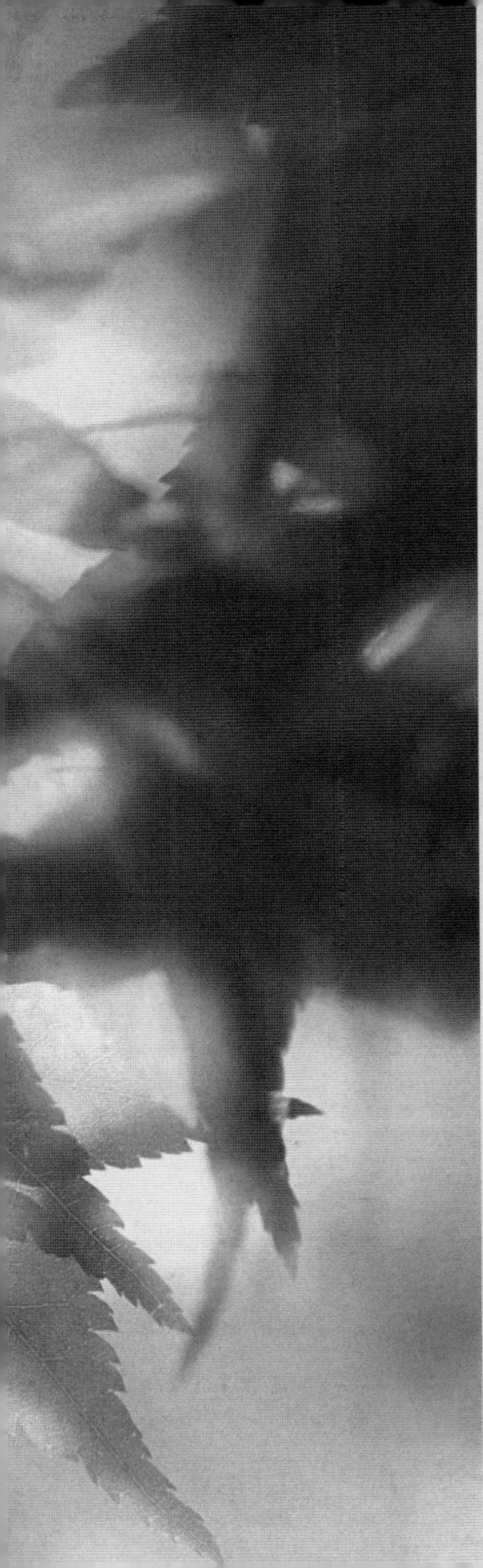

Biologisch-ganzheitliche und komplementäre, alternative Verfahren

Nicht erst nach Abschluss der konventionellen Therapie, sondern schon zu Beginn kann eine Auswahl der auf den folgenden Seiten dargestellten Verfahren für Sie sinnvoll sein.

Zunehmend setzt sich die Erkenntnis durch, dass konventionelle Verfahren durch biologisch ganzheitliche Methoden in jedem Stadium einer Erkrankung ergänzt werden sollten.

Biologisch-ganzheitliche Verfahren können selten eine wirkliche Alternative zu den konventionellen Methoden darstellen. Sie entscheiden aber als mündiger Patient, welcher Weg für Sie sinnvoll ist.

Diagnostik

Immundiagnostik: Immunstatus – Lymphozytendifferenzierung – NK-Spezifitätstest – Mikronährstoffstatus

Der gesunde Organismus verfügt über ein komplexes Immunsystem, das ihn vor Keimen und Schadstoffen, die in den Körper eindringen, schützt. Ist dieses System gestört, wird ein Kranker trotz richtiger Therapie nicht gesund. Das Immunsystem ist außerdem in der Lage, kranke Zellen des eigenen Körpers zu erkennen und zu bekämpfen – das Immunsystem setzt sich also gegen Krebszellen zur Wehr.

Tumoren, aber auch aggressive Tumortherapien, hinterlassen deutliche Defekte im Immunsystem. Nach einer Strahlen- oder Chemotherapie sind die Lymphozyten häufig stark vermindert und sollten im darauf folgenden Vierteljahr wieder normalisiert werden.

Insbesondere nach einer Chemotherapie kann der Immundefekt lange Zeit bestehen. Daraus ergibt sich eine erhöhte Infektionsanfälligkeit. Das Immunsystem ist noch nicht in allen Einzelheiten erforscht, sicher ist nur, dass eine Vielzahl verschiedener Zellen zusammenarbeitet, und einige dieser Zellarten sind bekannt. Diese Zellen informieren sich gegenseitig durch Botenstoffe, so genannte Zytokine wie Interferon und Interleukin.

Durch Blutuntersuchungen im Labor, aber auch durch Funktionstests, bei denen Blutserum und Urin untersucht werden, kann sich der Arzt einen Eindruck über den Zustand des Immunsystems verschaffen.

Ein Immunstatus, der anhand venösen Blutes erstellt wird, ermöglicht eine Differenzierung der Immunzellen, um die verschiedene Untergruppen der weißen Blutkörperchen, insbesondere der Lymphozyten darzustellen. Allerdings sind die Ergebnisse nicht immer zuverlässig, da insbesondere bei Krebs viele der weißen Blutkörperchen im Tumor ihre Arbeit tun und darum im Blut nicht nachweisbar sind. Außerdem sagt die reine Anzahl der verschiedenen Zellen noch nichts über ihre Funktionstüchtigkeit und ihr funktionelles Wechselspiel im Organismus aus. Auch hier gibt es aber inzwischen Tests, die das komplexe Zusammenspiel von Immunfaktoren im Reagenzglas nachvollziehen.

Die Labormedizin kann den Zustand des Immunsystems nur ansatzweise prüfen, nur erfahrene Ärzte können die Testergebnisse angemessen interpretieren, und nur regelmäßige Kontrollen ermöglichen es, generelle Tendenzen zu erkennen.

Durch die Immundiagnostik wird man gegebenenfalls nicht nur schneller auf eine Krankheit aufmerksam, sondern auch der weitere Verlauf wird durch Dokumentation des Immunsystems deutlicher sichtbar. Ein einfacher Immunstatus kann heute von den meisten Labors durchgeführt werden.

Entscheidend ist, dass bei Entgleisungen des Immunsystems frühzeitig gegengesteuert werden kann. Immunmodulatorische Therapien werden bei vielen Tumorpatienten eingesetzt, um den Erfolg der Operation, Bestrahlung oder Chemotherapie zu verbessern oder um deren Verträglichkeit zu erhöhen.

Eine Bestimmung von Mineralstoffen und Spurenelementen im Blut, ein so genannter Mikronährstoffstatus, kann dem Arzt weitere wichtige Hinweise für die Verordnung von Nahrungsergänzungsmitteln geben (→ S. 137 ff.).

Die individuellen Ansprechraten von Immunstimulanzien, wie Echinacea (→ S. 110), Mistelpäparaten (→ S. 105 ff.) oder Organotherapeutika (→ S. 86/87), kann man heute auch im Labor ermitteln (NK-Check®). Trotzdem sollte man vorsichtig sein in der Interpretation dieser Untersuchungen, da Reaktionen im Labor nicht unbedingt so ablaufen wie im Körper.

Da das Immunsystem auf die verschiedensten Einflüsse und Prozesse reagiert, ist es natürlich schwierig, auf Grund von Veränderungen im Immunsystem eine genaue Ursache zu definieren. Manchmal ist es hilfreich, zusätzlich zum Immunstatus auch einen Hormonstatus zu ermitteln.

Info

- zu Immunstatus, NK-Check®: Labor für molekulare Onkologie Dres. Tiller, München, Tel. 089/543080, http://www.labortiller.de
  Immunlabor Bach, Solingen, Tel. 0212/74575
- zu Mikronährstoffstatus: Labor Dr. Bayer, Stuttgart, Tel. 0711/164180

Regulationsthermographie

Bei der Regulationsthermographie wird die Temperatur der Körperoberfläche an genau bestimmten Punkten des Körpers erfasst. Dies geschieht durch eine Erstmessung und nach einer zehnminütigen Abkühlung durch eine Zweitmessung. Die Messungen erfolgen mit einem Kontaktthermometer, das auf die Haut aufgesetzt wird. Sie ist ungefährlich, unblutig und kann in der Praxis jedes ausgebildeten Therapeuten (Arzt, Zahnarzt, Heilpraktiker) durchgeführt werden. Durch die Wärmemessung und die darin eingeschlossene Abkühlungsphase wird der Körper zu einer aktiven Tätigkeit veranlasst. Ist der Körper durch hormonelle, nervliche oder Kreislauferkrankungen gestört, finden sich charakteristische Veränderungen im Wärmemuster. Diese Wärmemuster gehen den klinischen Erkrankungen voraus.

> Die Regulationsthermographie ist kein Krebstest, sie ist in der ergänzenden biologischen Medizin aber eine wertvolle Hilfe bei der Durchführung und Kontrolle der Behandlung.

Mit Hilfe der Regulationsthermographie kann der geschulte Therapeut Störungen in der Wärmeproduktion, Wärmeverteilung und vor allem der Regelungskapazität des Körpers erkennen, um daraus diagnostische Schlüsse zu ziehen. Bereits im Vorstadium von späteren Erkrankungen zeigt das Thermogramm in den entsprechenden Abschnitten der Körperoberfläche Veränderungen, obwohl klassische schulmedizinische Untersuchungen noch alles für in Ordnung befinden. Bestimmte Krebsarten, insbesondere Brustkrebs, führen zu charakteristischen Temperaturmustern, die sich frühzeitig durch diese Untersuchung erfassen lassen. Dies gilt auch für Vorstadien, bevor der Krebs mittels Mammographie entdeckt werden kann.

Die Regulationsthermographie kann in dreierlei Weise eingesetzt werden:

- im Vorfeld bei gewissen Krebserkrankungen zur Vorsorge;
- generell als eine Methode zur Erfassung der gesamten Regulationskapazität des Organismus;
- zur Einleitung und Durchführung von therapeutischen Maßnahmen und deren Kontrolle.

Info

- Deutsche Gesellschaft für Thermographie und Regulationsmedizin e. V., Spitalgasse 20, 71083 Herrenberg, Tel. 07032/6688
- http://www.thermomed.org

CEIA Biodynamisches Eiweißprofil

Beim CEIA-Flockungstest handelt es sich um eine Blutuntersuchung. Zum Unterschied zu klassischen Laboruntersuchungen – wie Messung der Höhe von Blutzucker, Cholesterin, Harnstoff und vielen anderen – werden nicht Einzelstoffe bestimmt, sondern eher die Qualität der Blutzusammensetzung. Früher war dieser Test unter dem Namen »Serumlabilitätsprobe« bekannt.

Bereits im Vorstadium einer Krebserkrankung kommt es häufig zu feinsten Störungen im Zusammenspiel zwischen den Abwehrsystemen im Blut, den Zellen, den Hormonen und dem Nervensystem. Diese Veränderungen spiegeln sich schon frühzeitig im CEIA-Flockungsprofil, obwohl die klassischen Laborwerte noch normale Werte anzeigen.

Das CEIA-Flockungsprofil ist kein Krebstest. Aber es gibt dem biologisch eingestellten Arzt zur Früherfassung von Störungen, vor Ausbruch der Erkrankung, für die Verlaufskontrolle und zur weiteren Beurteilung einer Behandlung eine entscheidende Hilfestellung.

Das CEIA Biodynamische Eiweißprofil kann beispielsweise anzeigen:

- eine Störung der Leber, obwohl die üblichen Leberwerte normal sind;
- eine Störung des Darmes, obwohl bei einer Spiegelung alles normal ist;
- eine Störung der Bauchspeicheldrüse, obwohl z. B. der Blutzucker und ein Ultraschallbild normale Befunde ergeben.

Das CEIA Biodynamische Eiweißprofil (CEIA-Flockungsprofil) gibt dem Arzt Hinweise auf Veränderungen, wie sie im Verlauf einer Krebserkrankung auftreten. Schon Monate vor Ausbruch der Krankheit können diese Hinweise mit Hilfe einer einfachen Blutentnahme erfasst und dann zielgerichtet durch schulmedizinische Untersuchungen ergänzt werden, um den Befund abzusichern und eine entsprechende Behandlung einzuleiten.

Info

- Deutsche Gesellschaft für Biologische Medizin und Informatik, Rheinstr. 7, 76337 Waldbronn, Tel. 07243/66022
- http://www.hsauer.de

Bioelektronische Diagnoseverfahren – Elektroakupunkturdiagnostik

Die Reaktion des Organismus auf elektrischen Strom wird bei etlichen modernen Naturheilmethoden als Gradmesser dafür genommen, welche Störungen und Krankheiten vorliegen. Insbesondere bei versteckten Krankheitsursachen wie Erdstrahlen, unterschwelliger Giftbelastung, Darmfloraschäden und unbekannten Entzündungsherden können solche Methoden weiterhelfen. Auch zur Früherkennung von Krankheiten sind diese Methoden geeignet. Als ältestes Verfahren ist die Elektroakupunktur nach Reinhard Voll (EAV) sehr verbreitet. Aus ihr haben sich das Vegatest-Verfahren, die bioelektronische Funktionsdiagnostik (BFD), das Prognos-System, das Mora-Verfahren, das Performance 2000 und viele andere entwickelt. Stets wird dabei die Reaktion der Akupunkturpunkte auf niedrige Ströme als Gradmesser benutzt.

Die Messung bei den bioelektronischen Messmethoden selber ist kein objektives Verfahren, das von Messrobotern genauso durchgeführt werden könnte, sondern benötigt die Sensibilität und Erfahrung des untersuchenden Therapeuten, um zu brauchbaren und aussagefähigen Ergebnissen zu kommen.

Wissenschaftlich sind diese Methoden wegen ihrer Abhängigkeit von der Sensibilität des Therapeuten nicht anerkannt und werden aus diesem Grund von den Krankenkassen auch nicht erstattet. Für den erfahrenen Therapeuten stellen die bioelektronischen Diagnoseverfahren jedoch eine unschätzbare Hilfe dar, um tiefer liegende Krankheitsursachen zu erkennen.

Eine Sonderform ist das Impuls- und Segmentelektrogramm, bei dem Wechselstrom in bestimmte Körperabschnitte geleitet wird. Aus dem Verhalten der Ströme ist erkennbar, wo sich die Schwachstellen des Organismus befinden.

In einem weiteren Sinn kann auch die Kirlian-Fotografie zu den bioelektronischen Diagnoseverfahren gerechnet werden. Die Abstrahlung der Hände und Füße auf ein hohes elektrisches Feld wird fotografisch festgehalten und zeigt, welche Akupunkturmeridiane und zugehörigen Körpergebiete gestört sind. Entgegen einer weit verbreiteten Ansicht wird dabei nicht die Aura gemessen, sondern das Verhalten des Gewebes auf hohe Spannungen. Bestimmten Gebieten der Finger sind bestimmte Körperareale und Körperfunktionen zugeordnet, auf deren Störung dann rückgeschlossen wird.

Größten Wert haben die genannten Verfahren im Medikamententest, bei dem das Verhalten des Organismus insbesondere auf Homöopathika getestet wird. Der Therapeut testet nacheinander Medikamente so lange, bis der Organismus eine ausgeglichene Testreaktion zeigt. Die so ausgetesteten Medikamente haben erfahrungsgemäß eine besonders gute Heilwirkung.

Mit speziellen Testampullen können auch Hinweise auf Insektizide, Amalgam und andere Gifte als Krankheitsursachen erkannt werden.

Alle bioelektronischen Diagnostikverfahren haben einen begrenzten, teilweise subjektiven Aussagewert. Als Patient ebenso wie als Therapeut muss man sich dieser Begrenzung bewusst sein, um keine falschen Erwartungen zu hegen und Irrtümern zu erliegen. Es handelt sich um diagnostische Hilfsmittel mit Hinweischarakter, nicht um Wundermethoden.

Schulmedizinische Untersuchungen sind ebenso wichtig und notwendig wie Kontrolluntersuchungen durch weitere biologische Verfahren; dafür bieten sich die Regulationsthermographie (→ S. 78), die Reflexdiagnostik und andere Verfahren an. Trotz ihres begrenzten Aussagewertes haben bioelektronische Diagnosemethoden in der Praxis des naturheilkundlich ausgerichteten Arztes ihre Berechtigung und sind wichtig, um versteckte Krankheitsursachen aufzuspüren. Dadurch kann eine möglichst optimale Therapie gefunden und die feinstofflichen Körperenergien harmonisiert werden, sodass die Therapie die bestmöglichen Heilimpulse gibt.

Info

- Internationale Medizinische Gesellschaft für Elektroakupunktur nach Voll e. V., Am Promenadenplatz 1, 75520 Freudenstadt, Tel. 07441/924850, http://www.eav.org, http://www.mikro-medica.de
- Banis, Reimar (1998) Psychosomatische Energetik. Comed

Dunkelfeldmikroskopie

Die Blutuntersuchung im Dunkelfeld nach Enderlein gibt einen Einblick in das innere Stoffwechselgeschehen des Menschen. Er entdeckte die Tatsache, dass beispielsweise zu viel tierisches Eiweiß eine Entstehung von Krebs begünstigen kann. Dem geübten Diagnostiker gibt die Dunkelfeldmikroskopie Hinweise auf die Fließfähigkeit des Blutes, das Ausmaß des Verschlackungszustands, die Funktionsfähigkeit der weißen Blutkörperchen, den Zellstoffwechsel und Eiweißbelastungen.

Die Dunkelfeldmikroskopie ersetzt keineswegs das Blutbild, das der Hausarzt erstellt. Dort wird gezählt, wie viele rote und weiße Blutkörperchen und andere Zellen im Blut enthalten sind. Bei der Blutuntersuchung im Dunkelfeld wird die Funktionsfähigkeit des Blutes untersucht. Die beiden Untersuchungen ergänzen sich.

Für die Untersuchung wird ein Tropfen Blut entnommen und sofort ohne weitere Präparierung unter dem Mikroskop im Dunkelfeld betrachtet. Die Betrachtung wird in den darauf folgenden Stunden und Tagen wiederholt.

Meist wird die Untersuchung mit Nüchternblut vorgenommen. Es ist aber auch interessant, die Tätigkeit des Blutes nach einer Nahrungsaufnahme zu betrachten, um zu sehen, wie gut das Blut arbeitet. Für viele Patienten ist es eine neue und interessante Erfahrung, ihr eigenes Blut auf dem Videomonitor bei der Arbeit zu beobachten und zu sehen, wie sich die eigenen weißen Blutkörperchen durchs Blut bewegen. Patienten bekommen so zum ersten Mal einen Eindruck davon, wie es aussieht, wenn das Immunsystem gut arbeitet. Gesundheitsrisiken können mit dieser Methode erkannt werden; bereits vorhandene Belastungen können diagnostiziert und in ihrem Verlauf beobachtet werden.

Neben der Blutuntersuchung im Dunkelfeld entwickelte Enderlein eine darauf abgestimmte Therapie, die Isopathie. Sie beinhaltet ein Sortiment von mehreren Präparaten, die je nach Art der gesundheitlichen Störung gezielt eingesetzt werden, um den Organismus in eine gute Eigenregulation zu führen. Je weniger der Stoffwechsel belastet ist, umso besser kann der innere Arzt helfen.

Info

- Institut für Angewandte Pleomorphismologie und Endocytobiologie – IAPE, Kreuzstr. 79, 73730 Esslingen, Tel. 07 11/3 18 06 66, http://www.iape.de

Haaranalyse

Mineralstoffe und Spurenelemente spielen eine wichtige Rolle für das Stoffwechselgeschehen. Die Haaranalyse ist eine relativ neue Methode, den Mineralienhaushalt des Körpers mit modernster Computertechnik zu analysieren. Auch eine Belastung mit Umweltgiften (→ S. 158/159) kann so besser erkannt werden, da beispielsweise Schwermetalle dazu neigen, im Haar dauerhaft gespeichert zu werden. Der Mineralstoffhaushalt des Körpers spiegelt sich im Aufbau der Haare wider, denn in ihnen wird täglich eine winzige Menge an Mineralstoffen gespeichert. Das Ergebnis einer Haaranalyse beschreibt einen Durchschnittswert der letzten 3 Monate.

Eine korrekte Probenentnahme ist entscheidend für die Qualität und Aussagekraft einer Haaranalyse. Es werden ungefähr 200 Milligramm Haare, was einer daumenbreiten, dünnen Haarsträhne entspricht, benötigt. Chemische Haarbehandlungen wie Bleichen, Färben, Tönen oder Dauerwellen führen zu einer Verfälschung der Analyseergebnisse.

Bei der Haaranalyse können im Hinblick auf die Krebserkrankung keine Aussagen gemacht werden, sehr wohl können aber durch das Erkennen von Umweltbelastungen und Ungleichgewichten im Mineralstoffhaushalt Empfehlungen für eine Verbesserung des allgemeinen Stoffwechsels gegeben werden.

Während sich im Blut vor allem die aktuell aufgenommenen oder transportierten Elemente zeigen, dienen Untersuchungen des Urins vor allem dem Erfassen von aus dem Körper zu viel oder zu wenig ausgeschiedenen Stoffen. Eine Analyse der Haare liefert im Gegensatz zu diesen Körperflüssigkeiten eher Langzeitwerte und kann als unterstützendes diagnostisches Mittel Hinweise für die weitere Diagnostik und Therapie geben.

Info

- Institut für Elementdiagnostik, Kerpen-Türnich, Tel. 0 22 37/9 73 35-30, http://www.elementdiagnostik.de

Immunregulation

Tumorimpfung: Aktivspezifische Immuntherapie (ASI) – Impfung mit dendritischen Zellen

In der Krebstherapie wird die Hoffnung zunehmend auf neue Erkenntnisse im Hinblick auf das Immunsystem gesetzt. Spontanheilungen, die immer wieder auftreten, sind nur dadurch zu erklären, dass aus unerfindlichen Gründen das Immunsystem den Körper aus eigener Kraft vom Krebs befreit hat. Eine spezifische Möglichkeit zur Stimulierung des Immunsystems ist die **Tumorimpfung.** Mit ihr kann man bei einigen Tumorarten einerseits den Schutz vor Rückfällen oder Tochtergeschwülsten erhöhen, andererseits auch bei fortgeschrittenen Krankheitsbildern die Heilungschancen verbessern. Die Impfung wird mit körpereigenen Zellen durchgeführt, die dem Tumor zuvor entnommen und inaktiviert wurden. Das bedeutet, der Impfstoff muss für jeden Patienten individuell aus den eigenen Tumorzellen hergestellt werden. Der Impfstoff sollte bereits bei dem operativen Eingriff entnommen und unmittelbar anschließend aufbereitet werden, sodass der Patient sich im Vorfeld einer Operation mit dem Chirurgen über dieses Verfahren absprechen muss. Während der operativen Entfernung des Tumors – es werden ungefähr 4 bis 5 Gramm Tumormasse benötigt – werden Zellen entnommen, in ein Labor zur Aufbereitung gesandt und später in spritzfertigen Ampullen bereitgestellt. Die Aufbereitung garantiert, dass die Zellen inaktiviert werden und keinen neuen Tumor auslösen können. Das Verfahren ist sehr teuer und wird nur in Einzelfällen auf Antrag von den Krankenkassen erstattet. Eine Impfung ist vor allem im Anschluss an eine Operation sinnvoll. Beim ersten Mal wird eine höhere Dosis gespritzt, dann folgen Auffrischimpfungen in zwei- bis vierwöchigen Abständen. Die Behandlung dauert ein halbes Jahr bis 2 Jahre. Bei Krebszellen handelt es sich trotz ihrer Bösartigkeit um körpereigene Gebilde, was bedeutet, dass sie vom Immunsystem nicht als schädigend erkannt werden.

Durch die Tumorimpfung werden die im Labor inaktivierten Krebszellen den Abwehrzellen als feindlich vorgeführt, sodass sie und auch alle anderen Tumorzellen als nicht zum Körper gehörig erkannt und anschließend vernichtet werden können.

Das Immunsystem wird mittels der Impfung besser in die Lage versetzt, Krebszellen als feindlich zu erkennen. Ein geschwächtes Abwehrsystem kann dann aber immer noch nicht optimal reagieren; es muss zunächst gestärkt werden. Deshalb sollte eine Tumorimpfung auch durch unspezifische Mittel zur Stärkung der Abwehrkräfte unterstützt werden – dies kann eine Misteltherapie (→ S. 105 ff.) sein – oder einfach durch Gabe von Enzymen, Vitaminen (→ S. 137 ff.) oder durch Zytokine (→ S. 62) erfolgen.

Das Hauptanwendungsgebiet der **Aktiv-Spezifischen Immuntherapie** (ASI) ist die Vorbeugung gegen Metastasen. Studien haben gezeigt, dass die Metastasenbildung um ungefähr die Hälfte verringert werden kann. Aber auch bei fortgeschrittenen Krankheitsbildern, wenn sich bereits Metastasen gebildet hatten, konnte noch eine Besserung des Krankheitsverlaufes und in Einzelfällen eine Rückbildung erreicht werden. Nierenkrebs oder Melanome reagieren beispielsweise besonders gut auf Immuntherapien, bei anderen Krebsarten sind die Erfolge nicht ganz so günstig. Die Ergebnisse sind auch umso besser, je weniger das Immunsystem vorher durch die Zellgifte einer Chemotherapie geschädigt wurde.

Für die Aufbereitung des Impfserums haben die Hersteller unterschiedliche Verfahren entwickelt. Einige Hersteller setzen dem Impfserum ein für Menschen unschädliches Virus zu. Es soll die Krebszellen im Körper deutlicher markieren. Andere kombinieren den Impfstoff mit Zytokinen (→ S. 62).

In Anbetracht des teuren Verfahrens muss eine Kostenübernahme auch bei der privaten Krankenkasse unbedingt vor Beginn der Behandlung geklärt werden und hat leider nur eingeschränkte Erfolgsaussichten.

Anstatt nur mit inaktivierten Tumorzellen kann auch mit **dendritischen Zellen** geimpft werden. Sie werden dem Blut des Patienten entnommen, durch Zytokine aktiviert und im Labor vermehrt. Dann werden sie mit den Erkennungsmerkmalen der Tumorzellen gewissermaßen beladen. Nachdem sie dem Patienten zurückgespritzt wurden, tragen sie diese Antigene des Tumors herum und zeigen sie den Killerzellen. Das Prinzip ist dem der ASI recht ähnlich. Die Methode ist auch anwendbar, wenn eine Operation nicht möglich ist. Allerdings ist auch hier die Kostenerstattung sehr fraglich. Es gibt bereits erfolgreiche Ergebnisse. Bei Patienten mit Metastasen konnte eine Rückbildung dieser Krebsherde beobachtet werden.

Info

- Institut für Tumorimmunologie, 37115 Duderstadt, Tel. 055 27/50 89, http://www.immuntherapie.org

Organotherapie: Thymuspräparate – Organextrakte – Peptide

Die Thymusdrüse spielt eine Schlüsselrolle im Immunsystem, sie ist das Trainingszentrum der zellulären Abwehr. Spezielle Hormone, die Thymuspeptide, sorgen hier dafür, dass aus Stammzellen des Knochenmarks durch Entwicklung, Reifung und Stimulierung Thymuslymphozyten werden. Wenn zu wenig Thymuspeptide vorhanden sind, sinkt die Zahl der T-Lymphozyten.

Bereits im ersten Drittel des 20. Jahrhunderts war über die Thymusdrüse Folgendes bekannt:

- Bei fehlender Thymusdrüse kommt es vermehrt zu Infektionen.
- Umgekehrt verringert eine funktionierende Thymusdrüse die Infektionsanfälligkeit.
- Die verringerte Infektionsanfälligkeit besteht auch bei Gabe von zerkleinerten Thymusbestandteilen.

Diese Erkenntnisse nutzte man in der Thymustherapie, deren Entwicklung mit Entdeckung des Penizillins abgebrochen war, bis in der zweiten Hälfte des 20. Jahrhunderts klar wurde, dass das komplizierte menschliche Immunsystem ganz wesentlich von den T-Lymphozyten abhängt.

Heute ist bekannt, dass geeignete Zubereitungen von Kalbsthymusdrüsen die Anzahl der Abwehrzellen im Blut erhöht und ihre Funktionstüchtigkeit steigert. Die Zahl der T-Lymphozyten ist bei Tumorpatienten oft niedrig. Bei einer Untersuchung mit über 10 Mitteln zur Abwehrstärkung stellte sich heraus, dass vor allem mit Thymuspräparaten die Zahl der T-Lymphozyten erhöht werden kann; andere Mittel verbessern bloß die Aktivität vorhandener Lymphozyten.

Bald machte man erste Studien, in denen Thymuswirkstoffe, das so genannte Thymosin, mit Chemotherapeutika zusammen eingesetzt wurden, um deren bekanntermaßen immunschädigende Wirkung zu verringern. Die Behandlungsergebnisse waren in fast allen Fällen besser als bei alleiniger Chemotherapie. Die Lebensqualität besserte sich auffallend. Mit einer Thymustherapie soll der Gefahr der Bildung von Metastasen vorgebeugt werden. Inwieweit sie den Tumor selbst beeinflusst, ist noch nicht geklärt. Der Extrakt aus der Thymusdrüse, der alle Wirkstoffe enthält, wird im Allgemeinen in den Muskel oder unter die Haut gespritzt und ist nur für Therapeuten erhältlich. In Apotheken erhältliche Ampullen enthalten oft nur einzelne Thymusbestandteile. Thymusdragees sind nicht so intensiv wirksam wie die Spritzen, aber in ihrer Wirkung oft ausreichend.

Fester Bestandteil einer komplementären Krebstherapie sind seit langem Präparate mit xenogenen Peptiden oder Organlysaten. Sie basieren auf Milzpeptiden (Polyerga®), auf Milz- und Leberextrakten (z. B. Factor AF2®) oder Lysaten aus Thymus, Leber, Placenta (z. B. Neytumorin®).

Xenogene Peptide werden insbesondere während einer Chemo-/Strahlentherapie eingesetzt, um das Knochenmark zu schützen und die Lebensqualität deutlich zu verbessern. Diese Verbesserung kann sich lebensverlängernd auswirken. Metastasen treten seltener oder erst sehr viel später auf als bei Menschen, die keine Peptide oder Thymuswirkstoffe erhalten und mit einer reduzierten Zahl von T-Lymphozyten zurechtkommen müssen.

Die Nebenwirkungen, die eine Strahlen- und vor allem eine Chemotherapie auf das Immunsystem haben, lassen sich durch eine Thymus- oder Peptidtherapie deutlich verringern. Thymuspeptide sollten nicht während, sondern nach einer Chemotherapie gegeben werden.

Die Pausen zwischen den Zytostatikagaben, die in über zwei Dritteln der Fälle verlängert werden müssen, weil zu wenig Leukozyten im Blut nachweisbar sind, können meist eingehalten werden, wenn rechtzeitig Thymusextrakt verabreicht wird.

Daneben wird der Patient weniger anfällig gegen Pilzerkrankungen und Infektionen. Der Einsatz von Antibiotika kann reduziert werden. Während einer Thymus-Peptid-Therapie nehmen die Bildung und Wirkung von Interleukin zu, dessen Anwesenheit als Botenstoff zur Aktivierung der vorhandenen Lymphozyten wichtig ist.

Es gibt außerdem Hinweise darauf, dass vermehrt Endorphine gebildet werden, die das Schmerzempfinden reduzieren und das Wohlbefinden steigern. Thymuspeptide können also auch Angst und Depressionen beeinflussen und bewirken, dass Stress besser ertragen wird. Es gibt eine große Zahl von Studien, die die Bedeutung der Thymuspeptide aufzeigen, die konventionelle Medizin akzeptiert diese jedoch nicht. Wie in vielen anderen Bereichen ist auch hier der Forschungsbedarf groß.

Info

- http://www.biokrebs.de

Hyperthermie – Überwärmungsverfahren

Die Behandlung von Krankheiten durch Überwärmung des Körpers ist seit der Antike bekannt. Vor mehr als 100 Jahren gab es erste Versuche, Tumoren auf diese Weise am Wachstum zu hindern. Zunehmend wird die Hyperthermie nicht nur in privaten Kliniken, sondern auch in Tumorzentren eingesetzt. Sie kann aktiv oder passiv erfolgen, im einen Fall regt man den Körper an, selbst Wärme zu erzeugen, im anderen erwärmt man den Körper durch Einwirkung von außen. In der Regel versteht man unter Hyperthermie die passive Form der Anwendung, in der die Wärme dem Körper von außen zugeführt wird. Man kann die Hitze nur auf der Hautoberfläche anwenden, was bei Hauttumoren sinnvoll ist. Man kann einzelne Organe oder Hohlräume (→ S. 91) gezielt behandeln oder auch den ganzen Körper erwärmen (→ S. 90).

Schwitzen war im 19. Jahrhundert ein häufig angewendetes häusliches Heilmittel. Infektionskrankheiten versuchte man mit sehr heißen Bädern zu heilen. Tatsächlich wird durch die Überwärmung das Immunsystem angeregt. Am Ende des 19. Jahrhunderts versuchte man auch, künstlich Fieber zu erzeugen. Die Methoden der Wärmeanwendung gerieten etwas in Vergessenheit, bis sie im letzten Drittel des 20. Jahrhunderts klinisch überprüft wurden. Zur selben Zeit wurden auch neue Techniken entwickelt.

> Die künstliche Erwärmung des Körpers wirkt nicht nur auf die Immunabwehr, sondern direkt auf Krebszellen. Diese haben einen veränderten Stoffwechsel, der sie temperaturempfindlich macht. Krebszellen werden durch Hitze eher geschädigt als normale Körperzellen. Heute gehört die Hyperthermie zu den wenigen Verfahren, die sowohl in der Biologischen als auch von der so genannten Schulmedizin angewandt werden.

Bei den verschiedenen Formen der Hyperthermie wird das Tumorgewebe auf bis zu 42 Grad erwärmt, bei Temperaturen über 43 Grad sterben die Krebszellen ab. Wiederholt man diese Prozedur mehrfach oder lässt sie längere Zeit andauern, bilden die Zellen so genannte Hitzeschockproteine oder Stressproteine. Sie sind ein weiterer Schlüssel in der biologischen Anwendung der Hyperthermie: Krebs entsteht unter anderem, weil das Immunsystem die Krebszellen nicht erkennt und daher nicht gegen sie vorgeht. Die Hitzebehandlung hilft dem Immunsystem auf die Sprünge: Zellen, die diese Eiweiße bilden, können vom Immunsystem als geschädigte Zellen erkannt und unschädlich gemacht werden.

Die Wirkung der Erwärmungstherapie beruht ferner darauf, dass die Blutgefäße in Tumorgewebe anders reagieren als in normalem Gewebe. In normalem Gewebe weiten sich die Blutgefäße bei Wärme, sodass die überschüssige Wärme vermehrt abgeleitet wird und die Gewebetemperatur gleich bleibt. Nicht so im Tumorgewebe: Die Blutgefäße im Tumorgewebe können sich nicht ausweiten; sie sind relativ starr und können darum auch Hitze nicht schnell ableiten. Wenn die Temperatur des Tumorgewebes steigt, weil die Hitze nicht abgeleitet werden kann, bilden sich kleine Thromben, die die Versorgung des Tumors versperren. Das Tumorgewebe beginnt zu zerfallen.

In der konventionellen Medizin wird die Hyperthermie ausschließlich in Verbindung mit Chemo- oder Strahlentherapie angewandt. Die Behandlung wird an einzelnen Zentren an Kliniken und nur im Rahmen von Studien durchgeführt. Das Forschungsinteresse ist groß, da Zytostatika oder auch Strahlen in Verbindung mit Hyperthermie niedriger dosiert werden können und besser wirken. Hier nutzt man vor allem die indirekte Wirkung der Hitze: Durch die Erwärmung weiten sich die Blutgefäße. Der Tumor wird besser durchblutet, dadurch erreichen Zytostatika die Tumorzellen besser. Auf diese Weise kann die Konzentration der Chemotherapie auch in großen, schlecht durchbluteten Tumoren erhöht werden. Resistenzen werden herabgesetzt. Die erhöhte Durchblutung verbessert außerdem die Sauerstoffversorgung im Tumor. Dies verstärkt – genauso wie die Hitzeschädigung der Zellen selbst – die Wirkung einer Strahlentherapie.

Die meisten Verfahren nutzen elektromagnetische Wellen oder Ultraschall. Mit beiden können die Therapeuten die Erwärmung gut steuern. Ultraschall hat den Nachteil, dass er die Knochen nur schlecht durchdringt, d. h., Tumoren, die wie im Becken von Knochen umgeben sind, können schlecht erreicht werden. Bei vielen Systemen werden unter örtlicher Betäubung oder Narkose Temperatursonden in den Tumor eingeführt, um die Erwärmung zu überwachen. Zurzeit sind die meisten Kassen nicht bereit, die Hyperthermie als eine ambulante Therapie zu vergüten. Bei der stationären Behandlung in Kliniken, die Versorgungsverträge mit den Kassen haben, sind die Kosten meist mit im Tagessatz enthalten.

Info

- http://www.biokrebs.de
- http://www.hyperthermie.org

Ganzkörperhyperthermie

Sinnvoll ist eine Ganzkörperhyperthermie vor allem bei Metastasen und Tumoren, die nicht operiert werden können, sowie bei häufig wiederkehrenden Tumorarten. Es gibt verschiedene Methoden der Ganzkörperhyperthermie. Am häufigsten werden Wärmeröhren mit erhöhter Luftfeuchtigkeit eingesetzt, wobei in der Regel Infrarotlicht verwendet wird. Eine ältere Methode verwendete Mikrowellen, wie sie aber jetzt nur noch in der lokalen Hyperthermie zum Einsatz kommen. Bei anderen Verfahren wird der Patient auf einer offenen Netzliege durch wassergefilterte Infrarotstrahler erwärmt.

Die Überwärmung steigert darüber hinaus die Empfindlichkeit der Krebszellen gegenüber Chemo- und Strahlentherapie, sodass die Wirkung dieser traditionell üblichen Therapien erhöht wird. Bei all diesen Therapieformen werden Körpertemperaturen von mehr als 41 °C erreicht und über einen Zeitraum von 45 bis 60 Minuten gehalten; hinzu kommen eine Anwärm- und Abkühlungsphase von 1 bis 2 Stunden.

Gefahr besteht bei der Ganzkörperhyperthermie außer für das Herz-Kreislauf-System auch für die Nieren, die durch Wasserentzug und Gifte schwere Schäden erleiden können. Da eine Überwärmungstherapie technisch aufwendig ist und der Patient überwacht werden muss, sollte sie nur in speziellen Kliniken durchgeführt werden.

Es gibt auch **moderate** Formen der Ganzkörperhyperthermie, wobei nicht mehr als 40 °C erreicht werden. Dafür wird diese Temperatur dann über 4 bis 6 Stunden gehalten. Dabei erfolgt die Überwärmung in einem ringsum mit Aluminiumfolien isolierten Wärmebett, die auch ambulant in Kliniken oder Praxen angewandt werden kann. Hierbei wird der Kreislauf weniger belastet, aber die Überwärmung verstärkt die Wirkung konventioneller Therapien ähnlich wie eine Ganzkörperhyperthermie bei Temperaturen um 41 °C oder mehr.

Info

- Infoblatt und Adressen Hyperthermie: GfBK Heidelberg, Tel. 0 62 21/13 80 20, http://www.biokrebs.de
- Heckel, Martin (1990) Ganzkörperhyperthermie und Fiebertherapie. Hippokrates
- http://www.dght.net – Deutsche Gesellschaft für Hyperthermie/Wilhelmshaven
- http://www.heckel-infrarot.de, http://www.hot-oncotherm.de/

Lokale Hyperthermie: Regionale Tiefen-Hyperthermie – Perfusions-Hyperthermie – Oberflächen-Hyperthermie – Prostata-Hyperthermie

Auch die örtlich begrenzte Überwärmung kann die Wirkung konventioneller Bestrahlungs- und Chemotherapie verstärken, ist insgesamt aber weniger belastend. Sie wird in vielen Fällen aber auch völlig unabhängig von einer Strahlen- oder Zytostatikabehandlung angewandt.

Regionale Tiefen-Hyperthermie (RHT). Bei örtlich begrenzten Tumorleiden bringt die regionale Tiefen-Hyperthermie (RHT) deutliche Vorteile. Der Patient wird weniger belastet, und am Tumor können leichter die wirksamen Temperaturen erreicht werden. Bei diesem Verfahren wird nur der Tumorbereich gezielt überwärmt. Es werden äußerlich Plattenelektroden angelegt, oder die Strahler sind in einem Ring angeordnet, in den der Patient hineingeschoben wird. Es sind im Tumor Temperaturen um 42 °C erreichbar.

Perfusions-Hyperthermie (IPHT). Für die Behandlung von Metastasen in Hohlräumen wie dem Bauchraum oder der Blase wurde die intraperitoneale Perfusions-Hyperthermie (IPHT) entwickelt. Der Unterleib wird mit einer 43 °C heißen Flüssigkeit durchspült, der Zytostatika beigegeben werden. Die Behandlung kann bei einem Tumorbefall im Bauchraum, z. B. nach Erkrankungen des Darms, der Bauchspeicheldrüse oder der Unterleibsorgane, bei Aszites (tumorösen Wasseransammlungen) oder bei Blasentumoren hilfreich sein.

Oberflächen-Hyperthermie (OHT). Eine Oberflächen-Hyperthermie mit Infrarotstrahlern ist bei Geschwülsten möglich, die in der Haut oder dicht darunter liegen, z. B. bei befallenen Lymphknoten, bei Hautmetastasen, Melanomen oder Rezidiven im Operationsbereich (Brustkrebs).

Prostata-Hyperthermie (PHT). Bei gutartigen und bösartigen Wucherungen der Vorsteherdrüse kann die gezielte Überwärmung der Prostata durchgeführt werden. Ein Katheter wird so in die Harnröhre eingeschoben, dass ein Hitzestrahler direkt in der Prostata zu liegen kommt. Da die erforderlichen Hitzegrade in den Randzonen der Drüse nicht immer erreichbar sind, eignet sich die PHT mehr als Begleittherapie zur Tumorverkleinerung.

Magnet-Flüssigkeits-Hyperthermie – Nanotechnologie

Nach 12 Jahre dauernder Forschungsarbeit an der Klinik für Strahlenheilkunde der Charité werden seit kurzem Krebspatienten mit einer tumorspezifischen Wärmetherapie in klinischen Studien behandelt. Das Verfahren, die so genannte Magnet-Flüssigkeits-Hyperthermie, wurde von der Arbeitsgruppe um den Biologen Dr. Andreas Jordan in Berlin entwickelt.

Bei dem neuen Verfahren werden Krebskranken mit einer langen dünnen Nadel eisenoxidhaltige Magnetteilchen in das erkrankte Gewebe gespritzt. Mit Hilfe eines magnetischen Wechselfeldes können danach diese Eisenteilchen und damit der Tumor millimetergenau erhitzt werden. Das gesunde Gewebe, das den Tumor umgibt und keine Eisenteilchen enthält, bleibt weitgehend unberührt von der Wärmeentwicklung. Erst mit dem Tod der Krebszellen wanderten die nur millionstel Millimeter kleinen Partikel Richtung Leber. Dort sind sie ungefährlich, da sie unproblematisch abgebaut werden können.

Diese neue Form der Behandlung kommt aus der sogenannten Nanotechnologie. Dazu werden magnetische Nanopartikel direkt in den Tumor gespritzt.

Während der Behandlungszyklen schädigt die Wärmeentwicklung die mit Eisenpartikeln beladenen Krebszellen und macht den Tumor auch empfindlicher für eine begleitende Strahlentherapie. Die Behandlung kann bei Temperaturen von mehr als 47 °C kleinere Tumoren mit weniger als 5 Zentimeter Durchmesser zerstören.

Die ersten Patienten werden jetzt im Rahmen zweier klinischer Studien behandelt. Bei der einen wird die Therapie bösartiger Tumoren des Gehirns (Glioblastomen und Gehirnmetastasen anderer Primärtumore) – kombiniert mit einer Strahlentherapie – erprobt. Hier arbeitet die Charité mit dem Bundeswehrkrankenhaus, Berlin, einem ihrer Lehrkrankenhäuser, eng zusammen.

Die zweite Studie widmet sich der Behandlung von Patienten mit bösartigen, lokal begrenzten Tumorresten und -rezidiven sowie Metastasen, die trotz Behandlung weiterwachsen.

Info

- Berlin, Charité – Klinik für Strahlenheilkunde, Prof. Dr. P. Wust, Tel. 030/45057202
- http://www.magforce.de

Fiebertherapie

Die Fiebertherapie gilt als aktive Form der Hyperthermie, weil der Körper mittels bakterieller oder anderer Substanzen dazu veranlasst wird, selbst Wärme – also Fieber – zu erzeugen. Bis zur Einführung von Zytostatika wurde die Fiebertherapie als einzige systemische Krebstherapie angesehen. Sie geriet in Vergessenheit, bis man in neuerer Zeit in einigen Studien feststellte, dass Personen, die häufiger an fieberhaften Infektionen litten, seltener an Krebs erkrankten. Allerdings kann man aus dieser Beobachtung nicht ableiten, dass ein Mehr an Erkältungen das Krebsrisiko senkt, denn möglicherweise hängen beide Phänomene von einem dritten Faktor ab und haben eine gemeinsame Ursache.

In verschiedenen Studien ist dokumentiert, dass sich ein Tumor nach künstlich herbeigeführter Infektion mit verschiedenen Bakterienstämmen zurückbildete. Dabei scheint der Erfolg bei jüngeren Patienten größer zu sein als bei älteren. Der Therapieerfolg hängt neben der individuellen Reaktionsbereitschaft des Körpers von der Tumorart ab. Die besten Erfolge gab es bisher bei Weichteilsarkomen, malignen Melanomen, Brust-, Eierstock- und Gebärmutterkrebs, bei Darm- und Nierenkrebs.

Als Nebenwirkungen der Fiebertherapie können Schüttelfrost, Schmerzen und Krämpfe auftreten. Fiebertherapie ist gefährlich bei bestehenden Herz-, Nieren- oder Leberleiden, bei Epilepsie und Hirntumoren, bei Schilddrüsenüberfunktion, Thrombosen und Unterernährung.

Seit Ende der 80er-Jahre werden vorwiegend in Japan Studien mit verschiedenen fiebererregenden Stoffen durchgeführt, die Mehrzahl bei Magenkrebs. Die bisher vorliegenden Ergebnisse erlauben keine zuverlässigen Aussagen über die langfristigen Auswirkungen dieser Therapie, da die Studien zum Teil methodisch nicht streng genug durchgeführt wurden. Die Hersteller der Fiebervakzine in Deutschland haben leider keine Nachzulassung ihrer Präparate beantragt und die entsprechenden notwendigen arzneimittelrechtlichen und klinischen Prüfungen nicht angestrebt. Daher wird die Fiebertherapie in Deutschland aufgrund von Restbeständen dieser Mittel nur an einigen biologischen Fachkliniken und Tageskliniken durchgeführt.

Info

- GfBK Heidelberg, Tel. 0 62 21/13 80 20, http://www.biokrebs.de

Sauerstofftherapien

Tumorwachstum und Behandlungserfolge hängen eng mit der Sauerstoffversorgung des Organismus zusammen. Je schlechter das Gewebe durchblutet ist und je weniger es mit Sauerstoff versorgt wird, umso saurer wird das Stoffwechselmilieu, was die Wachstumsbedingungen für Tumorzellen begünstigt. In saurem Milieu sind die körpereigenen Abwehrzellen nur noch beschränkt wirksam. Hinzu kommt, dass Krebszellen, anders als gesunde, zeitweise ohne Sauerstoff auskommen können und dann besonders leicht Metastasen bilden.

Konventionelle Behandlungsmethoden lassen sich in ihrer Wirkung durch eine zusätzliche Sauerstofftherapie verstärken. In den Universitätskliniken von Mainz und Freiburg wurde nachgewiesen, dass die Strahlentherapie umso wirksamer ist, je besser der Tumor durchblutet und mit Sauerstoff versorgt wird. Allerdings hat dies nichts mit dem Stoffwechselmilieu zu tun; vielmehr entstehen in den Tumorzellen durch den reichlich vorhandenen Sauerstoff vermehrt freie Radikale, die bekannt dafür sind, Zellen zu zerstören. Gesunde Zellen jedoch, die im Gegensatz zu Krebszellen für ihren normalen Stoffwechsel Sauerstoff brauchen, werden vor den Nebenwirkungen der konventionellen Behandlungsmethoden geschützt. An den gesunden Zellen fördert Sauerstoff vielmehr die Reparaturprozesse, schützt vor Schleimhautentzündungen und verhindert chronische Langzeitschäden.

> Nicht nur während, sondern vor allem auch nach einer konventionellen Therapie ist die zusätzliche Gabe von Sauerstoff zur Stärkung des Immunsystems sinnvoll. Dies gilt insbesondere, wenn die Abwehr- und Heilungskräfte durch lange Bettlägrigkeit und Stress geschwächt sind.

Sauerstofftherapien sind von den Kassen bisher nicht anerkannt, und die Kosten werden im Allgemeinen nicht übernommen. In einigen Kliniken werden die Patienten in einer Überdruckkammer bestrahlt; in Düsseldorf hat man mit Sauerstoffbeatmung während der Bestrahlung bessere Ergebnisse erzielt. In Freiburg verbesserte man die Ergebnisse durch das Hormon Erythropoetin (→ S. 65). Dieses Hormon ist für die vermehrte Bildung roter Blutkörperchen zuständig, sodass mehr Sauerstoff transportiert werden kann.

Info

- Schmiedel, Volker; Augustin, Matthias (2005) Handbuch Naturheilkunde. Haug

Sauerstoff-Mehrschritt-Therapie (SMT)

Die bekannteste Form der Sauerstofftherapie ist die von Manfred von Ardenne entwickelte Sauerstoff-Mehrschritt-Therapie (SMT).

Die drei Schritte dieser Therapie gliedern sich in:

- Einnahme eines Mischgetränks aus Vitaminen und Mineralstoffen, um den Körper sauerstoffaufnahmefähiger zu machen.
- Einatmen von stark mit Sauerstoff angereicherter Luft über eine Sonde oder Maske, wobei die Anwendung zwei Stunden dauern kann.
- Steigerung der Durchblutung durch körperliche Aktivität, Wärmebehandlung oder Medikamente, wodurch sich die Dauer der Anwendung auf eine halbe Stunde und weniger verkürzen lässt.

Die Behandlung wird nach 3 bis 4 Wochen für ein halbes Jahr ausgesetzt und kann mehrmals wiederholt werden. Die Therapie kann auch zu Hause durchgeführt werden und ist nicht auf Krebspatienten beschränkt.

Bei Krebserkrankungen wird die Sauerstoff-Mehrschritt-Therapie mit immunstimulierenden Mitteln kombiniert. Diese Immuntherapie kann auch nach Beendigung der Sauerstofftherapie weitergeführt werden.

Viele Erfahrungsberichte und Beobachtungen bestätigen die Wirksamkeit der Therapie, wenngleich wissenschaftliche Studien bisher kaum existieren.

Die SMT ist bei einer Vielzahl von Krankheiten sinnvoll, so auch nach Operationen bei Krebserkrankungen und zur Verringerung von Nebenwirkungen bei Strahlen- und Chemotherapie. Leidet der Patient an Atemwegserkrankungen, Allergien oder Epilepsie, darf keine SMT durchgeführt werden.

Info

- Ärztegesellschaft für Sauerstoff-Mehrschritt-Therapie, Harburger Ring 10, 21073 Hamburg. Tel. 040/77 10 00
- Ardenne, Manfred von (1990) Sauerstoff-Mehrschritt-Therapie. Thieme

HOT/Hämatogene Oxidationstherapie und UVB/UV-Bestrahlung des Blutes

Beide Formen der Sauerstofftherapie werden auch als Blutwäsche oder Eigenblutbehandlung bezeichnet. Sie sollen das Blut reinigen, die Zellatmung verbessern und belebend wirken. Die beiden Methoden sind in ihrer Anwendung recht ähnlich und sollen nur von speziell dafür ausgebildeten Ärzten durchgeführt werden. Das einer Vene des Patienten entnommene Blut wird mit UV-Licht bestrahlt, mit Sauerstoff angereichert und dann in die Vene zurückgeleitet.

> Die hämatogene Oxidationstherapie und die UV-Bestrahlung des Blutes ist als zusätzliche Behandlungsmöglichkeit bei Strahlen- und Chemotherapie weniger geeignet als die SMT, kann aber mit dieser kombiniert werden. Sie sollte eher nach Abschluss der aggressiven Therapien zur Anwendung kommen.

Die Methoden wirken sich günstig auf die Durchblutung und das Immunsystem aus und werden von vielen Ärzten in der Nachbehandlung von Krebspatienten eingesetzt, doch gibt es bisher wenig Studien, die Aufschluss über die Wirkmechanismen geben.

Ähnlich der Sauerstoff-Mehrschritt-Therapie (→ S. 95) sind die hämatogene Oxidationstherapie und die UV-Bestrahlung des Blutes bei einer Vielzahl von Erkrankungen sinnvoll einsetzbar, so auch in der Nachbehandlung von Krebs. Eine Behandlung sollte ein- bis zweimal wöchentlich über einen Zeitraum von ca. 6 Wochen durchgeführt werden. Je nach Schwere des Krankheitsbildes bzw. abhängig vom Allgemeinzustand kann die Behandlung nach einer Pause von 4 Wochen nochmals wiederholt werden.

Nicht angewendet werden soll sie, wenn Patienten akut an Infekten oder Fieber leiden, zu Blutungen neigen, bei Schilddrüsenerkrankungen oder ausgeprägter Lichtempfindlichkeit.

Info

- Ärztegesellschaft für photobiologische Blutbehandlung HOT/UVB e. V., Reichenhaller Straße 48, 81503 München, Tel. 089/69798930, Fax 089/6914446
- Schmiedel, Volker; Augustin, Matthias (2005) Handbuch Naturheilkunde. Haug
- http://www.eumatron.de

Ozontherapie

Die Ozontherapie kann als Eigenblutbehandlung oder äußerlich durchgeführt werden und lässt sich sinnvoll als biologische Zusatztherapie bei Krebserkrankungen einsetzen. Das einer Vene entnommene Blut wird mit einem Gemisch aus Sauerstoff und Ozon versetzt und bei geringen Mengen (bis zu 10 ml) entweder in einen großen Muskel gespritzt, oder bei größeren Mengen (60 bis 250 ml) in eine Vene geleitet.

Bei der äußerlichen Behandlung wird die Haut dem Gas Ozon ausgesetzt; örtlich kann man auch ozonisiertes Wasser oder Olivenöl anwenden. Die Ozontherapie ist nicht frei von Risiken und sollte nicht als Ersatz für notwendig erachtete therapeutische Maßnahmen gelten.

Die Einsatzmöglichkeiten der Ozontherapie sind weit gestreut. Hauptanwendungsbereiche sind Infektionen und Gefäßerkrankungen. Ozon setzt, wenn es mit Blut in Kontakt kommt, eine Reihe biochemischer Prozesse in Gang, wodurch die Lebensbedingungen für Krebszellen erheblich verschlechtert werden. Krebszellen sind besonders empfindlich gegen Sauerstoff und werden durch diesen an der Zellteilung gehindert. Man nutzt die immunaktivierende Wirkung des niedrig dosierten Ozons in der Krebstherapie. Die Ozontherapie regt außerdem eine vermehrte Bildung von Enzymen an, verbessert die Durchblutung und die Entgiftungsfunktion der Leber.

Ozon ist wie Fingerhut und Tollkirsche giftig, kann aber in der richtigen Dosierung und in der richtigen Anwendungsform wie Digitalis und Atropin heilsame Wirkung entfalten.

Über die Nebenwirkungen der Anwendung von Ozon ist man sich nicht einig. Zweifelsfrei steht fest, dass Ozon die Schleimhäute reizt und dass das Inhalieren von Ozon gesundheitsschädlich ist. Keinesfalls darf die Ozontherapie angewendet werden bei Schwangerschaft, nach frischem Herzinfarkt, Blutungsneigung, Schilddrüsenüberfunktion und bei Epilepsie und Krampfleiden.

Info

- Gesellschaft für Ozon- und Sauerstoffanwendungen in Medizin und Technik e. V. (G.O.S.), 76337 Waldbronn, Tel. 07243/66022
- Schmiedel, Volker; Augustin, Matthias (2005) Handbuch Naturheilkunde. Haug
- http://www.ozongesellschaft.de

Kolon-Hydrotherapie

Bei der Kolon-Hydrotherapie wird der Dickdarm, das Kolon, mit Wasser gespült. Durch ein einfaches, aber geschickt ausgeklügeltes System ist es möglich, den Dickdarm mehrfach mit Wasser zu füllen und zu entleeren. Dies geschieht völlig hygienisch durch ein Einwegsystem. Die Reinigungswirkung ist um ein Vielfaches intensiver als beim herkömmlichen Einlauf. Der Patient liegt während der ungefähr 45-minütigen Spülung bequem auf dem Rücken.

Als Folge der Freispülung des Dickdarms bekommen die umliegenden Zellen des Immunsystems eine Pause in der Auseinandersetzung mit den Darmbakterien. Diese zeitweise Entlastung der Abwehrzellen kann dazu beitragen, dass sie sich gegen die Krebszellen erfolgreicher durchsetzen. Das natürliche Gleichgewicht der Darmflora ist bei chronischen Erkrankungen in aller Regel gestört: Manche Bakterien sind über-, andere unterrepräsentiert (→ S. 134). Bei Störungen der Darmflora häufen sich giftige Stoffwechselprodukte im Darminneren leichter an. Sie durchbrechen irgendwann die Schleimhautbarriere und gelangen ins Blut. Der gesamte Stoffwechsel wird belastet und das Immunsystem geschwächt.

> Eine Kolon-Hydrotherapie trägt durch Reinigung des Dickdarms zur Entlastung des Immunsystems bei. Damit werden bei Krebspatienten Kapazitäten frei für die Hauptaufgabe des Immunsystems: die Beseitigung von Tumorzellen.

Infolge der Spülungen wird das natürliche Gleichgewicht der Darmbakterien verbessert, und der Körper bekommt die Gelegenheit, über die sauber gespülte Darmschleimhaut Schlackenstoffe auszuscheiden, die vorher im Bindegewebe abgelagert waren. Dort blockieren sie Regelkreise des Stoffwechsels und tragen zur Schwächung des Immunsystems bei.

In einer Serie sollten 10 Sitzungen, gleichmäßig über einen Zeitraum von 5 bis 10 Wochen verteilt, durchgeführt und möglicherweise nach einem halben Jahr wiederholt werden. Bei Dickdarmkrebs darf nicht gespült werden. Wurde der Darm operiert, sollte ein zeitlicher Abstand von einigen Wochen eingehalten werden.

Info

- Ullrich, Manfred A. (2002) Colon-Hydro-Therapie. Jopp
- http://www.bcht.de – (Bundesverband der Kolonhydrotherapeuten)

KLH – ein interessanter Meeresschneckenextrakt

KLH ist die Abkürzung für einen Blutfarbstoff einer bestimmten Meeresschnecke, der Schlüssellochnapfschnecke. Dieser Farbstoff ist Hauptbestandteil von Immucothel®, das bisher vor allem bei Blasenkrebs erfolgreich eingesetzt wurde. Der Farbstoff löst im menschlichen Organismus eine starke Immunreaktion aus. In der Regel wird das Mittel ergänzend zur konventionellen Krebstherapie verwendet. Damit soll verhindert werden, dass in den Zellen der Blasenschleimhaut erneute Wucherungen entstehen. Zunächst wird der Blasentumor auf eine schonende Weise operativ entfernt. Danach sollte möglichst bald mit der unterstützenden Therapie begonnen werden. Die Behandlung muss nicht im Krankenhaus durchgeführt werden, sondern kann durch den niedergelassenen Urologen erfolgen.

Zunächst muss geprüft werden, ob eine Überempfindlichkeit gegen das Mittel besteht, denn eine Überempfindlichkeit gegen körperfremde Eiweiße beeinträchtigt die Immunabwehr. Außerdem muss festgestellt werden, ob der Körper überhaupt auf das Mittel reagiert. Man spritzt dazu zunächst eine sehr geringe Menge unter die Haut. Bei der eigentlichen Therapie wird das Mittel in größerer Menge zunächst wöchentlich, später monatlich in die Blase eingebracht, um an Ort und Stelle eine Immunreaktion auszulösen.

Diese so genannte Instillationsprophylaxe mit dem biotechnologisch isolierten Meeresschneckenextrakt ist bei oberflächlichen Blasentumoren in der Zwischenzeit eine anerkannte Methode, um den Erfolg der operativen Tumorentfernung sicherzustellen.

Nebenwirkungen treten so gut wie nicht auf; es kann eventuell zu leichtem Fieber kommen, zu Schmerzen oder Druckgefühl in der Blase. Damit ist Immucothel® nebenwirkungsärmer als andere Mittel, die bisher verwendet wurden. In Untersuchungen wurde nachgewiesen, dass seine vorbeugende Wirkung gegen erneut auftretenden Blasenkrebs genauso zuverlässig ist wie die Wirkung der sonst üblichen eher aggressiven Medikamente der Chemotherapie.

Seit kurzem wird das KLH als Vacmune® auch im Rahmen von Tumorimpfungen (→ S. 84/85) als Trägersubstanz eingesetzt.

Info

- http://www.biosyn.de

Erdstrahlen

In der Naturheilkunde ist seit der Antike bekannt, dass es am Boden gute und schlechte Plätze gibt. Das Orakel von Delphi lag an einer Stelle, an der sich sehr viele Erdstrahlungen kreuzten. In der Neuzeit geht man diesem Phänomen in vielen wissenschaftlichen Arbeiten nach. Man weiß inzwischen, dass Ameisennester bevorzugt an Kreuzungspunkten von Erdstrahlen gebaut werden, dass Katzen am liebsten auf »Strahlung« liegen, dass Hunde und viele Obstbäume dagegen strahlungsfreie Plätze bevorzugen.

Werden Pflanzen versehentlich an Stellen angepflanzt, die ihren Bedürfnissen oder Vorlieben an Strahlung nicht entsprechen, bleiben sie minderwüchsig, wachsen schief, blühen kaum, und man stellt einen übermäßigen Schädlingsbefall fest.

Auch der Mensch als biologisches System reagiert auf Erdeinflüsse. Das Ausmaß der Reaktionen ist abhängig von der Veranlagung, der eigenen Empfindlichkeit, der Dauer des Einwirkens schädigender Strahlung und der Summe sonstiger Belastungsfaktoren. Das bedeutet, dass manche Menschen schon kleine Belastungen, wie den elektrischen Strom im Schlafzimmer, als Störung empfinden, während andere Menschen viele Jahre »auf Wasser« liegen können, ohne sich beeinträchtigt zu fühlen.

Wer an Krebs erkrankt ist, hat in jedem Fall ein maximal belastetes Regulationssystem und sollte keine zusätzlichen und vermeidbaren Belastungsfaktoren hinnehmen. Als Krebskranker kann und sollte man sich um diese Aspekte kümmern.

Denkbar ist, den Schlafplatz probehalber für wenigstens 6 Wochen dorthin zu verlegen, wo man sich in der Wohnung erfahrungsgemäß am wohlsten fühlt. Werden dadurch Schlafqualität und Tagesbefinden verbessert, sollte der neue Schlafplatz dauerhaft beibehalten werden, auch wenn diese Lösung dem optischen Eindruck nach weniger befriedigt.

Außerdem sollte der Schlafplatz stromfrei gemacht werden. Dies geschieht durch Einbau eines Netzfreischalters oder Umlegen der Sicherung für den betreffenden Raum bei Nacht. Dadurch wird nachts im Schlafraum kein elektrischer Strom mehr wirksam. Dies ist wichtig, weil Elektrobelastung oder sogenannter E-Smog auf die stromempfindlichen Organe des Körpers, wie Herz, Muskulatur und Gehirn wirkt und Fehlfunktionen auslösen kann.

Radiowecker und Metall im und ums Bett sollten vermieden werden – also kein Bettgestell aus Metall, keinen Metallrost unter der Matratze, keine Gardinenringe aus Messing.

Die Anstrengung und Mühe, sich einige Gedanken um den Schlafplatz zu machen, wird belohnt durch ein gesteigertes Wohlbefinden und dadurch, dass alle weiteren biologischen Therapien deutlich besser wirken.

Die Vermeidung unnötiger Schädigungsfaktoren erleichtert die Schritte in Richtung Heilung. Der Schlafplatz ist in aller Regel die Stelle, an der man sich am längsten aufhält, ohne die Position zu verlassen. Darum ist ihm besondere Aufmerksamkeit zu schenken.

Hierzu ist eventuell auch ein guter, seriöser Rutengänger vonnöten. Gute Rutengänger sind schwer zu finden, denn gerade auf diesem Gebiet gibt es zahlreiche Scharlatane, aber über persönliche Empfehlung oder Organisationen sollte sich doch einer finden lassen. Gute Rutengänger stellen keine überhöhten Rechnungen – ein Betrag von 120 bis 200 Euro ist bei entsprechendem Zeitaufwand angemessen. Seriöse Rutengänger empfehlen keinerlei teure Abschirmmethoden zur so genannten »Entstörung« des Bettplatzes, wie beispielsweise Abschirmmatten aus Metall, Abschirmdecken mit Stromanschluss oder Magneten. All diese Hilfsmittel sind erfahrungsgemäß völlig nutzlos und meistens überteuert!

Nur das Meiden der Störzone ermöglicht Heileffekte!

Unzählige Patienten mit chronischen Beschwerden haben schon von einer Bettplatzumstellung profitiert. Es ist den Versuch wert, auch wenn man die Erdstrahlen nicht sehen oder mit wissenschaftlichen Methoden messen kann.

Info

- Rutengänger: Forschungskreis für Geobiologie, Adlerweg 1, 69429 Waldbrunn, Tel. 06274/912100 oder 912102
- Banis, Ulrike (2004) Erdstrahlen und Co. Haug

Umstrittene Krebsmittel: Neue Medizin nach Dr. Hamer – Dr. Clark und ihre Parasiten – Galavit® – Ukrain®

Dr. Hamer, Internist und Kritiker der Schulmedizin, erregt die Gemüter mit seiner Behauptung, dass jedem Krebs ein seelischer Schock vorausgehe. So richtig dies in einigen Fällen sein mag, so wenig lässt sich diese Annahme verallgemeinern, und selbst unter Alternativmedizinern nimmt er damit eine sehr extreme Position ein. Eine nüchterne Prüfung seiner Behauptung ist nicht möglich, da Hamer sich die Schulmedizin durch Polemik zum Feind gemacht hat und jeder, der sich mit ihm befasst, mit Schwierigkeiten rechnen muss.

Man muss Dr. Hamer vorwerfen, nicht über die notwendige medizinische Sachkenntnis zu verfügen und durch seine Empfehlung des völligen Verzichts auf Schmerzmittel unnötiges Leiden für viele Krebskranke zu verursachen.

Krebskranke sollten sich daher nur sehr vorsichtig und kritisch mit seinen Thesen auseinander setzen. Seine Erklärungen des Krebsentstehungsprozesses laufen den schulmedizinischen Auffassungen völlig entgegen und würden bisherige Erkenntnisse und Gewissheiten umstoßen.

Dr. Clark in Nordamerika führt alle Tumorarten auf einen Darmparasiten zurück, der durch ein elektrisches Gerät ins Blut gelockt werden müsse, wo er durch eine Kräutermixtur abgetötet werde. Diesen Parasiten gibt es nur in Nordamerika, sodass Krebs in anderen Teilen der Welt nicht auftreten dürfte. Da dies nicht der Fall ist, müssten in anderen Ländern andere Parasiten für die Krebsentstehung verantwortlich sein. Im Hinblick auf andere Faktoren, die die Entstehung von Krebs begünstigen können, wie beispielsweise Schadstoffe in der häuslichen Umgebung und in der Ernährung, Schimmelpilze und problematische Metalllegierungen (→ S. 158/159) mag Dr. Clark zwar theoretisch richtig liegen, die Eliminierung dieser möglichen Belastungen wird von ihr aber in einer sehr dogmatischen Weise vertreten. Andere Aspekte im Versuch von Dr. Clark, den Entstehungsprozess von Krebs zu erklären, sind wissenschaftlich nach den heutigen Erkenntnissen kaum haltbar.

Das Gerät und der Kräuterextrakt sowie die gesamte Behandlungsmethode wurden überprüft. Das Gerät entspricht technisch ungefähr einer Taschenlampe und ist wohl ebenso wirkungslos wie die Kräutermischung.

Galavit® ist ein russischer Immunmodulator, der in der Raumfahrt entwickelt wurde, um Kosmonauten vor Erkrankungen des Immunsystems auf Grund hoher Strahlenbelastungen im Weltraum zu schützen. Es ist nur in Russland als Mittel bei verschiedensten akuten und chronischen Infektionen zugelassen, nicht aber als Antikrebsmittel!

Für die in Illustrierten verbreiteten Informationen, dass ein Wachstum von Tumoren gestoppt werden könne und die Lebenszeit durch die Anwendung dieses Mittels verlängert würde, ließen sich bislang keine Belege finden.

Eine Behandlung dauert knapp einen Monat, wobei anfangs täglich, ab der zweiten Woche nur noch alle zwei Tage eine Ampulle Galavit® in die Muskeln gespritzt wird. Die Kosten belaufen sich in Deutschland auf bis zu 10 000 Euro – ein Preis, der für eine fragwürdige Therapie dieser Art zu hoch erscheint. Das gilt umso mehr, als in Russland dieselbe Menge des Mittels nur ein paar hundert Euro kostet. Die derzeitige Anwendung in Deutschland gilt als rein profitorientiert, was umso mehr gilt, als keine gesicherten Aussagen über die Wirksamkeit des Mittels vorliegen. Daten zur Behandlung aus russischen Kliniken werden nicht veröffentlicht.

Ukrain® ist ein halbsynthetisches Präparat aus Bestandteilen des Schöllkrauts. Es soll Krebszellen dazu veranlassen, sich selbst zu zerstören. In Laborversuchen an Tumorzelllinien konnte ein fast durchgreifender Wachstumsstopp von Krebszellen erreicht werden. Außer einer Aufsehen erregenden Studie zwischen 1999 und 2001 bei Bauchspeicheldrüsenkrebs am Universitätsklinikum Ulm (Prof. Dr. Beger) gibt es kaum größere klinische Studien, in denen eindeutige Wirkungen belegt wurden. Die Behandlung läuft als Injektionsbehandlung über ungefähr 6 Monate und kostet monatlich ca. 800 bis 1000 Euro bei direktem Bezug vom Hersteller. Kleinere Studien wurden in osteuropäischen Staaten durchgeführt, wobei sich die Patienten nach eigenen Aussagen durch diese Behandlung wohler fühlten. Nebenwirkungen traten so gut wie keine auf. Inzwischen wird das Präparat auch in Kanada und anderen europäischen Ländern getestet. Inwieweit Ukrain® eine bessere Wirkung als bewährte abwehrstärkende Pflanzen hat, kann gegenwärtig nicht gesagt werden.

Info

- http://www.ralphmosss.com/ukrain.html

Galvanotherapie

Bei der Galvanotherapie werden Tumoren mit Gleichstrom behandelt, wobei je nach Tumorart eine Spannung von maximal 16 Volt verwendet wird. Diese Therapieform ist nicht völlig neu, denn sie wurde schon vereinzelt eingesetzt, als man die Voraussetzungen für Batteriestrom geschaffen hatte. Sie wird heute vor allem in China angewendet, aber es gibt auch einige Institute in Deutschland, die sie anbieten.

Die Therapie ist auch unter der Bezeichnung Elektro-Chemotherapie oder Bio-Elektrotherapie bekannt. Die Galvanotherapie wird in den Medien als recht erfolgversprechend präsentiert, was bei Krebskranken überhöhte Erwartungen weckt.

Im Tumor wird ein elektrisches Feld erzeugt, wobei es unter anderem zur Polarisationsumkehr zwischen dem Raum inner- und außerhalb der Zelle kommt. In begrenztem Maß entsteht auch Wärme. Das Tumorgewebe wird geschädigt und stirbt möglicherweise ab. Sinnvoll ist ihr Einsatz nur bei lokal begrenzten Tumoren von weniger als 5 Zentimeter. Außerdem muss der Tumor oberflächlich liegen und mit den stromführenden Nadeln gut erreichbar sein.

Die Therapieerfolge der Galvanotherapie sind bisher eher zweifelhaft. Am erfolgreichsten scheint die Galvanotherapie bei Hautkrebs zu sein, aber auch bei Brustkrebs wurden angeblich Erfolge erzielt. Die Behandlung mit der Galvanotherapie birgt das Risiko erheblicher Nebenwirkungen wie Schmerzen, Schädigungen des gesunden Gewebes oder auch Infektionen.

Die Galvanotherapie kann mit der Gabe von Zytostatika kombiniert werden. Diese werden lokal eingebracht, was den Organismus weniger schädigt als eine konventionelle Chemotherapie.

Auch die Kombination mit einer schwachen Bestrahlung ist möglich und kann gute Ergebnisse zeigen. Die Behandlung wird meist mit örtlicher Betäubung durchgeführt. Die Behandlungsdauer kann zwischen wenigen Minuten und 2 Stunden liegen.

Die Galvanotherapie kann als individueller Heilversuch bei örtlich begrenzten Tumoren vertreten werden, ist aber gegenwärtig nur sehr selten eine Alternative zur Operation oder Strahlentherapie. Da diese Therapieform nicht etabliert ist, werden die Kosten kaum von den Krankenkassen erstattet.

Abwehrstärkende Pflanzen

Mistel – Gesamtextrakt oder Lektine?

Deutlich ist im Winter die Mistel im Geäst der kahlen Bäume zu sehen. Seit Jahrtausenden wird ihr eine große Heilkraft zugeschrieben, insbesondere bei Bluthochdruck, Nervenschmerzen, Epilepsie und anderem.

Zu Beginn des 20. Jahrhunderts setzte Rudolf Steiner, der Begründer der Anthroposophie, die Mistel zum ersten Mal in der Krebstherapie ein. Die Wirkstoffe der immergrünen Pflanze zählen heute zu den meistdiskutierten und bestuntersuchten Phytotherapeutika. Unter den biologischen Therapiemethoden bei Krebs sind Mistelpräparate die meistverbreiteten.

Es gibt über 50 klinische Studien, die fast alle die Wirksamkeit der Mistelpräparate belegen; dennoch steht die Schulmedizin dieser Behandlungsmöglichkeit nicht nur kritisch, sondern zum Teil ablehnend gegenüber. Für Behauptungen wie, Mistelspritzen könnten Schaden anrichten und das Krebswachstum sogar anregen, wurden keine haltbaren wissenschaftlichen Studien veröffentlicht.

Bei vielen Krebskranken werden mit der Misteltherapie weniger Schmerz- und Beruhigungsmittel gebraucht und die Nebenwirkungen konventioneller Therapien gemildert.

Die Misteltherapie kann das Tumorwachstum nachgewiesenermaßen verlangsamen, indem sie

- das gesunde Gewebe stabilisiert,
- das Zusammenspiel der Botenstoffe im Immunsystem verbessert,
- die weißen Blutkörperchen stärkt,
- Allgemeinbefinden und Lebensqualität steigert.

Durch die Misteltherapie wird die Erbsubstanz in den Kernen der gesunden Zellen besser geschützt. In den Tumorzellen dagegen setzt die Misteltherapie eine Art Selbstmordprogramm, die so genannte Apoptose in Gang. In Einzelfällen wurde eine Tumorrückbildung beobachtet und dokumentiert.

Wirksam ist die Misteltherapie bei soliden Tumoren; bei Krebserkrankungen des blutbildenden oder des lymphatischen Systems wird von einigen Herstellern eher Zurückhaltung geäußert.

Als wichtigster Inhaltsstoff gelten in der naturwissenschaftlichen Forschung heute die Lektine, doch sollten die anderen Inhaltsstoffe und ihr Zusammenwirken nicht unterschätzt werden.

In der anthroposophischen Schule wird dem Wirtsbaum eine entscheidende Rolle zugeschrieben. Verwendet werden Gesamtextrakte aus frischem Mistelkraut. Es gibt

- Viscum album M vom Apfelbaum
- Viscum album Q von der Eiche
- Viscum album P von der Kiefer
- Viscum album A von der Tanne

Die aus diesen Pflanzen entwickelten Präparate sind in verschiedenen Stärken und Serien erhältlich. Hierbei spielen weniger die Inhaltsstoffe als der Prozess der Herstellung eine wesentliche Rolle. Dieser umfasst außer der Berücksichtigung der Baumart die Erntezeit und -technik, die Verwendung der Mistelteile und ihr Mischungsverhältnis, die Mischung von Sommer- und Winterextrakt, steriles Abfüllen und Kontrolle des Präparates auf seine biologische Aktivität. Dieser Herstellungsprozess ist bei den anthroposophischen Präparaten standardisiert. Man geht davon aus, dass bei stets der gleichen Herstellungsmethode stets das gleiche Präparat entsteht.

Neben den Präparaten der anthroposophischen Misteltherapie gibt es Mistelphytotherapeutika mit einem standardisierten Lektingehalt. Dabei wird ein pharmazeutisch immer gleiches auf den Inhaltsstoff Lektin standardisiertes Präparat hergestellt. Da man ungefähr 500 Misteleiweißstoffe kennt, jedoch nicht sicher weiß, welche Wirkung sie jeweils haben und wie ihr Zusammenspiel ist, bedeutet eine Beschränkung auf den Lektingehalt möglicherweise eine Wirkungseinschränkung.

Es mag aus Sicht der Schulmedizin wünschenswert sein, nur ein auf einen Wirkstoff genau bestimmtes und mit Sicherheit gleich bleibendes Präparat einzusetzen. Man kann jedoch nicht davon ausgehen, dass ein solches Produkt allein darum schon besser ist.

Die auf Mistellektin standardisierten Präparate sind zwar die mit den besten Informationen zur Produktqualität, sind allein darum aber nicht auch schon wirksamer als die prozessstandardisierten anthroposophischen Mistelpräparate, in denen die Vielzahl der Wirkstoffe enthalten ist.

Welche Präparate beim einzelnen Patienten zur Anwendung kommen, hängt entscheidend von der Erfahrung und dem jeweiligen Hintergrund des behandelnden Arztes ab.

Mistel – Anwendungsmethoden

Die Behandlung mit Mistelextrakten wird in Intervallen durchgeführt: Auf 2 bis 3 Monate Therapie folgt eine Pause von 4 bis 6 Wochen.

In der Regel wird das jeweils ausgewählte Präparat ein- bis dreimal pro Woche direkt unter die Haut gespritzt. Die Dosierung hängt von der Tumorgröße ab. Außerdem reagiert jeder Patient anders, und die Reaktionen lassen sich nur schwer vorhersehen. Eine individuelle Betreuung ist darum immer nötig. Es gibt keine auf alle Patienten optimal anwendbare Dosis. Vielmehr muss der Arzt den Patienten genau beobachten und ihm bei der Schilderung der Beschwerden genau zuhören, um die Therapie den individuellen Bedürfnissen des Patienten anzupassen.

Der Patient kann sich die Spritzen selbst unter die Haut z. B. in den Oberschenkel oder die Bauchdecke geben. Es ist unbedingt darauf zu achten, dass nie in bestrahlte oder entzündete Hautareale gespritzt wird. Außerdem sollte man nicht immer an dieselbe Stelle spritzen.

Andere Injektionsarten, beispielsweise in die Vene oder sehr selten auch direkt in den Tumor, dürfen nur von einem Arzt oder unter ärztlicher Aufsicht durchgeführt werden.

Bei Wasseransammlungen zwischen den beiden Brustfellblättern kann es sinnvoll sein, Mistelextrakt in den Spalt zwischen die Brustfellblätter zu spritzen. Auch in anderen Hohlräumen des Körpers, wie der Blase, kann Mistelextrakt lokal angewandt werden. Inoperable Tumoren der Speiseröhre konnten zum Teil zerstört werden, indem Mistelextrakt direkt in sie hineingespritzt wurde.

Vor Anwendung dieser Sonderformen ist allerdings immer zunächst eine Vorbereitung mit Spritzen unter die Haut notwendig, um mögliche allergische Reaktionen auszuschließen.

In der Regel wird man mit einer Misteltherapie nicht das Ziel der Heilung, sondern das der Linderung verfolgen. Mistelextrakt kann wesentlicher Bestandteil eines umfassenden Therapiekonzeptes sein, sollte aber stets individuell eingesetzt werden und keinem starren Therapieschema folgen.

Mit der Misteltherapie sollte man schon vor der Strahlen- oder Chemotherapie beginnen. Mit dem betreuenden Arzt ist abzuklären, ob die Misteltherapie während der Strahlen- oder Chemotherapie ausgesetzt werden muss.

Die Misteltherapie verringert Schäden am Blutbild und im Immunsystem, die durch die konventionellen Therapien hervorgerufen werden. Befürchtungen, sie könne die Wirkung beeinträchtigen, sind unbegründet. Allerdings schwächt sie die Nebenwirkungen ab; die Chemotherapie wird durch eine Misteltherapie besser verträglich.

Zwar ist die Wirksamkeit einer Misteltherapie schwer messbar; es ist jedoch offensichtlich, dass Beschwerden und Schmerzen zurückgehen, der Appetit zunimmt und der Patient sich wohler fühlt. Naturwissenschaftlich erklärlich ist dies durch eine höhere Konzentration an Endorphinen, den so genannten Glückshormonen, im Blut. Und diese Konzentration kann gemessen werden.

Eine Lebenszeitverlängerung durch die Misteltherapie wurde in Einzelfällen nachgewiesen. Durch alle Studien, die zur Mistel durchgeführt wurden, zieht sich wie ein roter Faden die Feststellung, dass sie die Lebensqualität der Patienten hebt.

Ein Patient, der sich wohler fühlt, kann sich mit seiner Krankheit besser auseinander setzen und hat dann, durch den Einsatz weiterer Strategien, auch die Möglichkeit, sein Leben zu verlängern.

Wie jede Therapie kann auch die Misteltherapie Nebenwirkungen haben. Diese sind aber im Wesentlichen Ausdruck des erwünschten immunstimulierenden Effekts. Möglich sind Rötungen an der Einstichstelle, die bis zu einem Durchmesser von 3 bis 5 Zentimeter unbedenklich sind. Sind die gereizten Stellen größer, sollte die Dosis reduziert oder das Präparat gewechselt werden.

Gelegentlich tritt leichtes Fieber auf. Wenn das längerfristig der Fall ist, sollte das Präparat eventuell abgesetzt werden.

Allergische Reaktionen werden so gut wie nicht beobachtet, können aber prinzipiell vorkommen, sodass vor Anwendung von Mistelpräparaten eine Vortestung erfolgen sollte.

Die Mistel zählt zu den wenigen naturheilkundlichen Therapeutika, die auch nach der für Krebskranke sehr nachteiligen Gesundheitsreform 2004 weiterhin von den Krankenkassen erstattungsfähig sind.

Eine Misteltherapie ist unangebracht, wenn akute, hochfieberhafte Entzündungen bestehen. Außerdem sollte nicht gleichzeitig mit Mistelpräparaten und Interleukinen behandelt werden. Die Misteltherapie in der unterstützenden Krebsbehandlung lässt noch einigen Raum für Forschung offen, und weitere sehr positive Ergebnisse sind zu erwarten.

Zur Verunsicherung der Betroffenen trägt bei, dass häufig unrichtige und unsachliche Informationen über die Misteltherapie in den Medien verbreitet werden. Die klinischen Studien zur Mistelbehandlung bieten, wie auch die Experimente im Labor und Tierexperimente keinerlei Hinweise auf eine Förderung des Tumorwachstums oder der Metastasierung. Im Gegenteil: die Mistel hat im Labor ein höheres Krebszellzerstörungspotenzial als manch ein zytostatisches Medikament.

Info

- Bopp, Annette (1999) Die Mistel – Heilpflanze in der Krebstherapie. Rowohlt
- Mistelinfoblatt und Herstelleradressen: GfBK Heidelberg, Tel. 0 62 21/13 80 20, http://www.biokrebs.de

Echinacea

Echinacea ist unter verschiedenen Namen bekannt, wie Purpursonnenhut oder Roter Sonnenhut. Die Pflanze, von der alle oberirdischen Teile medizinisch verwendet werden, stammt aus Nordamerika, wird inzwischen aber in vielen Teilen der Welt angebaut. Die Indianer verwendeten sie sowohl zur äußerlichen Anwendung bei Wunden als auch zur innerlichen Anwendung bei Krämpfen, Infektionskrankheiten, Fieber und als Gegengift bei Schlangenbissen. Da sich die Wirkstoffe der Pflanze bei Trocknung vermindern, ist der Tee weniger wirksam. Vielmehr müssen Echinaceapräparate aus möglichst frischen Pflanzen hergestellt werden.

Die Einnahme von Echinaceapräparaten ist eine bewährte Methode zur Aktivierung des Immunsystems, denn sie steigern die Zahl der weißen Blutkörperchen und aktivieren die Leistung verschiedener Abwehrzellen. Die Pflanze enthält eine Reihe unterschiedlicher Stoffe, deren Wirksamkeit in den letzten Jahren vermehrt in Laborversuchen untersucht wurde.

Bei der regelmäßigen Einnahme von Echinacin müssen Pausen eingelegt werden, um eine Überstimulation des Immunsystems zu vermeiden. Bei Erkrankungen des blutbildenden Systems sollte kein Echinacin eingenommen werden.

Eine sinnvolle vorbeugende Anwendung sieht bei Erwachsenen etwa so aus, dass man viertel- oder halbjährlich Echinacea über einen Zeitraum von 4 bis 6 Wochen einnimmt. In der Krebstherapie kann man die immunstimulierende Wirkung und die Tatsache nutzen, dass Nebenwirkungen konventioneller Therapien gemindert werden.

Unverträglichkeit kann wie bei allen pflanzlichen Medikamenten auch bei Echinacea vorkommen. Grundsätzlich sind unerwünschte Wirkungen von Echinacea kaum bekannt. Auswirkungen auf das Knochenmark oder eine Förderung der Zellteilungsprozesse als mögliche Nebenwirkungen bei einer langfristigen Einnahme von Echinacea werden von Kritikern der Heilpflanze als mögliches Risiko in Betracht gezogen.

Info

- Schmiedel, Volker; Augustin, Matthias (2005) Handbuch Naturheilkunde. Haug

Ginseng und Taigawurzel

Seit einigen tausend Jahren gilt Ginseng in der traditionellen chinesischen Medizin als bewährtes Heilmittel. Die heilkräftige Wurzel ist in der Natur nur noch selten zu finden und wird darum gezielt angebaut. Ideale Wachstumsbedingungen findet die Pflanze in Nordostasien.

Ginseng gehört zur Familie der Efeugewächse und enthält über 20 biologisch wirksame Substanzen aus der Gruppe der so genannten Saponine. Sie gelten als wichtige Abwehrstoffe gegen Infektionen, denn sie aktivieren das Immunsystem, kräftigen und entgiften den Körper. Die Wurzel hilft bei allgemeiner Körperschwäche und nach langer Krankheit, bei Angstzuständen und Schlaflosigkeit.

Ginseng reguliert den Blutdruck, verbessert die Sauerstoffversorgung und vieles andere. Die Wurzel fördert auch die Blutbildung im Knochenmark, sodass sie als Ergänzung zur Chemotherapie wertvoll sein kann. Man unterscheidet weißen und roten Ginseng, wobei der rote der gehaltvollere ist. Ginsengpräparate sollten einen Gehalt an Ginsenosiden von mindestens 8 % haben.

Weil Ginseng in großem Stil künstlich angebaut wird, kann die Wurzel allerdings neben den gewünschten Wirkstoffen auch viele Rückstände von Insektiziden und Pflanzenschutzgiften enthalten, wie es leider häufig bei Produkten aus dem asiatischen Raum vorkommt.

Als Alternative bietet sich die Taigawurzel an, von der es große Wildbestände in Sibirien gibt. Auch in Nordchina und Korea ist die Pflanze zu finden, der weder große Hitze noch Frost, Trockenheit oder Feuchtigkeit etwas anhaben können. Dank wissenschaftlicher Untersuchungen der Wurzel stellte man fest, dass die Ginsengwirkstoffe in natürlicher Weise noch zahlreicher vorhanden waren als im Ginseng selbst. Sie erhöht die Spannkraft, ohne zu erregen oder den Schlaf zu stören. Es gibt sie als Tee oder Tinktur zu kaufen. Gegenüber den in Europa erhältlichen Ginsengpräparaten haben Taigawurzelpräparate eine größere Wirksamkeit und bessere Reinheit. Da sie nebenwirkungsfrei ist, ist eine Selbstbehandlung möglich – dies gilt für die Taiga- wie für die Ginsengwurzel.

Info

- Pahlow, Mannfried (2000) Das große Buch der Heilpflanzen. Bechtermünz
- http://www.heilpflanze.ch

Mariendistel

Die Mariendistel gehört zu den großen europäischen Heilpflanzen, die bereits seit der Antike bekannt sind. In den vergangenen Jahrzehnten hat sich zunehmend gezeigt, dass die Mariendistel in Kombination mit Chemotherapeutika oder Zytostatika bei Tumor- oder Tuberkulosetherapie den häufig damit verbundenen Leberschädigungen entgegenwirken und Begleiterscheinungen der Chemotherapie wie beispielsweise Übelkeit reduzieren kann.

Das leberwirksame Prinzip der Mariendistel besteht aus dem Wirkstoffkomplex Silymarin. Dieser Wirkstoffkomplex in der Mariendistel ist leberstärkend, -entgiftend und -schützend sowie gallenfluss- und zirkulationsfördernd. Er kann sogar neue Leberzellen bilden, was wenige Heilpflanzen vermögen, daher kann er auch bei Leberschäden, die durch Alkohol oder Lösungsmittel verursacht wurden, helfen. Damit ist die Mariendistel die bedeutendste Leberpflanze für Leberschutz, Leberregeneration und Normalisierung der Gallenfunktion.

Die Mariendistel kann folgende Wirkungen haben: Leberwerte verbessern oder normalisieren sich, die klinische Symptomatik geht zurück, und die Patienten fühlen sich subjektiv wohler. Symptome wie Appetitstörungen, Blähungsneigung und Obstipation bessern sich.

Leiden Patienten unter Leberzirrhose, kann mit Mariendistelextrakten die Überlebenschance verbessert werden. Der Leberbezug der Pflanze steht in enger Beziehung zu ihrer Wirkung der Abgrenzung auf der seelischen Ebene. In der Leber finden ständig Entscheidungsprozesse statt hinsichtlich für den Organismus brauchbarer oder nicht brauchbarer Stoffe. Das Brauchbare wird in den Blutkreislauf entlassen, das Unbrauchbare nierengängig gemacht bzw. über Galle und Darm ausgeschieden.

Ähnlich steigert die Mariendistel auf der seelischen Ebene die Fähigkeit zur Unterscheidung, was zur persönlichen Eigenart passt und was nicht. Das zur Wahrung der Individualität Unpassende kann dann leichter von der Seele fern gehalten werden, was im Sinne einer ganzheitlichen Stabilisierung die beste Prophylaxe für somatische und psychische Erkrankungen darstellt.

Info

- Pahlow, Mannfried (2000) Das große Buch der Heilpflanzen. Bechtermünz

Gerstengras

Gerstengras ist reich an vielen sekundären Pflanzenstoffen. Das Chlorophyll der Blätter ist eine dem menschlichen Hämoglobin sehr ähnliche Verbindung und ist zuständig für die Erzeugung und den Transport von Sauerstoff in den Zellen. Grünes Gerstengraspulver enthält ungefähr zehnmal mehr Kalzium als Milch, was den Knochen zugute kommt. Es übertrifft einige für ihren speziellen Nährstoffgehalt bekannte Lebensmittel um ein Vielfaches. Die Gräser sind frei von Alkaloiden, giftähnlichen natürlichen Pflanzenbestandteilen und besonders bekömmlich.

Fast immer erfolgt die Anwendung von Gerstengras aufgrund alter Erfahrungen, die mit frisch gepresstem Gerstengras gemacht wurden. Das Gerstengras sollte zum Zeitpunkt des höchsten Nähr- und Wirkstoffgehalts auf unbelasteten Wiesen geerntet und sofort weiterverarbeitet werden. Alternativ bietet sich die eigene Aufzucht von Gerstengras an.

Gerstengraspulver ist eine ideale Quelle für eine ausreichende, komplexe Nährstoffversorgung. Ein Teelöffel täglich reicht aus, um den Körper zu versorgen.

Das Kultivieren von Weizengras oder Gerstengras sollte am besten im eigenen Garten erfolgen. Wer keinen Garten hat, kann sich auch mit Fensterkästen oder kleinen Pflanzschalen auf dem Fensterbrett behelfen. Hochwertiges Saatgut aus biologischem Anbau verspricht eine besonders wertvolle Ernte.

Einen Abend vor dem Säen sollten die Körner im Wasser quellen, dadurch keimen sie schneller. Die Körner werden dicht an dicht auf die Erde gelegt und mit einer Folie bespannt. Erst am vierten Tag sollten die Keime dem Sonnenlicht ausgesetzt werden. Mit viel Licht und etwas Wasser wachsen die Pflanzen in 7 bis 10 Tagen ca. 10 Zentimeter hoch. Das ist auch schon der richtige Erntezeitpunkt, denn die junge Pflanze enthält jetzt noch die Kraftvorräte aus dem Weizenkorn, hat aber andererseits auch schon durch eigenes Chlorophyll wichtige Vitalstoffe mit Hilfe des Sonnenlichts aufgebaut. Erst nach zwei Wochen sinkt der Nährstoffgehalt im Gras deutlich ab und ist dann nicht mehr gehaltvoller als jeder andere Halm.

Info

- Info: Atlantis-pharm, NL-5246 XL Hintham, http://www.atlantis-pharm.com
- Simonsohn, Barbara (o. J.) Gerstengrassaft. Windpferd TB 2005

Chinesische Phytotherapie

In der traditionellen chinesischen Medizin steht der Patient im Mittelpunkt des Geschehens, nicht die Erkrankung, für die es oft nicht einmal einen Namen gibt. Es geht um die subjektive Befindlichkeit des Patienten, nicht um einen objektiven Krankheitsbefund.

Neben Qigong (→ S. 174), Akupunktur und Ernährung kommen pflanzliche Rezepturen zum Einsatz. Die Therapie mit pflanzlichen Wirkstoffen macht den größten Teil der Behandlung aus und ist in ihrer Art nicht nur fast einmalig, sondern vor allem über einen äußerst langen Zeitraum empirisch erprobt. Über 2000 Jahre sind Behandlungen und Behandlungserfolge dokumentiert.

Die traditionelle Medizin ist in China Teil der Schulmedizin, in deren Rahmen viele Studien zum Problemkomplex Kräuter und Krebstherapie durchgeführt werden. Die chinesische Phytotherapie greift nachweislich ins Krebsgeschehen ein, doch sind Studien, die diese Wirkung untersuchen und beschreiben, meist in Chinesisch verfasst mit kurzen englischen Zusammenfassungen, sodass die wertvollen Ergebnisse nur langsam und mühsam in die westliche Medizin übernommen werden.

In der chinesischen traditionellen Medizin werden Funktions- und Befindlichkeitsstörungen analysiert und individuell therapiert – gefragt wird, wie es dem Patienten geht. Man kann darum den Zustand des Patienten sehr genau beschreiben und durch die Behandlung verbessern; es fehlen aber Wörter, die eine Krankheit bezeichnen. Krebs als Diagnose existiert nicht, und er wird auch nicht behandelt. Die Behandlungen richten sich vielmehr auf den Patienten; man tut alles, damit es ihm wieder gut geht. Interessant sind weniger Qualität und Größe des Tumors als Schmerzen, Schlaf- und Konzentrationsstörungen oder körperliche Funktionsstörungen des Patienten und ihre Beseitigung.

Die Phytotherapie wird oft mit Akupunktur verbunden und sollte von speziell dafür ausgebildeten Ärzten durchgeführt werden.

Info

- Societas medicinae siniensis, München, Tel. 089/335674

PC-SPES®/Prostasol

PC-SPES® ist ein Produkt aus 7 chinesischen Heilpflanzen und einer nordamerikanischen zur Behandlung von Prostatakrebs. Es soll das Immunsystem stimulieren und soll durch östrogenartige Effekte im Sinne einer Hormonblockade wirken. Das Präparat wird bei Prostatakrebs in akuten Krankheitsphasen in hoher Dosierung eingenommen, die später reduziert wird.

Die Therapie mit diesem Heilkräuterextrakt sollte wegen einiger Nebenwirkungen hormoneller Art und möglicher Förderung der Thromboseneigung unbedingt ärztlich überwacht werden.

Sogar in fortgeschrittenen Stadien kann der Kräuterextrakt zu einer überraschenden Verbesserung der Befindlichkeit führen und einen Rückgang von Tumorprozessen bewirken. Das Präparat war wegen angeblicher Verunreinigungen einige Zeit verboten und ist in Europa in etwas veränderter Zusammensetzung seit Ende 2003 wieder auf dem Markt. Das neue Mittel ist ähnlich der Mixtur des Originalpräparates, jedoch ohne jegliche synthetische Beimischung, die möglicherweise vom Ursprungshersteller in den USA für einige Zeit enthalten war. Der holländische Hersteller hat auch ein zweites ähnliches Präparat mit der Bezeichnung Prostasol® auf den Markt gebracht, welches einen noch größeren Anteil an Phytoöstrogenen enthält und daher intensiver als das neue PC-SPES® wirkt. Die Mittel wurden von angesehenen Labors in der Schweiz auf Verunreinigungen getestet, wobei keines der Mittel die Grenzen für Schwermetallbelastung und Pestizide überschritten hat.

Prostatakrebs wird häufig im Anfangsstadium mit einer Antihormontherapie behandelt. Die Behandlung mit PC-SPES® oder Prostasol® kann alternativ zur klassischen Antihormontherapie, aber auch in Kombination mit dieser erfolgen. Die Behandlung mit dem Präparat kann einen operativen Eingriff oder eine Strahlentherapie nicht ersetzen. Die Kosten von PC-SPES® liegen monatlich bei mindestens 300 €. Das Mittel enthält zwar kein Östrogen, entfaltet aber ausgesprochene östrogenartige Wirkungen, sodass Nebenwirkungen in Form von Brustwarzenempfindlichkeit, eingeschränkter Geschlechtstrieb, Wadenkrämpfe und eine erhöhte Thromboseneigung auftreten können.

Info

- Infoblatt Prostatakrebs, GfBK, Tel. 0 62 21/13 80 20, http://www.biokrebs.de
- http://www.med-pro.org

Aufmunternde Pflanzen

Für die seit dem Altertum bekannte Heilpflanze **Johanniskraut** gibt es Studien, in denen nachgewiesen wird, dass Patienten mit leichten Depressionen ebenso gut mit Johanniskrautpräparaten behandelt werden können wie mit chemischen Antidepressiva. Johanniskraut hat jedoch weniger Nebenwirkungen und ist besser verträglich als die chemisch hergestellten Mittel. Allerdings kann eine ständige Einnahme von Johanniskraut die Wirksamkeit anderer Medikamente beeinflussen; dies gilt beispielsweise für Herzmedikamente und Mittel, die die Blutgerinnung herabsetzen.

Johanniskrautöl kann äußerlich zur Behandlung von Hautverletzungen angewandt werden, oder es kann eingenommen werden gegen depressive Verstimmungen, nervöse Unruhe und Angstzustände, die gerade bei Krebskranken häufig auftreten. Eine deutliche stimmungsaufhellende Wirkung setzt erst nach mehreren Wochen ein.

Man nimmt täglich ungefähr 750 bis 900 Milligramm Extrakt in Tabletten- oder Kapselform ein; als Tee zubereitet, sollte man morgens und abends 1 bis 2 Tassen trinken, wobei jeweils zwei Teelöffel Johanniskraut mit kochendem Wasser (ca. 150 Milliliter) überbrüht werden.

Neben Johanniskraut und in Kombination damit können **Kava-Kava-Präparate** aus dem Rauschpfeffer hilfreich sein. Die Pflanze ist auf den Südseeinseln heimisch. Die Wirkstoffe setzen die Muskelspannung herab, wirken entkrampfend und angstlösend. Eine deutliche Wirkung setzt ungefähr nach einer ein- bis zweiwöchigen Behandlung ein. In Deutschland und der Schweiz sind aufgrund eines fragwürdigen und nicht nachvollziehbaren Verbotes der Gesundheitsbehörden seit 2002 Kava-Kava-Zubereitungen nur noch in homöopathischer Potenzierung ab D6 zum Verkauf zugelassen. Über Internet sind jedoch Präparate beispielsweise aus den USA unproblematisch erhältlich. Neben qualitativ sehr guten Produkten befinden sich auch zweifelhafte Erzeugnisse auf dem Markt, die aus gesundheitlichen Gründen zu meiden sind. Während Produkte aus den USA wegen des dort erforderlichen Unbedenklichkeitsnachweises als sicher gelten, ist bei Angeboten aus Fernost und Südamerika große Vorsicht geboten.

Info

- http://www.heilpflanze.ch

Grüner Tee

In Asien wird viel grüner Tee getrunken, und anders als bei uns treten dort bestimmte Krebserkrankungen weit seltener auf. Man nimmt an, dass Polyphenole als wichtige Komponenten des grünen Tees gegen Krebserkrankungen wirksam sind.

Das Forschungsinteresse gilt besonders den Polyphenolen und unter diesen vor allem einem bestimmten Katechin im grünen Tee, das die Bildung von Nitrosaminen hemmt. Tierversuche zeigten, dass sich damit die Entstehung von Haut-, Lungen- und Speiseröhrenkrebs verhindern oder wenigstens verzögern ließ.

Das Katechin verändert den Krebs erzeugenden Stoffwechsel; es schützt den Körper vor freien Sauerstoffradikalen und vor lokalen Zellvermehrungen. Die antioxidative Wirkung dieses Katechins ist 200-mal stärker als die von Vitamin E und 500-mal stärker als die von Vitamin C.

Es ist der Gehalt an Katechinen, der den größten Unterschied zwischen grünem und schwarzem Tee ausmacht. Sie sind ungefähr 10-mal mehr im grünen Tee enthalten und werden durch Fermentierung in andere Arten von Polyphenolen verwandelt. Tee enthält außerdem Kalium und andere Mineralstoffe, verschiedene Kohlenhydrate, Aminosäuren und Proteine sowie Koffein.

Grüner Tee darf in beliebig großer Menge getrunken werden. Er wirkt belebend und steigert die Konzentrationsfähigkeit. Allerdings sind viele Teesorten mit Pestiziden belastet. Es gibt kaum einen unbelasteten Tee im Handel. Nur in Japan werden pestizidfreie Anbaumethoden angewandt.

Wie viel man schließlich von all diesen im Teeblatt enthaltenen Stoffen in der Tasse hat, hängt vor allem vom Alter der Blätter bei der Ernte, der Wassertemperatur und davon ab, wie lange man den Tee ziehen lässt. Bei der Zubereitung ist zu beachten, dass die Wassertemperatur nicht zu hoch sein sollte. Man rechnet einen Esslöffel Teeblätter pro Liter Wasser. Der Tee sollte ungefähr 1 bis 2 Minuten ziehen und durch ein Sieb in eine Servierkanne gegossen werden.

Info

- Oppliger, Peter (2004) Der Grüne Tee. Edition Fona

Lapacho-Tee

Ähnlich wie grüner Tee ist Lapacho-Tee in der Krebstherapie unterstützend einsetzbar. Es handelt sich um einen Baumrindenaufguss, der in der südamerikanischen Volksmedizin weit verbreitet ist. Eine Reihe von Wirkstoffen aus diesem Tee hat sich in Labortests als gut wirksam gegen Tumorzellen herausgestellt. In niedriger Dosierung stimulieren diese Wirkstoffe das Immunsystem.

Lapacho ist die in Europa übliche, aus Argentinien und Paraguay übernommene Bezeichnung für die Baumgattung, von der die Rinde gewonnen wird. Die Tabebuia-Bäume wachsen von Mexiko bis Nordargentinien, vor allem aber in Brasilien. Bei der indianischen Bevölkerung wird dieser Tee seit langem eingesetzt, um neben verschiedenen Erkältungskrankheiten, Entzündungen und Geschwüren auch Leukämie sowie Krebsarten des Verdauungstraktes und der Lunge zu behandeln.

Die Wirkung des Tees gegen Krebs liegt in erster Linie in seiner das Immunsystem stimulierenden Wirkung, wie sie ähnlich auch von der Mistel bekannt ist. Er lindert die Nebenwirkungen einer Chemotherapie und verursacht selbst keine Nebenwirkungen. Bei äußerlicher Anwendung ist Vorsicht geboten, da es hier zu allergischen Reaktionen kommen kann.

In den 60er-Jahren übernahmen brasilianische Ärzte die indianische Behandlungsmethode und berichteten von aufsehenerregenden Behandlungserfolgen. Systematische Untersuchungen der Wirkstoffe begannen und konnten die Wirksamkeit gegen verschiedene Bakterien und Viren nachweisen sowie entzündungs- und schmerzlindernde Wirkung. Interessant ist vor allem aber, dass verschiedene Stoffe der Tabebuiarinde auch gegen Krebszellen wirksam sind. Allerdings wird die Wirksamkeit hier stark von der Krebsart und der Art, in welcher Form und wie die Wirkstoffe verabreicht werden, bestimmt. Durch Tee wird keine die Tumorzellen abtötende Dosis erreicht, vor allem auch darum, weil die speziellen Wirkstoffe zum größten Teil nicht wasserlöslich sind. Der Tee wird vielmehr wegen der immunstimulierenden Wirkung anderer, in der Rinde enthaltener Stoffe unterstützend in der Krebstherapie eingesetzt. Es gibt verschiedene Präparate auf dem Markt, zum Teil auch als Teebeutel, mit Angaben für die Zubereitung und Dosierung.

Info

- Lübeck, Walter (2004) Heilen mit Lapacho Tee. Die Heilkraft des göttlichen Baumes. Windpferd

Rooibos-Tee

Rooibos- oder Rotbuschtee wird wie Ginseng in Asien und Lapacho in Südamerika, schon lange in Südafrika als Mittel der Volksmedizin eingesetzt. Der Tee hat auf Grund seiner Inhaltsstoffe zahlreiche gesundheitliche Vorzüge und enthält viele lebenswichtige Spurenelemente wie Eisen, Magnesium und Zink. Außerdem ist er eines der wenigen Lebensmittel, die Fluor enthalten. Weiterhin sind in ihm enthalten: Kupfer, Vitamin C, Natrium, Kalium, Phenolsäuren, Querzetin, Rutin und weitere ca. 200 Einzelsubstanzen. Er ist koffeinfrei und kann deshalb zu jeder Tages- und Nachtzeit konsumiert werden.

Rooibos-Tee enthält Flavonoide, die verhindern, dass sich freie Radikale bilden, und stärkt außerdem das Immunsystem, sodass er sich unterstützend in der Krebstherapie anwenden lässt. Dieser Tee wirkt auch antidepressiv und lindert Krämpfe des Magen-Darm-Trakts.

Rooibos-Tee ist ein wertvolles Nahrungsmittel sowohl zur Vorbeugung gegen Krebs als auch ein brauchbarer Zusatz in der Krebstherapie. Seine Wirkung kann er dann besonders gut entfalten, wenn insgesamt eine gesunde Lebensweise eingehalten wird. Das Angebot an diesem wohlschmeckenden Tee ist heute bei uns vielfältig und relativ preiswert. Beim Kauf ist darauf zu achten, dass die Blätter nicht vergilbt aussehen. Der Tee sollte eine kräftige rotbraune Farbe haben. Er wird wie schwarzer Tee zubereitet, und man kann aus den Blättern auch einen zweiten oder dritten Aufguss herstellen, wie es etwa bei grünem Tee möglich ist.

Rooibos-Tee kann anders als Lapacho-Tee auch risikolos äußerlich angewendet werden, um beispielsweise Hautkrebs vorzubeugen. Auf dem Markt sind außerdem Rooibos-Cremes.

Am Rande sei bemerkt, dass der Tee in Südafrika auch als Mittel gegen Alterungsprozesse gilt. Wissenschaftlich gesichert ist diese Ansicht nicht, jedoch führt Rooibos-Tee anerkanntermaßen dem Körper ein Enzym zu, das er mit fortschreitendem Alter weniger selbst produziert.

Info

- http://teeverband.at/wiss-gesund02.htm

Essiac-Tee/Flor-Essence®

Essiac-Tee ist ein Kräutertee und ein Mittel der indianischen Naturheilmedizin in Kanada. Dort gilt er als heiliges Getränk, das den Körper reinigt und bei Krankheiten ins Gleichgewicht zurückbringt. Zu den Bestandteilen gehören amerikanische Ulmenrinde, kleiner Sauerampfer, Kletten- und Rhabarberwurzel. Alle diese Stoffe haben blutreinigende und entzündungshemmende Wirkung; insbesondere Sauerampfer und Klettenwurzel enthalten Stoffe, die vor Krebs schützen können.

Die traditionellen Bestandteile, die allein als Tee in der Behandlung gegen Krebs nicht ausreichen, sondern in einem umstrittenen Behandlungsverfahren in den 30er- bis 60er-Jahren gespritzt wurden, werden durch Brunnenkresse, Bitterdistel, Rotklee und Rotalgen ergänzt, sodass sich die Wirkung des Aufgusses verstärkt. Diese Mischung wird auch als Flor-Essence® vertrieben.

Nach den vorliegenden Erkenntnissen kann Essiac-Tee in der Krebstherapie zwar bedenkenlos ergänzend angewandt werden. Vor allzu optimistischen und anpreisenden Darstellungen des Produktes ist eine gewisse Skepsis angebracht.

In einzelnen Fällen hat Essiac wohl heilsame Wirkung bei schweren Krebserkrankungen entfaltet und wird von verschiedenen Ärzten für schmerzlindernd und belebend gehalten. Er wurde auch schon als »Heilmittel gegen Krebs« bezeichnet, doch fehlen für die Gültigkeit dieser Aussage wirkliche Belege!

Flor-Essence® wird in Kanada und Mexiko vertrieben, ist in den USA allerdings verboten. In Deutschland ist das Produkt erhältlich. Der Tee muss über lange Zeit getrunken werden und ist besonders für die Vorbeugung geeignet. Die Kosten belaufen sich für eine monatliche Ration auf ungefähr 10 bis 15 Euro.

Die immunstimulierende und reinigende Wirkung des Tees wie auch die regulierende Wirkung auf das Darmgeschehen lassen sich bei einer großen Vielfalt von gesundheitlichen Problemen und Krankheiten nutzen.

Info

- Ulmer, Günter Albert (1995) Die Gesundheit finden mit Flor-Essence. Verlag Ernährung und Bewusstsein, Rottweil-Zepfenhan

CoD®-Tee

Der CoD®-Tee ist ein mögliches Spezialnahrungsmittel aus verschiedenen Kräutern des südamerikanischen Regenwaldes für Krebspatienten. Die botanischen Arten der zwei Hauptbestandteile, nämlich Uncaria (Krallendorn) und Tabebuia (→ S. 118), sind in der gegenwärtigen Komplementärmedizin nicht unbekannt. Der Genuss dieses Tees soll vor allem dazu führen, die Lebensqualität von Krebskranken zu verbessern. Studien haben ergeben, dass der CoD®-Tee die Effektivität von Chemo- bzw. Strahlentherapien steigern und deren Nebenwirkungen mindern soll.

Nach gegenwärtigen Erkenntnissen reagieren nicht alle Krebsarten gleichermaßen auf die Umstellung der täglichen Nahrungsergänzung auf diesen Tee. Deutlich positive Effekte zeigen sich bei folgenden 8 Krebsarten: nichtkleinzelliges Adenokarzinom der Lunge, Adenokarzinom der Brust, Magen- und Mastdarmkarzinom, Osteosarkom, Non-Hodgkin-Lymphom, Prostatakrebs und Melanom. Für alle 8 Krebsarten wurden zahlreiche Experimente im Reagenzglas durchgeführt, die zeigen, dass dieser Tee die Selbsttötungsrate von Krebszellen steigern kann. Eine Studie mit dem Tee an Brustkrebszellen ergab ferner, dass diese Zellen gegen gewisse chemotherapeutische Medikamente nicht mehr resistent und demzufolge diese Tumoren wieder besser behandelbar sind. Gute Erfolge wurden auch beobachtet bei Tumoren der Eierstöcke und der Harnblase. Weniger erfolgreich war der Tee bis jetzt als Unterstützung bei der Therapie von primärem Leberkrebs, Karzinomen der Bauchspeicheldrüse und dem Wilm's Tumor der Niere.

Inwieweit der hohe Preis (mindestens 200 bis 300 Euro pro Monat) gerechtfertigt ist, obliegt der Entscheidung des einzelnen Anwenders. Der CoD®-Tee ist sicher mehr als ein normaler Tee, aber auch kein Nahrungsergänzungsmittel im herkömmlichen Sinn.

Seine Zubereitung ist recht aufwendig. Voraussetzung für einen erfolgreichen Einsatz des Tees ist sicher eine Umstellung ungünstiger Ernährungs- und Lebensgewohnheiten mit dem Ziel, möglichst viele potenziell negative Effekte auf das Immunsystem und den Zellstoffwechsel zu eliminieren.

Info

- David, T. (1997) Medizin der Schamanen. VGS Verlag
- HERBARIS B.V., 6372 AP Landgraaf, Niederlande, Tel. 00 31/45 5 33 84 84, http://www.herbaris.com

Weihrauch

Der Einsatz des Weihrauchharzes als Heilmittel greift auf eine Tradition von 5 Jahrtausenden zurück, steht jedoch erst seit 2 bis 3 Jahrzehnten in der westlichen Medizin zur Therapie zur Verfügung. Es wird grundsätzlich bei chronisch-entzündlichen und bei chronisch-allergischen Erkrankungen eingesetzt. Neu sind die Erkenntnisse über die Wirksamkeit des Weihrauchharzes bei Krebspatienten, bei denen es als ergänzendes Mittel eingesetzt wird. Die im Weihrauchharz enthaltenen Boswelliasäuren sind für seinen vielseitigen Einsatz verantwortlich. Zwei voneinander unabhängige Wirkungen werden durch die Boswelliasäuren im Harz erzielt. Zum einen werden gewisse Entzündungsprozesse unterbunden. Zum anderen wird das Krebswachstum über die Hemmung spezifischer Enzyme verlangsamt. Als Folge kann die Dosierung von Kortisonpräparaten und Schmerzmitteln langsam reduziert oder ganz abgesetzt werden. Die bekannten Nebenwirkungen dieser Präparate treten unter der Therapie mit Weihrauchharz nicht auf.

Weihrauchharz sollte als pflanzliches Arzneimittel hoch dosiert eingenommen werden (3600–6000 mg tägl.).

> Erfolgreich wird Weihrauchharz zur Reduktion eines Hirnödems bei Patienten mit Hirntumoren eingesetzt; Lähmungen, Sprach- und Sehstörungen gehen zurück. Die im Harz enthaltenen Boswelliasäuren passieren die Blut-Hirn-Schranke und gelangen direkt an den Tumor.

Wichtig ist bei der Wahl des Weihrauchs auf die Weihrauchart und auf Rückstandsanalysen zu achten. Der Gesamtgehalt an Boswelliasäuren sollte dominieren und ist in der Weihrauchstammpflanze *Boswellia carterii* (afrikanischer Weihrauch) unerreicht hoch. Pulverisiertes Weihrauchharz in Kapseln ohne Zusatzstoffe ist wegen seiner Wirkung und Verträglichkeit vorzuziehen. Wichtig ist es, dass das gesamte Harz verwendet wird, weil nur dadurch das Zusammenwirken aller Inhaltsstoffe gewährleistet wird. Als Mundspülung bei Schleimhautentzündungen kann auch Weihrauchöl verwendet werden.

Info

- Kluge, H.; Fernando, R. Ch. (2005) Weihrauch und seine heilende Wirkung. Haug
- Infoblatt »Hirntumore: Weihrauch als Ergänzung« bei http://www.biokrebs.de
- http://www.olibanum-bv.com

Cannabis

Cannabispräparate können bei Schmerzzuständen und Appetitlosigkeit, bei Übelkeit und Erbrechen, die als Nebenwirkungen der Chemotherapie auftreten, eingesetzt werden. Cannabis lockert die Muskeln, wirkt erweiternd auf die Bronchien und stimmungsaufhellend. Kranke erleben gewissermaßen einen Urlaub von der Krankheit, fühlen sich entlastet und heiter, das Essen schmeckt köstlich, und Musik klingt wunderbar.

Cannabis kann geraucht oder eingenommen werden, wobei die Wirkung beim Rauchen schneller eintritt, besser dosiert werden kann und schneller abflacht. Andererseits werden die Atemwege durch den Rauch gereizt und die Schleimhaut geschädigt. Die Dosierung des Wirkstoffs THC (Dronabinol) ist bei natürlichen Cannabisprodukten schwierig, weswegen eine Aufnahme über den Verdauungstrakt risikoreicher ist und unterbleiben sollte.

Der Umgang mit Cannabisprodukten ist gesetzlich geregelt. Der Wirkstoff Delta-9-THC darf seit 1998 mit einem Betäubungsmittelrezept in Deutschland verschrieben werden. Die pharmakologisch unbedenklichen Produkte Marinol® und Nabilon® müssen aus den USA oder Großbritannien eingeführt werden und sind sehr teuer.

Natürliche Cannabisprodukte sind weiterhin verboten, werden oft aber für wirkungsvoller gehalten. Man kann sie in den Niederlanden in einigen Apotheken erhalten oder bei Vorlegen einer ärztlichen Bescheinigung im »Stiching Institute of Medical Marijuana« in Rotterdam. Die Einfuhr natürlicher Cannabisprodukte nach Deutschland, in die Schweiz und nach Österreich ist verboten. Das gilt auch für den Anbau. Cannabis wirkt auf viele Organsysteme, sodass eine Vielzahl von Nebenwirkungen auftreten kann, die allerdings keine schweren Auswirkungen haben. Eine umfassende medizinische Erforschung von THC zu therapeutischen Zwecken ist aus rechtlichen Gründen schwierig.

Info

- Grotenhermen, Franjo (2004) Hanf als Medizin. Ein praktischer Ratgeber zur Anwendung von Cannabis und Dornabinol. AT-Verlag
- Cannabis Medizinarbeitsgemeinschaft, ACM, Arnimstraße 1a, 50825 Köln, Tel. 02 21/9 12 30 33
- http://www.acmed.org

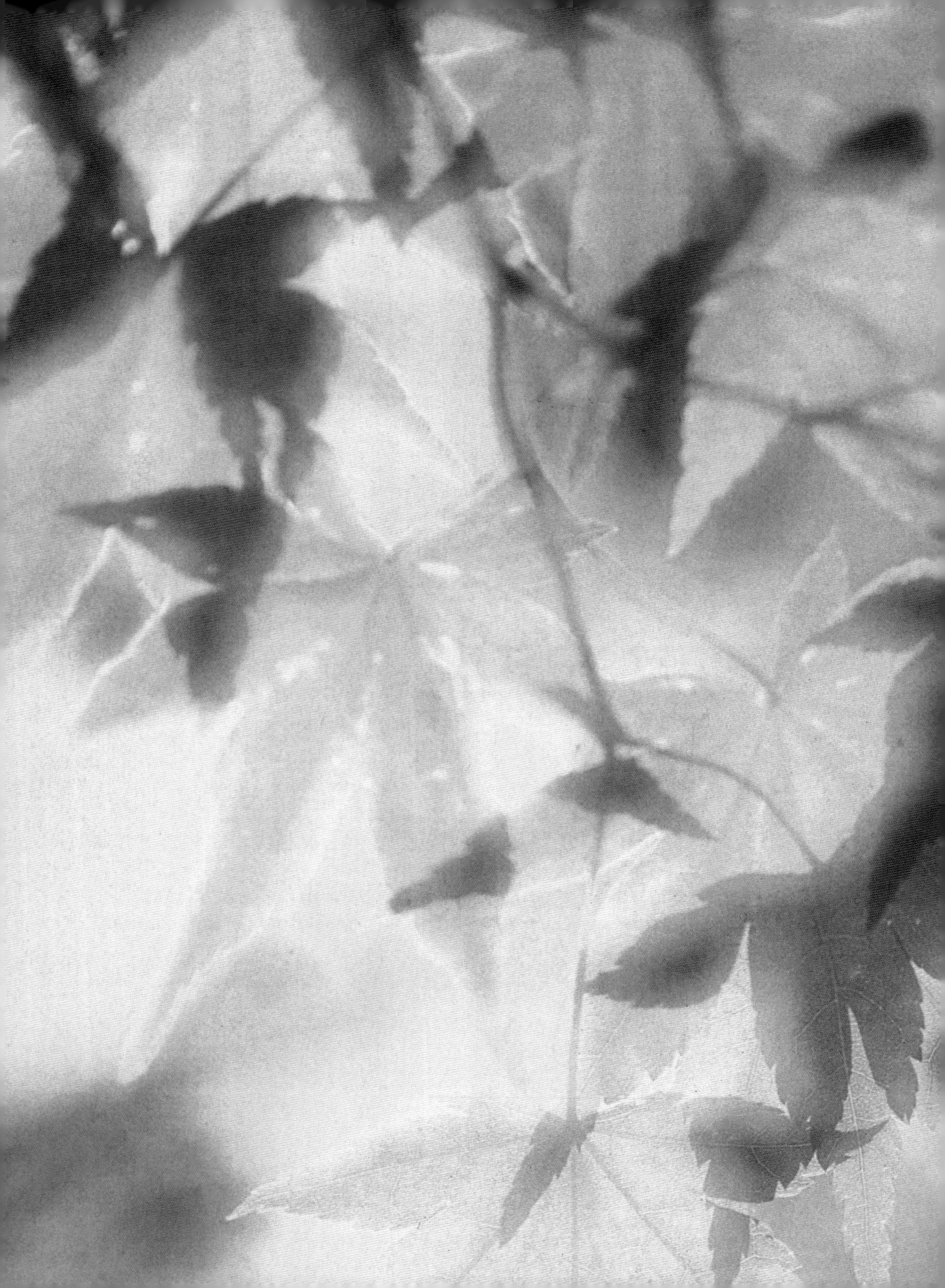

Hilfe zur Selbsthilfe

Ärzte und Therapeuten sind in erster Linie verantwortlich für die medizinischen Maßnahmen gegen das Krebsgeschehen – Sie selbst können dennoch sehr viel zu Ihrem Heilungsprozess beitragen. Neben den von therapeutischer Seite durchgeführten Verfahren sind die Ansätze der folgenden Seiten ganz wesentlich, da Sie sie selbstständig – mit fachkundigem Rat unterstützt – umsetzen können.

Ausgewogene und geeignete Ernährung, Harmonie von Körper und Geist wie auch Sie ansprechende seelische Unterstützung sind die Grundpfeiler Ihres langfristigen Heilungsgeschehens.

Treffen Sie für sich eine Auswahl der Methoden, die Sie persönlich ansprechen und von denen Sie sich selbst am meisten erhoffen. Berücksichtigen Sie dabei die Tatsache, dass weniger manchmal mehr ist. Nicht jedes Nahrungsergänzungsmittel kann für Sie sinnvoll sein genauso wenig wie nicht jedes unterstützende seelische Verfahren zu Ihnen passt.

Ernährung – Nahrungsergänzung

Ernährung und Krebsgeschehen

Es steht außer Frage, dass die Ernährung einen wichtigen Einfluss auf die Entstehung von Krebs hat. Die Bedeutung der Ernährung im Zusammenhang mit Krebs ist heute unbestritten. Gesunde Ernährung vermindert das persönliche Krebsrisiko und beugt nach überstandener Erkrankung einem Rückfall vor.

Richtige Ernährung versorgt den Körper mit Schutzstoffen und stärkt die körpereigenen Abwehrkräfte.

> Möglicherweise spielt der Mangel an Schutzstoffen in der Nahrung für die Entstehung von Krebs eine größere Rolle als die Aufnahme von Stoffen, die Krebs erzeugen können.

Zu den Schutzstoffen gehören:

- pflanzliche Lebensmittel mit bioaktiven Substanzen,
- Vitamine, Mineralstoffe und Spurenelemente,
- Ballaststoffe,
- milchsauer vergorene Lebensmittel,
- wenig Fett in richtiger Kombination.

Besonders wirksam als Schutz vor Krebs sind sekundäre Pflanzenstoffe wie Karotin (→ S. 138), Phytoöstrogen (→ S. 148), Polyphenole (→ S. 117), Ballaststoffe, schwefelhaltige Substanzen, natürliche Aromastoffe und viele andere.

Es gibt nicht *eine* gesunde Kostform, die für alle geeignet ist. Die klassische Vollwertkost kann für den einen richtig, für den anderen aber belastend sein. Die Küche der Mittelmeerländer legt zwar geringen Wert auf Vollwertprodukte, ist aber gemüse- und obstreich und wird von vielen Menschen sehr gut vertragen.

> Es gibt keine Krebsdiät oder Antikrebsdiät. Aber mit einer sinnvollen Ernährung – den persönlichen Bedürfnissen angepasst – können die Selbstheilungskräfte entscheidend gefördert werden.

Gesunde Ernährung ist nur dann wirklich gesund, wenn sie mit Genuss aufgenommen werden kann und gut bekommt. Eine gesunde Ernährung stabilisiert das Immunsystem, vermindert die Nebenwirkungen der Strahlen- oder Chemotherapie, beugt einer Mangelernährung vor und verbessert die Lebensqualität.

Eine fehlerhafte Ernährung bewirkt jeweils das Gegenteil. Falsche Ernährung ist für viele andere so genannte Zivilisationskrankheiten verantwortlich. Viel Fett, viel Natrium, wenig Vitamine, wenig Spurenelemente sind häufig charakteristische Merkmale unserer heutigen Ernährung.

Eine dem menschlichen Organismus angemessene Ernährung enthält hauptsächlich viele frische pflanzliche Nahrungsmittel und wird gegebenenfalls ergänzt durch wenig mageres Fleisch oder Fisch.

Einerseits verändern moderne Landwirtschaftsmethoden und Umweltbelastungen den Mineralstoff- und Vitamingehalt der geernteten Früchte, und moderne Verarbeitungsmethoden entziehen den Nahrungsmitteln weitere lebenswichtige Inhaltsstoffe. Andererseits belastet Umweltverschmutzung den menschlichen Organismus, sodass er einen erhöhten Bedarf an Mikronährstoffen (→ S. 137) hat. Verbreitete Genussmittel wie Tabak und Alkohol beeinträchtigen das Stoffwechselgleichgewicht zusätzlich.

Die Mechanismen sind oft schwer zu durchschauen. Man kann zwar prinzipiell Vitamin C aus Orangen zu sich nehmen, aber unreif geerntete und schlecht gelagerte Orangen enthalten um die Hälfte weniger Vitamin C als ausgereifte; und wer meint, dass Chips noch die Inhaltsstoffe der Kartoffel enthalten, weiß nicht, dass sie Ballaststoffe und Vitamine durch den Verarbeitungsprozess verlieren. Je weniger ein gesundes Nahrungsmittel bearbeitet ist, umso mehr Nutzen hat der Organismus davon. Dies gilt für die Zubereitung in der eigenen Küche und in viel stärkerem Maß für industriell verarbeitete landwirtschaftliche Produkte. Vollends unberechenbar wird genmanipuliertes Obst und Gemüse und ist darum zu meiden.

Man sollte auf eine gesundheitsfördernde Ernährung achten, dabei ist eine individuell auf die Bedürfnisse des Einzelnen abgestimmte Ernährung nicht als eine Diät zu verstehen.

Info

- Broschüre »Ernährung und Krebs«, GfBK Heidelberg, Tel. 0 62 21/13 80 20, http://www.biokrebs.de
- Kretschmer, Christine; Herzog, Alexander (2002) Gesunde Ernährung bei Krebs. Haug

Ernährungsumstellung Schritt für Schritt

Wenn die Ernährung umgestellt werden soll, darf das nicht von einem Tag auf den anderen geschehen, sondern muss schrittweise erfolgen. Andernfalls kommt es zu Verdauungsproblemen und Unwohlsein.

> Essen soll in erster Linie etwas Angenehmes sein. Ob in Gesellschaft oder allein, sollte man sich Zeit dafür nehmen und in Ruhe genießen. Bereits diese Einstellung zum Essen mag für manchen eine gravierende Umstellung bedeuten, denn sie kostet Zeit und verändert den Lebensrhythmus.

Da jeder Mensch in anderer Weise mit Verdauungsenzymen ausgestattet ist, verträgt nicht jeder die gleichen Nahrungsmittel gleich gut. Man sollte sich also nicht mit einem Nahrungsmittel quälen, bloß weil es als vermeintlich gesund empfohlen wurde. Für den, der sich bei oder nach dem Verzehr des Nahrungsmittels unwohl fühlt, ist dieses Nahrungsmittel dann augenblicklich nicht gesund. Leider nehmen die Lebensmittelallergien auch sehr zu, so dass die individuelle Verträglichkeit immer mehr an Bedeutung gewinnt.

Bereits beim Einkauf ist es sinnvoll, darauf zu achten, bevorzugt Produkte aus ökologischem Anbau, die streng auf Schadstoffgehalt geprüft sind, zu kaufen. Die Umstellung der Nahrungsmittel kann damit beginnen, Frisches anstelle von Konserven zu verzehren und Produkte mit Lebensmittelzusatzstoffen wie Phosphate, Nitritpökelsalz und Farbstoffe möglichst zu meiden.

Salatöle aus Oliven, Distel oder Sonnenblumen sollten kalt gepresst und nicht raffiniert sein, Sauermilchprodukte sollten einen hohen Anteil an rechtsdrehender $L^{(+)}$-Milchsäure haben.

Statt fettem Fleisch sollte mageres gegessen werden, generell sollte Fleisch reduziert werden. Der Eiweißbedarf kann heute völlig unproblematisch mit hochwertigen pflanzlichen Eiweißen gedeckt werden, wobei der Verzicht auf Fleisch nicht zwingend notwendig ist. Man kann auch häufiger Fisch essen.

Salz kann in Maßen eingesetzt, sollte aber durch Würzen mit Hefepaste, Hefeflocken, sehr fein zerkleinerten Gewürzen und frischen Kräutern ergänzt werden.

Zucker sollte langsam reduziert und gegebenenfalls durch Honig, Apfel- oder Birnendicksaft, Zuckerrüben- oder Ahornsirup ersetzt werden.

Je weniger Verarbeitungsschritte ein Nahrungsmittel durchlaufen hat, desto mehr gesunde Inhaltsstoffe enthält es. Darum ist Rohkost gesund. Da sie aber nicht immer gut vertragen wird, sollte man es bei der Zubereitung zunächst mit sehr kurzen Garzeiten versuchen und Rohkost grundsätzlich abends nicht zu sich nehmen. Man kann auch einen Teil des Gemüses roh belassen und fein zerkleinert unter das gekochte Gemüse mischen.

Bei einem sehr empfindlichen Darm kann es empfehlenswert sein, Rohkost zeitweise ganz zu meiden. Obst kann man in Form von leicht gesüßtem Kompott zu sich nehmen und gekochtes Gemüse auf geschälte Tomaten, Fenchel oder gelbe Rüben beschränken.

Abends sind eine Gemüsesuppe oder Kartoffeln gut verträglich und geeigneter als Wurstbrote, denn nahezu alle Wurst- und Aufschnittsorten enthalten Phosphate und Nitritpökelsalz. Morgens empfiehlt sich Obstsalat, Müsli oder Frischkorngetreidebrei.

Bei Brot sollte Vollkornbrot gewählt werden, das es auch aus fein gemahlenem, relativ hellem Mehl gibt. Sehr schmackhaft sind Vollkornbrote mit Nussanteilen.

Ein Glas Mineralwasser gleich nach dem Aufstehen regt Kreislauf und Stoffwechsel an. Empfehlenswerte Getränke sind kohlensäurearme Mineralwässer, Tees (→ S. 117 ff.) und Obst- oder Gemüsesäfte. Fruchtnektare und Fruchsaftgetränke, wie sie im Handel angeboten werden, sind weniger geeignet, aber jedenfalls besser als Limonade. Milch und Molke können getrunken werden, Kaffee (→ S. 157) in Maßen, Bier und Wein nur im Rahmen verträglicher Alkoholgrenzen.

Bei einer Ernährungsumstellung darf nicht vergessen werden, dass persönliche Faktoren berücksichtigt und persönliche Erfahrungen gesammelt werden müssen. Die Umstellung sollte langsam erfolgen und auf Dauer angelegt sein. Eine Umstellung für wenige Wochen hat kaum Sinn. Darum ist es nicht ratsam, Richtlinien zu befolgen, bei deren Einhaltung sich das Befinden verschlechtert.

Nicht nur, was wir essen, ist wichtig, sondern vor allem, wie wir essen. »Gut gekaut ist halb verdaut.« Diese Volksweisheit ist in unserer modernen, hektischen Zeit ganz in Vergessenheit geraten.

Das Wichtigste beim Essen und Trinken ist der Genuss. Bloße Nahrungsaufnahme kann die Lebensfreude nicht stärken, in manchen Fällen aber sehr wohl beeinträchtigen.

Ernährung bei Strahlen- und Chemotherapie

Die Krebsbehandlung führt häufig zu schweren Schäden am Darm, sie verursacht Übelkeit, Erbrechen, Appetitlosigkeit und Schleimhautschäden.

Nach Operationen oder bei Nebenwirkungen konventioneller Krebstherapien kann Schonkost oder eine spezielle Ernährung für Erleichterung und eine bessere Befindlichkeit sorgen. Es gibt Lebensmittel, die besser verträglich sind als andere. Dabei können von Mensch zu Mensch individuelle Unterschiede bestehen.

Zu meiden sind bei belastenden Therapien auf jeden Fall schwer verdauliche, fettreiche Speisen, Hülsenfrüchte, Kohlgerichte und alles, von dem individuell bekannt ist, dass es Blähungen, Verstopfung oder Durchfall hervorruft.

Wenn das Verdauungssystem gereizt ist, Völlegefühl, Blähungen, Schmerzen, Durchfälle, Übelkeit bestehen, sollte man nicht ganz aufs Essen verzichten, sondern es mit sehr vielen Kleinstmahlzeiten versuchen. Dabei hat das Verdauungssystem immer etwas zu tun, wird aber nie überlastet.

Man kann versuchen, stündlich nach der Uhr kleine, appetitliche Mahlzeiten zu sich zu nehmen. Es wäre gut, wenn die dafür benötigte geringe Menge immer frisch zubereitet werden könnte; allerdings stehen dem oft praktische Gründe im Weg.

Bei belastenden Behandlungen essen Sie nur leicht bekömmliche oder gar zeitweilig nur flüssige Nahrung. Beginnen Sie das Frühstück mit einem Teller gekochter Haferschleimsuppe.

Vor jeder Anwendung beispielsweise einer Chemotherapie sollten Sie etwas anderes essen oder trinken, um die Ausbildung eines Brechreflexes auf ein bestimmtes Nahrungsmittel zu vermeiden.

Gegen **Übelkeit** hilft es, sehr häufig 1 oder 2 Schluck Wasser oder Tee zu trinken. Kamille- oder Fencheltee sind besonders geeignet. Die Gesamtmenge kann bei 3 Litern pro Tag liegen.

Die Verträglichkeit von Milch unterliegt großen individuellen Schwankungen, weswegen sie bei einem gereizten Verdauungssystem nur mit Vorsicht zu genießen ist.

Zur **Appetitanregung** können ein Artischockencocktail, Pepsinwein oder eine gut gewürzte Suppe hilfreich sein.

Bei **Erbrechen** können Cola-Getränke sinnvoll sein, um den Kreislauf zu stützen. Salzstangen oder feiner Dinkelzwieback können zur Beruhigung des Magens beitragen. Geriebener Apfel ist ein klassisches Mittel bei Durchfall und Erbrechen. Der Apfel sollte samt Schale feinst gerieben werden.

Soweit möglich sollten kräftige Essensgerüche nicht zu einem Patienten vordringen, der an Übelkeit und Erbrechen leidet. Die Haferschleimsuppe ist als sehr bewährtes Hausmittel bei **Magen- und Darmproblemen** leider fast in Vergessenheit geraten.

Bei **Kau- und Schluckbeschwerden** sollte auf breiige oder flüssige Nahrung in Form von Kartoffelbrei, Cremesuppen und auf Getränke ausgewichen werden.

Bei **trockenem Mund und vermindertem Speichelfluss** helfen viele kleine Mengen Pfefferminz- oder Kamillentee mit Zitrone, Milch und Cremespeisen.

Bei **Entzündungen der Mundschleimhaut** oder der Speiseröhre sollten milde cremige Speisen verzehrt werden. Gewürze und Säuerliches jeder Art sind zu meiden, weil sie die Schleimhäute reizen, Hafer- oder Reisschleim dagegen schützt sie.

Bei **Verstopfung** helfen ballaststoffreiche Nahrungsmittel, die aber nicht blähend wirken dürfen. Wer Weizenkleie isst, muss viel dazu trinken, sonst verstärkt Weizenkleie die Verstopfung. Generell ist es gut, viel zu trinken, um einer Verstopfung entgegenzuwirken. Hier darf es durchaus auch eine größere Menge in einem recht kurzen Zeitraum sein. Wirksam sind 0,4 bis 0,5 Liter Mineralwasser gleich nach dem Aufstehen.

Leinsamen beschleunigen durch Schleimstoffe die Darmpassage und sind darum in manchen Fällen besser bei Verstopfung geeignet als andere ballaststoffreiche Nahrungsmittel.

Während gesunde Menschen oft mit Übergewicht zu kämpfen haben, droht bei Krankheiten und insbesondere bei Krebs ein Gewichtsverlust. Dieser kann durch kalorienreiche Mahlzeiten aufgefangen werden, die nicht größer sein müssen als die gewohnten. Gehen Sie in diesem Fall üppiger mit Sahne, Butter, hochwertigen Ölen um. Gönnen Sie sich Milchmix- oder Quarkgetränke, die mit Mandelmus, Mango oder Sanddorn angereichert sind.

Info

- Broschüre *Nebenwirkungen aggressiver Therapien* – Ein Ratgeber bei Chemo- und Strahlentherapie. GfBK Heidelberg, Tel. 0 62 21/13 80 20, http://www.biokrebs.de

Antikrebsdiät? Breuss-Kur, Gerson-Diät, Makrobiotik, Burgerkost, Moerman-/Budwig-Diät

Kaum ein Thema ist so umstritten wie die Möglichkeit der Bekämpfung von Krebs mit einer Diät. Es gibt eine Reihe von Diätempfehlungen bei Krebs; nicht alle sind sinnvoll, zum Teil sind sie auch gefährlich wie beispielsweise die Breuss-Diät oder in gewissen Anwendungsformen problematisch wie die Gerson-Diät oder die Makrobiotik.

Die **Breuss-Diät** fußt auf der Theorie, dass Krebs nur von festen Stoffen lebe und folglich durch eine Saftkur über 42 Tage ausgehungert werden könne. Die Erfahrung zeigt, dass dies nicht der Fall ist. Vielmehr wird neben einer massiven Gewichtsabnahme auch das Immunsystem geschwächt, und nach Beendigung der Diät tritt ein beschleunigtes Tumorwachstum ein. Grundsätzlich sind Mangel- und Unterernährung kein geeignetes Mittel in der Krebstherapie.

Der **Gerson-Diät** liegt die Vorstellung zugrunde, Krebs sei Folge einer inneren Vergiftung. Die Diät selbst besteht aus sehr viel Obst, Gemüse und Getreide – und aus frisch gepressten Kalbslebersäften. Außerdem sind alle vier Stunden, auch nachts, Kaffee-Einläufe zu machen. Der Patient wird bei strenger Durchführung am Schlafen gehindert, eine Tatsache, die das Abwehrsystem nicht unbedingt positiv beeinflusst. Es wurden zwar Heilungserfolge behauptet, doch sie hielten einer wissenschaftlichen Überprüfung nicht stand.

Die **makrobiotische Zen-Diät** kann vor allem dann problematisch sein, wenn sie streng nach Buch und nicht auf Grund individueller Beratung durchgeführt wird. Sie geht von einer inneren Vergiftung als Krebsursache aus. Durch eine Folge von 10 Diätstufen, die auf Getreide basieren und von Stufe zu Stufe immer weniger Variation zulassen, soll der Patient gesunden. Besonders nachteilig kann sich bei dieser Diät die strenge Einschränkung der Flüssigkeitszufuhr auswirken.

> Man sollte nicht verallgemeinernd sagen, dass Diäten bei Krebs völlig sinnlos wären. Im Einzelfall können auch problematische Diäten eine zumindest kurzfristig positive Wirkung hervorrufen.

Die **Burger-Diät** dagegen erlaubt alles, was schmeckt und gut riecht. Krebs gilt hier als Folge der Nahrungszubereitung durch Hitze, weswegen nichts gekocht und gebraten werden darf. Insbesondere im Fall von Fleisch und Eiern ist diese Diät sicher nicht ganz unbedenklich. Mangelzustände können auftreten, da nicht alles in rohem Zustand genießbar ist. Heilungserfolge sind auch bei dieser Diät nicht belegt.

Medizinisch unbedenklich sind die **Moerman- und die Kousmine-Diät.** Es handelt sich bei beiden um fleischlose Diäten. Während die Moerman-Diät Krebs als Folge von Vitaminmangel versteht, gilt Krebs in der Kousmine-Diät als Abwehrreaktion des Körpers gegen Gifte. Die Moerman-Diät verbietet Zucker und Wasser, zur Kousmine-Diät gehören Kamille-Einläufe. Beide Diäten richten zwar keinen Schaden an, sind aber fraglich.

Bei der **Budwig-Diät** wird im Fettstoffwechsel der entscheidende Faktor für die Krebsentstehung gesehen. Ungesättigte Fettsäuren gelten als günstig, gesättigte als schädlich. Bei dieser Kost wird dem Körper weit mehr Energie zugeführt, als er normalerweise braucht. Auch bei dieser Diät kann man nicht davon ausgehen, dass diese Kost spezifisch wirksam gegen Krebs ist.

Die **anthroposophische Kost** ist keine Antikrebsdiät und wird in der anthroposophischen Medizin auch nicht so verstanden. Sie lehnt sich im Wesentlichen an die Empfehlungen einer ausgewogenen Vollwertkost an, wobei auf bestimmte Lebensmittel wie Tomaten und Kartoffeln aus weltanschaulichen Gründen verzichtet wird.

Die **stoffwechselaktive Kost nach Anemüller-Ries** hat zum Ziel, dem gesamten Organismus eine ausgezeichnete Ernährungsmöglichkeit zu bieten und den Körper in seiner eigenen Abwehr zu kräftigen. Diese Ernährungsform entlastet die Entgiftungsorgane des Körpers, schränkt dadurch aber kulinarische Spielräume nur bedingt ein. Die Kost wird als Unterstützung im Kampf gegen Krebs verstanden.

Auch die **Diät nach Zabel oder Windstosser** verfolgt die Stärkung der körpereigenen Abwehr. Dabei wird auf ausreichende Zufuhr der Vitamine A, C und E und von Mineralstoffen geachtet. Um Fäulnisvorgänge im Darm zu regulieren, wird Fleisch weitgehend durch Sauermilchprodukte ersetzt.

In der **chinesischen Ernährungslehre** gilt wie in der chinesischen Medizin, dass ein Kräftegleichgewicht, eine körperlich-seelische Harmonie aufrechtzuerhalten ist. Dazu dienen eine ausgewogene schmackhafte Kost und regelmäßiges, pünktliches Essen in Ruhe mit Genuss und Konzentration. Ausgeglichene Psyche und Bewegungsübungen unterstützen die gesunde Lebensführung.

Mikrobiologische Therapie

Eine der möglichen Nebenwirkungen bei einer Krebstherapie ist die Zerstörung oder Beeinträchtigung der Darmflora. In einem gesunden Darm sorgen mehr als 500 verschiedene Arten von Mikroorganismen dafür, dass die Nahrungsbestandteile aufgeschlossen und für den menschlichen Organismus verwertbar gemacht werden. Sie sorgen für die Bildung von Vitaminen und essenziellen Fettsäuren, für die Abwehr von Krankheitserregern und für eine Anregung des Immunsystems.

Wird die **Darmflora** aus dem Gleichgewicht gebracht, wird auch die Funktion des Immunsystems erheblich eingeschränkt und ein Heilungsprozess verlangsamt.

> Erst in den letzten Jahren wurde die Bedeutung des Darms für das Immunsystem erkannt.

Er gilt als das größte Immunorgan des Körpers, denn 80 % aller Abwehrzellen sind im Darmbereich tätig. Außerdem liegen hier die meisten Lymphknoten, da über die vielfach gefältelte 300 Quadratmeter große Oberfläche des Darms die meisten Schadstoffe in den Organismus eindringen können. Die Lunge bietet im Vergleich dazu nur 80 Quadratmeter Kontaktfläche zur Außenwelt, die äußere Haut nur ungefähr 2 Quadratmeter.

Die Abwehrzellen am Darm sind oft die ersten, die mit fremden, möglicherweise gefährlichen Substanzen aus der Umwelt über die Nahrung in Berührung kommen. Die Reaktionen dieser Abwehrzellen werden an die Leit- und Steuerzellen des Immunsystems gemeldet, sodass über den Darm ein ständiges Immuntraining stattfindet.

> Normalerweise kann die Darmflora kurzfristige Belastungen und Störungen ausgleichen und ihr Gleichgewicht beibehalten. Massive oder lang anhaltende Schädigungen dagegen verändern die Darmflora.

Zu den massiven Schädigungen gehört eine Therapie mit Zytostatika, Antibiotika, Kortison oder eine Bestrahlung. Eine dauernde Fehlernährung kann zu lang anhaltenden Schädigungen führen.

Die nützlichen **Mikroorganismen**, mit denen der menschliche Organismus in Symbiose lebt, werden von krank machenden Keimen verdrängt. Diese scheiden giftige, möglicherweise Krebs erzeugende Stoffwechselprodukte aus. Es kann zu Verdauungsstörungen und Entzündungen der Darmschleimhaut kommen, die schädigenden Stoffe können auch über die Darmschleimhaut aufgenommen werden und Erkrankungen an anderen Stellen im Organismus auslösen. Auch wenn dies nicht geschieht, sind zumindest die Entgiftungsorgane Leber und Nieren stark beansprucht. Das Immunsystem wird bei einer ständigen Erregerabwehr am Darm so in Anspruch genommen, dass es weniger Kapazitäten frei hat für die Krebsabwehr.

Anhand von Stuhlproben lässt sich nachweisen, dass die Darmflora nicht in Ordnung ist. Oft gibt auch eine genaue Schilderung von Beschwerden oder der Krankengeschichte Aufschluss. Die Behandlung erfolgt durch

- Ernährungsumstellung,
- Antipilzmittel,
- Zufuhr von nützlichen Darmkeimen,
- Impfungen.

Die Behandlung erstreckt sich über mehrere Monate bis zu einem halben Jahr. In diesem Zeitraum kann die Darmflora saniert werden; die Symbiose von Mikroorganismen und menschlichem Organismus wird gelenkt. Häufig wird diese mikrobiologische Therapie bei chronischen Infektionen, Allergien oder Rheuma eingesetzt. In der Krebsmedizin soll diese Behandlung die Wirksamkeit einer Immuntherapie unterstützen. Eine besondere Rolle spielen bestimmte Milchsäurebakterien (Lakto- und Bifidobakterien), die Probiotika. Sie überleben das saure Milieu des Magens und gelangen lebend in den Darm, wo sie die Entstehung von Krebs verhindern können, sofern sie in ausreichender Menge zugeführt werden, etwa durch den Verzehr von Joghurt oder durch milchsauer vergorene Getränke, wie Karottenmost, Rote-Bete-Most oder Brottrunk®. Der Brottrunk® enthält beispielsweise pro Milliliter 5 Millionen Kolonie bildende Brotgetreidesäuren, die in ihrer Wirkung den Milchsäurebakterien entsprechen.

Im Sinne einer probiotischen Therapie können Milchsäurebakterien über Präparate wie z. B. SymbioLact®, Symbioflor®, Colibiogen®, Mutaflor®, Lactovit®, Omniflora® u. a. zugeführt werden. Die Präparate sollten nicht in Eigentherapie, sondern nach Rücksprache mit Therapeut(inn)en eingenommen werden.

Info

- Infoblatt »Darmregulation«, GfBK Heidelberg, Tel. 0 62 21/13 80 20, http://www.biokrebs.de
- http://www.symbiopharm.de
- http://www.ardeypharm.de

Säure-Basen-Haushalt

In der Naturheilkunde gilt chronische Übersäuerung des Organismus als einer der häufigsten und schädlichsten aller Belastungsfaktoren. Bei einer Tumorerkrankung stellt man häufig eine Übersäuerung fest. Eine Vielzahl chronischer Erkrankungen geht mit einer Störung in der Regulation des Säure-Basen-Haushalts einher. Es gibt keinen einheitlichen pH-Wert für den gesamten Körper; vielmehr ist das Milieu im Magen besonders sauer, Blut und viele Drüsensäfte sind dagegen leicht basisch.

Viele enzymabhängige Vorgänge sind an ein basisches Milieu gebunden und gestört, wenn sich das Milieu in den sauren Bereich verschiebt. Der Blut-ph-Wert ist eine besonders störanfällige Größe. Er wird durch vielfältige Mechanismen und Puffersysteme reguliert. Werden diese Systeme jedoch langfristig überlastet, kann es zu einer chronischen Übersäuerung kommen. Ursachen dafür können sein:

- vermehrte Säureaufnahme durch Verzehr von zu viel fetthaltigen Lebensmitteln tierischer Herkunft oder Süßes; verminderte Basenaufnahme durch zu wenig Verzehr von Getreide, Obst und Gemüse;
- verminderte Säureausscheidung durch zu wenig Sport und zu wenig Schwitzen; Abbau von körpereigenem Fett;
- anhaltender Stress.

Einer Übersäuerung kann man durch diätetische Maßnahmen entgegenwirken, indem Fleisch, Wurst, Käse, Eier, Süßigkeiten, Kaffee und Alkohol reduziert werden, dafür bevorzugt mild gegartes Gemüse, Obst, Kartoffeln und Getreideprodukte gegessen werden. Außerdem können Basensalzpräparate wie Acidovert®-Tabletten oder Bullrich-Vitalsalz® eingenommen werden. Einen Ausgleich kann auch die Zufuhr von Brotgetreidesäuren schaffen, die im Brottrunk® enthalten sind. In akuten Fällen oder schwerwiegenden Fällen sind Baseninfusionen möglich.

Nahrungsergänzungsmittel, die den Säure-Basen-Haushalt nachhaltig und schonend wieder ins Gleichgewicht bringen, enthalten verschiedene Mineralien und Koenzyme. Auch pflanzliche Stoffe wie Algen (→ S. 159) oder Spargelextrakte wirken in diesem Sinne.

Info

- Worlitschek, Michael (2004) Original Säure-Basen-Haushalt. Wie Sie Ihren Körper wirkungsvoll entsäuern. Haug
- http://www.saeure-basen-forum.de

Bioaktive Substanzen

Vitamine, Mineralstoffe, Spurenelemente, Fettsäuren und Aminosäuren und viele verschiedene sekundäre Pflanzenstoffe können als Vitalstoffe die Krebsbehandlung ergänzen. Dies gilt besonders, weil Krebspatienten während und nach der Behandlung einen sehr hohen Bedarf an diesen Substanzen haben. Bioaktive Substanzen, wie sie in den folgenden Kapiteln näher betrachtet werden, machen Chemo- und Strahlentherapie verträglicher, verbessern das Wohlbefinden, erhöhen die Wirksamkeit konventioneller Therapien und beugen Metastasen vor.

Die bioaktiven Substanzen sollten in der richtigen Menge und im richtigen Verhältnis zueinander aufgenommen werden. Die optimale Zufuhr geschieht immer durch natürliche Produkte. Ein Mangel an diesen Stoffen kann sich durch Infektanfälligkeit, nachlassende Leistungsfähigkeit, erhöhte Schmerzsensibilität, Erschöpfung oder Nervosität und Depression äußern.

Mit einer vollwertigen Ernährung kann man den Körper ausreichend mit bioaktiven Substanzen versorgen. Ratgeber für eine vollwertige Ernährung gibt es wie Sand am Meer, trotzdem sei hier noch einmal zusammengefasst: viel Gemüse, Vollkornerzeugnisse und Obst sollten einen wesentlichen Teil am Speiseplan haben, der Konsum von Fett, Fleisch und Süßigkeiten ist zu reduzieren. Bei besonderen Belastungen wie einer Strahlen- oder Chemotherapie ist eine Vollwerternährung nur schwer möglich; außerdem ist der Bedarf an bioaktiven Substanzen besonders groß, sodass sie dann künstlich und in höherer Dosierung zugeführt werden sollten. Man sollte nicht wahllos alle Substanzen, die auf den folgenden Seiten dargestellt werden, zu sich nehmen, sondern die Einnahme dieser Substanzen, ihre Menge und Kombination sollten mit einem entsprechend qualifizierten Arzt abgesprochen werden.

In der begleitenden Krebstherapie spielen besonders die antioxidativen Vitamine eine Rolle, also die Vitamine A, C und E. Vitamin B ist wichtig für Nervenfunktionen und Stoffwechsel, Vitamin D für den Knochenaufbau. Möglicherweise – dies ist aber noch nicht zuverlässig erforscht – hemmt es die Zellteilung bei bestimmten Krebsarten, wie beispielsweise dem Prostatakrebs.

Info

- Leitzmann C., Dittrich K. (2005) Ihr Einkaufsführer Bioaktive Substanzen. Haug
- Infoblatt Vitamine, GfBK Heidelberg, http://www.biokrebs.de
- Produktneutrale Informationen: http://www.supplement-info.org.

Beta-Karotin/Vitamin A

Vitamin A und seine Vorstufen, die verschiedenen Karotinarten, schützen vor genschädigenden freien Radikalen, stärken das Immunsystem und sind wichtig für die Haut und Schleimhautzellen. Da der größte Teil der Krebserkrankungen in der Haut oder den verschiedenen inneren Schleimhäuten ihren Ursprung haben, ist der Schutz dieser Zellen besonders wichtig.

Schädigungen von Zellen und Genen durch freie Radikale ereignen sich nicht selten, sind normalerweise aber ohne große Bedeutung, weil körpereigene Reparaturvorgänge entgegenwirken. Man nimmt an, dass diese Reparaturvorgänge u. a. von einem ausreichend großen Vorhandensein des Vitamins A abhängen. Vitamin A wird mithilfe bestimmter Enzyme im Darm aus Karotinen gebildet, die ihrerseits nur von Pflanzen hergestellt werden. Tiere und Menschen können es nicht bilden. Im Organismus wird immer nur so viel Vitamin A freigesetzt, wie für Wachstum, Sehvermögen und zum Schutz von Haut und Schleimhäuten benötigt wird.

Verschiedene Untersuchungsergebnisse legen die Vermutung nahe, dass Vitamin A vor zahlreichen Krebsarten schützt. Insbesondere in den Anfangsstadien kann es eine Krebsentwicklung rückgängig machen. Es hat eine Schutzfunktion für die Schleimhaut im Mund- und Rachenbereich und die Lunge bei Rauchern.

Beta-Karotin kann im Allgemeinen in einer täglichen Dosierung von 15 bis 50 Milligramm, Vitamin A in einer Dosis 5000 bis 10 000 i. E. bedenkenlos eingenommen werden. Höhere Dosierungen sollten nur in Absprache mit dem Arzt genommen werden.

Zeichen einer zu hohen Dosierung können Nebenwirkungen wie Schmerzen, Schwindel und Erbrechen, Haarausfall und Reizbarkeit sein.

Info

- Burgerstein, Lothar (2002) Handbuch Nährstoffe. Vorbeugen und heilen durch ausgewogene Ernährung. Haug
- http://www.biokrebs.de

Lykopine – Tomatenwirkstoff gegen Krebs?

Lykopin senkt das Krebsrisiko, und zwar besonders bei Krebsarten des Verdauungstrakts. Auf Grund welcher Prozesse der Schutz durch Lykopin besteht, ist noch nicht erforscht, doch ist bekannt, dass es das Karotinoid mit der größten antioxidativen Wirkung ist. Es ist als Radikalenfänger ein wirksamerer Schutz gegen Krebs als das bisher favorisierte Beta-Karotin, das beispielsweise in Möhren enthalten ist. Lykopin liefert den roten Farbstoff der Tomaten und kommt auch in Aprikosen, Guaven und Papaya vor. In entsprechenden Studien wurde bewiesen, dass regelmäßiger Tomatenverzehr die Widerstandskraft gegen Haut-, Lungen-, Magen-, Darm-, Gallenblasen-, Blasen-, Bauchspeicheldrüsen- und Prostatakrebs stärkt.

Um das Krebsrisiko zu senken, muss Lykopin häufig und regelmäßig aufgenommen werden. Mit Abstand am meisten Lykopin enthalten getrocknete Tomaten in Öl. Fette erhöhen außerdem die Resorbierbarkeit von Lykopin. Es gibt auch Lykopinpräparate in den Apotheken, die natürliche Zufuhr ist aber zu bevorzugen. Lykopin wird durch Erhitzung aus dem Eiweißverband gelöst, was zur Folge hat, dass der Lykopingehalt in Ketchup drei- bis neunmal höher ist als in frischen Tomaten.

Es gibt zahlreiche Studien über den Zusammenhang zwischen dem Verzehr von Tomaten und der Wahrscheinlichkeit, an Krebs zu erkranken. Es wurde nachgewiesen, dass die Wahrscheinlichkeit, an Prostatakrebs zu erkranken, von 34 % auf 20 % sank, wenn regelmäßig Lykopin eingenommen wurde, und dass die Entstehung von Metastasen durch die Gabe von Lykopinpräparaten verhindert wurde.

Ernährungswissenschaftler empfehlen Lykopinpräparate als ideale Nahrungsergänzung, wenn man vorwiegend auf Essen in Kantinen und auf den Verzehr von Aufgewärmtem angewiesen ist.

Der vor Krebs schützende Tagesbedarf eines Erwachsenen ist mit 5 reifen Tomaten gedeckt. Wer nicht täglich 5 angewärmte Tomaten essen möchte, kann mit der regelmäßigen Einnahme von Lykopinpräparaten eine ähnliche Wirkung erreichen.

Info

- http://www.cancerdecisions.com/tips/lyco.html

Vitamin C

Es lässt sich nicht verhindern, dass aus der Nahrung und der Luft Krebs auslösende Nitrosamine aufgenommen werden. Gegen diese Stoffe wirkt Vitamin C, das für die Beseitigung schädlicher Stoffe im menschlichen Organismus unentbehrlich ist.

Vitamin C schützt die Zellen des Körpers außerdem vor freien Radikalen. Es ist für Aufbau und Erhalt der Haut von größter Bedeutung, aktiviert das Immunsystem, baut Gifte und Schadstoffe ab und verstärkt die Infektabwehr. Der Mangel an Vitamin C lässt das Immunsystem erlahmen. Bei der heute oft üblichen Ernährung wird die nötige Mindestmenge pro Tag nicht immer erreicht. Die Dosierungsempfehlungen für Vitamin C differieren weltweit in erheblichem Maße; nach neuesten Richtlinien kann eine tägliche Mindestmenge von 150 bis 200 Milligramm (mg) empfohlen werden.

Nach der Lehrmeinung können nur ungefähr 500 Milligramm (mg) verstoffwechselt werden, der Rest wird über die Nieren ausgeschieden.

> Seit Jahren konzentriert sich die Aufmerksamkeit vieler Wissenschaftler auf die Wirkung der Vitamine A, C und E als so genannte Antikrebsvitamine. Vielen medizinischen Laien ist ihre gesundheitsfördernde Kraft bewusst, und im Handel sind zahlreiche ACE-Fruchtsäfte erhältlich.

Bei Krebskranken können Lebensqualität und Lebenserwartung durch hoch dosiertes Vitamin C positiv beeinflusst werden. Daher wird im Rahmen der komplementären Onkologie eine erhöhte Dosis empfohlen. Die Einnahme von hohen Vitamin-C-Dosierungen kann aber auch zu Magen-Darm-Beschwerden in Form von Durchfall führen, je nachdem wie empfindlich die Schleimhaut reagiert. Um diese Nebenwirkungen zu umgehen, können beispielsweise begleitend zu einer Chemotherapie Dosierungen bis zu 15 Gramm als Infusion gegeben werden.

Bei höherer Dosierung werden die Nieren stärker belastet, sodass Patienten mit Nierensteinen vorsichtig mit der Einnahme großer Mengen von Vitamin C sein sollten. Hier ist eine Rücksprache mit dem behandelnden Arzt notwendig.

Info

- http://www.vitamin-c-forum.de

Vitamin E

Für Vitamin E gilt wie für Vitamin C, dass es in der Vorbeugung und bei der Minderung von Nebenwirkungen anderer Therapien unentbehrlich ist. Vitamin E ist eine Sammelbezeichnung für eine überaus wichtige Gruppe fettlöslicher Stoffe mit antioxidativer Wirkung. Bekannt sind bisher 8 dieser Stoffe, von denen 4 als Tokopherole bezeichnet werden.

Vitamin E schützt besonders die fettähnlichen Strukturen in den Zellwänden und unterstützt Hormone und Enzyme in ihrer Wirkung.

Vitamin E vermindert Schleimhautentzündungen, indem es die Zellwände stabilisiert, es schützt Herz und Lunge vor Giften, verbessert die Fließfähigkeit des Blutes, verbessert die Wirkung einer Chemotherapie und schützt die Zellhülle vor freien Radikalen, die leider bei konventionellen Krebstherapien vermehrt entstehen.

Während einer Strahlen- oder Chemotherapie werden 400 bis 800 i. E. Vitamin E täglich empfohlen, der Normalbedarf beträgt nur 5–10 % dieser Menge. Der Normalbedarf lässt sich durch pflanzliche Öle, Getreide, Weizenkeime, Soja, Fischöl und Eier decken. Besonders viel Vitamin E ist in Sojabohnenöl und Maisöl enthalten.

Vitamin-E-Präparate werden häufig vorbeugend als Nahrungsergänzung eingenommen. Obwohl amerikanische Forscher festgestellt haben, dass insbesondere Gamma-Tokopherol vor Prostatakrebs schützt, sollte man zur Krebsvorbeugung bedenken, dass alle Tokopherole im Präparat enthalten sind. Beim Kauf von Vitamin-E-Präparaten sollte man darauf achten, dass sie natürlichen Ursprungs sind, da beispielsweise nur in diesen alle Tokopherole enthalten sind.

Es ist bekannt, dass eine erhöhte Zufuhr dieses Vitamins mit einer niedrigeren Krebsrate einhergeht, dennoch wird Vitamin E noch nicht als Therapie gegen Krebs eingesetzt. Menschen, die blutverdünnende Medikamente einnehmen, sollten mit sehr hohen Dosen vorsichtig sein, da Vitamin E das Blut auf natürliche Weise verdünnt und damit eine erhöhte Blutungsneigung besteht.

Info

- http://www.biokrebs.de

Selen

Selen ist ein chemisches Element und eng mit Schwefel verwandt. Es kommt in Ackerböden vor und gelangt von dort in Abhängigkeit vom Selengehalt des Bodens in die auf den Feldern angebauten Nahrungsmittel.

Selen gehört zu den Spurenelementen des menschlichen Körpers wie Zink, Jod, Kupfer und andere. Es wird zur Bildung einer ganzen Reihe körpereigener Enzyme gebraucht und muss darum täglich zugeführt werden. Seine Bedeutung ist erst seit wenigen Jahrzehnten bekannt. Selenhaltige Enzyme können freie Radikale abfangen, und man hat festgestellt, dass in Gebieten mit besonders geringem Selengehalt in den Ackerböden vermehrt Krebs auftritt.

Die verschiedenen bioaktiven Substanzen verstärken sich in ihrer Wirkung gegenseitig; darum sollte Selen in Kombination mit den Vitaminen A und E eingenommen werden. Zwischen der Einnahme von Selen und Vitamin C sollte ein zeitlicher Abstand von 2 Stunden liegen. Werden Zinkpräparate eingenommen, sollte auch hier eine zeitlich versetzte Einnahme erfolgen.

Selen ist vor allem in Meeresfisch, in Eiern, Hühner- und Schweinefleisch und in Innereien enthalten; der Gehalt in Getreide und Gemüse kann sehr schwanken. Die notwendige Selenzufuhr wird dadurch bestimmt, wie viel Selen verbraucht wird. Wenn aufgrund von Entzündungen und anderer Prozesse vermehrt freie Radikale im Körper anfallen, müssen vermehrt Enzyme gebildet werden, und es muss mehr Selen als Baustein zugeführt werden. Außerdem bindet Selen Schwermetalle, sodass mehr Selen gebraucht wird, wenn es diese entgiftende Funktion wahrzunehmen hat. Es hat sich vor allem als Antagonist zu Quecksilber bewährt, das in Zahnfüllungen aus Amalgam enthalten ist. Zur Abschwächung von Schadwirkungen durch Amalgamfüllungen ist darum beispielsweise auf eine ausreichende Selenversorgung zu achten.

Selen hat eine vorbeugende Wirkung gegen Krebs. In größeren Studien wurde nachgewiesen, dass eine erhöhte Selenzufuhr vor Krebserkrankung schützt. Während aggressiver Krebstherapien schützt es außerdem vor Nebenwirkungen. Es stimuliert das Immunsystem und kann darum bei allen Krebsarten Teil der Basistherapie sein.

Die Wirkung einer Bestrahlung oder Chemotherapie wird nicht beeinträchtigt, auch wenn dies manchmal behauptet wird. Es konnte im Gegenteil in mehreren

Studien nachgewiesen werden, dass Selen während Strahlentherapie eine ausgesprochen zellschützende Wirkung für das gesunde Gewebe entfaltet, während die tumorzerstörenden Wirkungen nicht negativ beeinflusst werden.

Erschöpfung und Mattigkeit in der Nachbehandlung werden durch Selen vermindert. Es regt den Appetit an und macht weniger schmerzempfindlich. Vor allem hat es sich unterstützend in der Therapie von Lymphödemen nach Brustkrebsoperationen bewährt.

Die Dosierung variiert zwischen normaler Dosis und therapeutischer Dosis, zwischen Vor- und Nachbehandlung. Bei Einnahme in höherer Dosierung über einen längeren Zeitraum ist eine ärztliche Rücksprache sinnvoll.

Zur Deckung des Normalbedarfs von 50 bis 100 Mikrogramm (µg) sind Selen-Hefe-Präparate im Handel erhältlich. Die Bioverfügbarkeit des Selens aus den Hefen ist geringer als bei mineralischen Selenverbindungen, da das Selen langsam freigegeben wird. Diese Präparate sind eher zur Langzeitprophylaxe geeignet.

Mineralische Selensupplemente mit anorganischem Selen, die vom Körper schneller aufgenommen werden und direkter in die Zellen gelangen, können vom Arzt in Form von Kapseln und Trinkampullen oder Injektionspräparaten, die anorganisches Selen als Natriumselenit enthalten, zu therapeutischen Zwecken in einer Dosis von 300 bis 500 Mikrogramm (µg) oder sogar höher verordnet werden. Präparate ab 100 Mikrogramm (µg) Selen sind verschreibungspflichtig. Dosierungen über 200 Mikrogramm (µg) sollten in jedem Fall nur unter ärztlicher Kontrolle eingenommen werden. Der Selenspiegel kann jederzeit in Vollblut und Serum gemessen werden, um mögliche Überdosierungen auszuschließen.

Eine Kostenerstattung durch die Krankenkassen ist selten möglich.

Info

- Infoblatt Selen, GfBK Heidelberg, Tel. 0 62 21/13 80 20, http://www.biokrebs.de

Zink

Zink ist an vielfältigen Prozessen in den Zellen beteiligt und kommt als Spurenelement in jeder Zelle des Organismus vor. Es ist Baustein von Enzymen und damit für den Stoffwechsel in den Zellen unabdingbar. Wenn nicht genügend Zink vorhanden ist, reifen und vermehren sich die Zellen, die für das Aufspüren und Vernichten von infizierten Körperzellen zuständig sind, nur ungenügend. Damit steigt die Infektanfälligkeit, was sich bei Menschen mit schweren Vorerkrankungen sehr nachteilig auswirken kann. Zinkmangel begünstigt darüber hinaus die Entstehung chronischer Krankheiten. Zinkmangel kann sich in vielfältiger Weise äußern und ist darum nur schwer zu bestimmen. Ob ein Zinkmangel vorliegt, kann mit Blutuntersuchungen nachgewiesen werden.

Vorbeugend kann man Zink in einer täglichen Dosis von 15 bis 25 Milligramm (mg) einnehmen, zusätzlich zu einer ausreichenden Versorgung mit den Vitaminen A, C und E sowie Selen. Es sollte nicht zu den Mahlzeiten eingenommen werden, da insbesondere Milch und Vollkornprodukte die Aufnahme von Zink verschlechtern.

Durch Zink können giftige Schwermetalle aus dem Körper ausgeleitet werden. Zink schützt außerdem nicht nur gegen Bakterien, Viren und Pilze, sondern es vermindert auch die Entstehung von Krebs. Der Schutz entsteht durch Immunmodulation, während umgekehrt bei Zinkmangel die fein abgestimmte Selbstregulation des Immunsystems aus dem Gleichgewicht kommen kann.

Man hat festgestellt, dass gerade Krebspatienten leicht unter Zinkmangel leiden. Vermutlich wird durch das Tumorwachstum vermehrt Zink aus den Zellen freigesetzt und über die Nieren ausgeschieden. Auch Operationen führen zu vermehrter Ausscheidung von Zink. Werden Zinkpräparate mit anorganischem Selen eingenommen, sollte eine zeitlich versetzte Einnahme erfolgen. Zink unterstützt die Heilungsprozesse bei jeder Art von Hautverletzungen. Es gibt Berichte, nach denen Patienten auf Zinkgaben mit einem besseren Allgemeinbefinden reagierten, und es gibt Hinweise darauf, dass Zink bei einigen Krebsarten das Wachstum der bösartigen Zellen hemmen kann.

Info

- Infoblatt Vitamine und Spurenelemente, GfBK Heidelberg, Tel. 0 62 21/13 80 20, http://www.biokrebs.de

Glutathion

Glutathion ist wie andere Stoffe ein Radikalenfänger und als solcher in der Medizin auch seit langem bekannt. Es setzt sich aus Aminosäuren zusammen, ist also ein Eiweiß, und ist zuständig für die Lebens- und Funktionsfähigkeit der Zellen, insbesondere in der Leber, den Nieren und der Bauchspeicheldrüse. Es hat eine ordnende Funktion bei der normal ablaufenden Zellteilung und unterstützt Reparaturprozesse an beschädigten Genen. Ausschließlich auf Labor- und Tierversuchen beruht die Aussage, es könne die Apoptose auslösen – wie die Selbstzerstörung von Krebszellen genannt wird.

Mit einer ausgewogenen Ernährung kann der Körper seinen Bedarf an Glutathion decken, vor allem aus frischem Gemüse und Obst. Glutathion kommt in Molke vor, in der außerdem Eiweiße enthalten sind, die aus Cystein Glutathion bilden. Es schützt insbesondere die Schleimhäute vom Mund bis zum Magen vor giftigen Stoffen. In verschiedenen Ländern Europas und auch in Amerika wurde Patienten in der Akutbehandlung von Krebserkrankungen Glutathion in sehr hoher Dosierung verabreicht. In der Nachbehandlung reichen 600 bis 1200 Milligramm (mg) täglich.

Auf dem Markt sind verschiedene Präparate mit Preisen zwischen 10 und 30 Euro für eine Tagesdosis. Es ist bislang nicht erwiesen, dass Glutathionpräparate anderen Antioxidanzien oder Schutzstoffen in ihrer Wirkung überlegen sind. Sie sind verschreibungspflichtig, werden aber von den Krankenkassen im Allgemeinen nicht erstattet.

Für Patienten, die sich einer Chemotherapie unterziehen müssen, kann die Gabe von Glutathion zur Reduzierung der Nebenwirkungen beitragen. Auch vor und nach einer Operation und während einer Strahlenbehandlung ist die Anwendung von Glutathion unter Umständen sinnvoll. So gibt es bisher keine eindeutigen Hinweise darauf, dass die Behandlungserfolge durch Glutathion besser als die mit hoch dosierten Vitaminen und Spurenelementen sind. Glutathion wird in Kombination mit Selen und Vitamin B besser aufgenommen, außerdem wird seine Wirkung dadurch auch noch verstärkt. Es kann auch mit anderen Immunmodulatoren kombiniert werden.

Info

- Infoblatt »Glutathion«, GfBK Heidelberg, Tel. 06221/138020
- http://www.centropa.com

Gesunde Fette

Meist wird vor dem Verzehr von zu viel Fett gewarnt, weil es der Gesundheit abträglich ist. Essenzielle Fettsäuren wie Linol- und vor allem Linolensäure sind dagegen wichtige Stoffe für die Bildung von Hormonen, die dann ihrerseits Zellfunktionen steuern und das Zellwachstum regeln. **Linol-** oder **Omega-6-Säure** und **Linolen-** oder **Omega-3-Säure** sorgen für Elastizität der Zellwände, wenn sie dort als Bausteine eingesetzt werden. Sind diese Fettsäuren nicht ausreichend vorhanden, werden statt ihrer gesättigte Fette verwendet.

Linol und Linolen vermindern die Entzündungsneigung. Omega-3-Säuren (Linolen) vermindern außerdem die Klebrigkeit der Blutplättchen und erweitern die Gefäße, sodass der Körper besser durchblutet und mit Sauerstoff versorgt wird. Außerdem wird ihnen als Immunstimulanz eine vor Krebs schützende Funktion zugeschrieben. In Tierversuchen zeigte sich ein Rückgang des Tumorwachstums nach zusätzlicher Gabe von Omega-3-Säure.

Omega-3-Säuren sind vor allem in Fischen wie Makrele, Hering, Lachs und Kabeljau enthalten, aber auch in Olivenöl und Lebertran oder Wild. 1 bis 2 Fischmahlzeiten pro Woche decken den normalen Bedarf.

Während man früher nur zwischen gesättigten und ungesättigten Fetten unterschieden hat, stellte sich in letzter Zeit auch ein Wechselspiel innerhalb der ungesättigten Fettsäuren heraus. Die vor Krebs schützende Wirkung von Omega-3-Säuren wird nämlich durch das Vorhandensein von zu viel Linol- oder Omega-6-Säure gemindert.

Ein ideales Verhältnis wäre viermal so viel Omega-3-Säuren wie Omega-6-Säuren bei der Nahrungsaufnahme.

Tatsächlich ist in unserer Ernährung meist ein deutliches Übergewicht an Omega-6-Säuren vorhanden. Omega-3-Säuren sind mit höherem Anteil nur in einigen Pflanzenölen, wie Leinöl, Weizenkeimöl oder Schwarzkümmelöl (→ S. 147), aber vor allem auch in Tiefsee- und Kaltwasserfischen enthalten. Diese Nahrungsmittel sollten bevorzugt, der Verbrauch von rotem Fleisch, Eiern und Milchprodukten mit den darin überwiegenden Omega-6-Säuren dagegen eher verringert werden.

Schwarzkümmelöl

In Ägypten ist Schwarzkümmel seit Jahrtausenden bekannt, insbesondere als uraltes Gewürz zur natürlichen Linderung und Vorbeugung von Beschwerden und Krankheiten. In fast jeder Hausapotheke Ägyptens ist Schwarzkümmel vertreten. Schwarzkümmelöl wird durch Auspressen der tiefschwarzen Samenkörner bestimmter Schwarzkümmelpflanzen gewonnen. Hierbei ist für Heilzwecke die ägyptische Schwarzkümmelpflanze (*Nigella sativa*) am besten geeignet und zugleich von besonderer Qualität. Das in der Nahrungsergänzung eingesetzte Schwarzkümmelöl muss kalt gepresst sein. Die Ausbeute ist durchaus geringer als bei chemischer Extraktion, dafür aber werden die wertvollen Inhaltsstoffe unverfälscht gewonnen und können somit optimal im »genuinen« Zustand in unseren Organismus gelangen.

Die wichtigsten Vitalstoffe des Schwarzkümmelöls sind die mehrfach ungesättigten Fettsäuren, speziell die Linol- und Gamma-Linolensäuren (→ S. 146), ätherische Öle (Nigelon), Kohlenhydrate und Eiweiß.

> Insbesondere die Linol- und Gamma-Linolensäuren sind für den Menschen für ein intaktes Immunsystem lebensnotwendig. Da unser Organismus jene Fettsäuren nicht herstellen kann, müssen sie in ausreichender Menge zugeführt werden. Einige der in Schwarzkümmelöl enthaltenen Substanzen sind für die menschliche Immunabwehr unverzichtbar.

Es ist wissenschaftlich erwiesen, dass Schwarzkümmelöl besonders wirksam ist zur Stärkung und Unterstützung des aus dem Gleichgewicht geratenen Immunsystems. Krebspatienten gehören zu den abwehrgeschwächten Menschen und bedürfen eine Wiederharmonisierung ihres Immunsystems. In diesem Kontext vermag Schwarzkümmelöl Knochenmarkszellen zu stimulieren, die Produktion von Immunzellen zu steigern, die Interferonprodukion zu erhöhen und die Zahl der Antikörper produzierenden B-Zellen zu vergrößern.

Schwarzkümmel wird angeboten in Weichgelatinekapseln. Die Kapseln sollen täglich morgens, mittags und abends nach den Mahlzeiten mit ausreichender Flüssigkeit eingenommen werden.

Info

- Info: Genuina GmbH, Nußdorf am Inn, Tel. 08034/9162

Soja

Wenn es um Krebs geht, ist neuerdings immer mehr von Phytohormonen oder Isoflavonen die Rede. Diese pflanzlichen Substanzen gleichen in ihrer Struktur menschlichen Östrogenen, regen anders als diese aber kein Krebswachstum an, sondern schützen vor Krebs und können therapeutisch eingesetzt werden. Dies gilt besonders bei Brust- und Prostatakrebs, deren Wachstum durch Östrogen angeregt wird. Die Rezeptoren für Östrogen in den Zellen akzeptieren die pflanzlichen Hormone als menschliches Östrogen, sodass dieses weniger Stellen findet, wo es andocken könnte. Isoflavone, die beispielsweise in Soja enthalten sind, können diese Rezeptoren blockieren.

Der Verzehr von Sojakeimlingen oder Tofu wird als Grund dafür angesehen, dass Brust- und Prostatakrebs in China und Japan viel seltener auftreten als in der westlichen Welt. Im Blut japanischer Frauen wurde eine zehnmal höhere Konzentration von pflanzlichen Hormonen festgestellt als bei Amerikanerinnen; umgekehrt haben Frauen in den USA fünfmal mehr Brustkrebs als Frauen in Asien. Japanische Frauen in Amerika erkranken im selben Maß an Brustkrebs wie Amerikanerinnen, womit eine genetische Ursache ausgeschlossen ist.

Der Verzehr von Soja schützt vor einigen Krebsarten, allerdings sind viele Sojaarten auf dem Markt gentechnisch verändert. Die in Soja enthaltenen Phytohormone sind auch in Kapselform erhältlich, kombiniert mit anderen bioaktiven Substanzen, die vor Krebs schützen. Isoflavone im Soja schützen als Radikalenfänger außerdem vor hormonunabhängigen Krebsarten wie Lungen-, Magen- oder Darmkrebs. Sie verändern die Aktivität von Enzymen und die Bildung von körpereigenem Eiweiß und wirken hemmend auf die Entstehung und Vermehrung von Krebszellen. Ähnlich wie Isoflavone in Soja wirken die Lignane, die nach Verzehr von Getreide und Gemüse, insbesondere auch von Kohl, im Darm gebildet werden. Da der Körper Hormone aus Fetten wie auch aus Alkohol bilden kann, erhöht die westliche Ernährung das Risiko hormonbedingter Krebsarten, während es durch eine fettarme Ernährung vermindert wird. Soja enthält neben Isoflavonen wichtige essenzielle Fettsäuren, Mineralstoffe und bioaktive Substanzen. Aufgrund seines hohen Eiweißgehaltes lässt sich der Fleischkonsum durch den Verzehr von Soja drosseln.

Info

- Kleine-Gunk, Bernd (2004) Phyto-Östrogene. So helfen Ihnen Pflanzenhormone. Trias

Melatonin

Melatonin ist ein Hormon, das für einen erholsamen Schlaf sorgt. Es wird in der Zirbeldrüse, die an der Basis des Gehirns liegt, in erhöhtem Maß abends gebildet. Die Produktion dieses schlaffördernden Hormons ist abhängig von Helligkeit und Dunkelheit. Sie kann gestört werden, wenn Schlafräume ungenügend abgedunkelt sind und wenn bei Fernreisen erhebliche Zeitverschiebungen auftreten.

Melatonin kann über einen Zeitraum von 1 bis 2 Wochen bedenkenlos vor dem Schlafengehen eingenommen werden, um Schlafstörungen zu regulieren und sich an Zeitverschiebungen anzupassen. Über eine längere Dauer, um auf diese Weise das Immunsystem zu stärken, sollte man es jedoch nicht ohne ärztlichen Rat einnehmen.

Der medizinische Nutzen von Melatoninpräparaten, die in den USA frei im Handel erhältlich sind, liegt in der Bekämpfung von Schlaflosigkeit. Da Melatonin außerdem als Radikalenfänger wirkt, hat sich die Meinung verbreitet, regelmäßige Einnahme von Melatonin stärke das Immunsystem. Bei Krebserkrankungen ist es unter Umständen daher hilfreich, sollte aber nur nach Rücksprache mit einem Arzt genommen werden, der Erfahrung mit Krebskranken und der Verordnung von entsprechenden Vitaminen, Mineralstoffen und Spurenelementen hat.

In Mailand wurden bei verschiedenen Krebsarten wie beispielsweise der Lunge, der Brust oder des Magens mit konventionellen Therapieformen bessere Erfolge erzielt, wenn Melatonin begleitend gegeben wurde. Außerdem werden Nebenwirkungen der Chemotherapie verringert.

Anders als in Italien ergaben sich bei Anwendungen von Melatonin in der Schweiz keine nennenswerten Verbesserungen. Es deutet sich sogar an, dass Melatonin bei Leukämie für den Krankheitsverlauf eher problematisch ist. Bisher liegen für eine zuverlässige Anwendung in der Krebstherapie noch nicht genügend wissenschaftliche Untersuchungen vor. Insbesondere über Nebenwirkungen der langfristigen Anwendung ist zu wenig bekannt. Da Melatonin kein beliebiger Radikalenfänger ist, sondern ein Hormon, sollte man es nicht auf eigene Faust ausprobieren. In Deutschland hat Melatonin keine Zulassung.

Info

- http://www.cancerdecisions.com

Enzyme

Enzyme sind Stoffe, die Prozesse in Gang setzen, ohne sich dabei selbst zu verändern. Sie steuern die Stoffwechselvorgänge und beeinflussen neben Blutgerinnung und Wundheilung auch die Immunabwehr. In der Krebstherapie werden vor allem Eiweiß spaltende Enzyme eingesetzt. Dazu gehören Chymotrypsin und Trypsin aus tierischen Bauchspeicheldrüsen, Bromelain aus der Ananas und Papain aus der Papaya. Sie unterstützen die Leistungen des Abwehrsystems und verringern die Nebenwirkungen von Strahlen- und Chemotherapie. Diese Enzyme sorgen dafür, dass Krebszellen, die sich mit einer Eiweißhülle tarnen, vom Immunsystem erkannt und angegriffen werden können. Sie machen das Blut dünnflüssiger und mindern die Haftfähigkeit von aus dem Tumor losgelösten Zellen, sodass diese sich nicht wieder an anderer Stelle im Körper ansiedeln und keine Metastasen bilden können. Enzyme lösen so genannte Immunkomplexe auf, die wie andere Abfallprodukte bei der Auflösung von Tumorzellen das Abwehrsystem verwirren und lähmen.

Die Einnahme von Enzympräparaten sollte 60 bis 90 Minuten vor den Mahlzeiten erfolgen, damit sie besser wirken. Dauer und Dosierung richten sich nach Art und Stadium der Erkrankung. Bei Patienten, die Blut verdünnende Mittel wie Marcumar oder Aspirin einnehmen, ist Vorsicht bei einer Enzymtherapie angeraten.

Die drei Hauptsäulen der Krebstherapie Operation, Chemo- und Strahlentherapie können durch Enzyme nicht ersetzt, sehr wohl aber ergänzt und in ihren Nebenwirkungen gemildert werden:

- Nach Operationen fördern hoch dosierte Enzyme die Wundheilung, mindern das Infektions- und Metastasenrisiko und mindern zusammen mit Lymphdrainage und der Gabe von Selen die Bildung von Ödemen.
- Bei Chemotherapie wirken sie Übelkeit und Appetitmangel entgegen.
- Bei Strahlentherapie mindern sie die durch die Behandlung hervorgerufenen Beschwerden im Bereich der Haut und Schleimhaut.

Enzyme verringern die Schmerzempfindung und können die Wirkung anderer Immuntherapeutika verstärken.

Info

- Infoblatt Enzyme, GfBK Heidelberg, Tel. 0 62 21/13 80 20, http://www.biokrebs.de

Bromelain

In den meisten Enzympräparaten sind alle im vorigen Kapitel erwähnten Enzyme enthalten. Sie wirken ähnlich und ergänzen sich in ihren Aktivitätsbereichen. Dabei hat jedes Enzym bestimmte Vorlieben zur Spaltung bestimmter Eiweißarten. Die pflanzlichen Enzyme sind darüber hinaus – anders als die tierischen – auch dann noch aktiv, wenn der Patient Fieber hat.

Da für Enzympräparate nicht immer die Kosten von der Kasse getragen werden, sind pflanzliche Monopräparate außerdem aus finanziellen Gründen von Vorteil.

In einer kürzlich in Berlin durchgeführten Studie wurde besonders die Wirkung von Bromelain untersucht, das durch Zentrifugierung des Rohextrakts, durch Filtration und Gefriertrocknung aus den Stängeln der Ananaspflanze gewonnen wird.

Schon vor ungefähr 30 Jahren konnten teilweise bemerkenswerte Rückbildungen bösartiger Tumoren nach monatelanger Einnahme von Bromelain beobachtet werden.

Man kann den therapeutisch wirksamen Mindestbedarf an Bromelain nicht mit dem Verzehr von Ananas decken. Bromelain wird zwar resorbiert, wenn es oral genommen wird, sollte aber in magensaftresistenter Form verabreicht werden.

In der genannten Studie mit 15 Brustkrebspatientinnen wurde die Wirksamkeit von Bromelain bei einigen Patientinnen bestätigt, obwohl einige Patientinnen auf die Behandlung nicht deutlich ansprachen. Umfassende klinische Studien liegen mit dem Einzelwirkstoff noch nicht vor.

In Laborversuchen wurde nachgewiesen, dass Bromelain die Teilung von Tumorzellen und damit das Tumorwachstum hemmt. Außerdem konnte gezeigt werden, dass es die Entstehung von Lungenmetastasen eindämmt.

Info

- Anders von Ahlften, Angelika (2002) Enzymtherapie bei Krebs, Trias
- http://www.enzym-initiative-bromelain.de

MGN-3/Bio-Bran

Bei diesem Nahrungsergänzungsmittel handelt es sich um ein spezielles, enzymatisch hergestelltes Abbauprodukt von Reiskleie, welches nach einer komplexen Zuckerverbindung benannt ist. Solchen besonderen Zuckerverbindungen wird nachgesagt, dass sie in der Lage sind, die Immunabwehr zu stimulieren. Genau genommen ist die Substanz eine sogenannte Arabinoxylanverbindung mit dem Namen MGN-3, die in Europa unter dem Handelsnamen BioBran bekannt wurde. In den USA ist es seit 4 Jahren als Nahrungsergänzungsmittel erhältlich. Dort wird es von schätzungsweise 50 000 Krebspatienten eingenommen. Seit kurzem ist dieses Nahrungsergänzungsmittel auch in Europa erhältlich.

Forschungsberichte über diese Substanz sind neben Krebserkrankungen auch im Zusammenhang mit einer Vielzahl von Erkrankungen wie beispielsweise Diabetes sowie Virusinfektionen wie Aids und Hepatitis B und C veröffentlicht worden. Nach Jahren der Anwendung und zahlreichen Giftstoffuntersuchungen gab es keinen Hinweis auf Giftigkeit oder irgendwelche Nebenwirkungen.

Aus den bisher veröffentlichten Forschungsarbeiten geht auch hervor, dass dieses enzymatische Produkt in der Lage ist, ein schwaches Immunsystem stärker zu stimulieren als andere natürliche oder synthetische Mittel. Dies geschieht durch eine Erhöhung der Aktivität der weißen Blutkörperchen, insbesondere der natürlichen Killerzellen, die bei Krebserkrankungen von besonderer Bedeutung sind.

Ergebnisse von Studien mit diesem Nahrungsergänzungsmittel sind in anerkannten medizinischen Fachzeitschriften publiziert worden. Derartige Forschungsarbeiten sind an der UCLA/Drew Universität in den USA durchgeführt worden ebenso wie an verschiedenen Universitäten und medizinischen Forschungseinrichtungen in Japan.

Klar ist auf jeden Fall, dass weitere Untersuchungen erforderlich sind, um auf wissenschaftlicher Grundlage festzustellen, in welchem Maß dieses Produkt die statistischen Überlebensraten bei Krebskrankheiten steigern kann.

Info

- BMT BRAUN Limited, Hessestraße 4, 71159 Mötzingen, Tel 07452/790310
- http://www.biobran.de

OPC Traubenkern

Weintrauben (*Vitis vinifera*) und der daraus gewonnene Wein sind nicht allein schmackhafte Lebensmittel mit langer Tradition – sie weisen auch zahlreiche medizinische Vorzüge auf. Die inhaltsstoffreiche Traube darf sich zu den gesündesten Lebensmitteln zählen. Es gibt offenbar einen kausalen Zusammenhang zwischen der Sterblichkeitsrate in Industrieländern und dem Weinkonsum. Mehrere groß angelegte Langzeitstudien belegen, dass Länder mit hohem Weinkonsum, wie Frankreich, Spanien, Italien und die Schweiz, die geringste Sterblichkeitsrate bei den koronaren Herzerkrankungen aufweisen.

Die Heilkräfte beim Wein sind insbesondere in den Kernen ausgepresster Trauben zu finden. Vor allem den so genannten Oligomeren Proanthocyanidinen (OPC) werden die gesundheitsfördernden Wirkungen zugesprochen.

Der Schlüssel für die Sonderstellung von bioaktivem OPC liegt allerdings in der enormen antioxidativen Wirksamkeit des natürlichen Wirkstoffs. Die vermehrte Bildung hochreaktiver freier Radikale kann zwangsläufig im gesamten Organismus zu einer Überforderung des körpereigenen Entgiftungssystems unserer Zellen führen. Diesen Zustand bezeichnet man als oxidativen Stress. Je nachdem welche Zellen betroffen sind, kann eine Überforderung des Systems zu den verschiedensten Organstörungen und schließlich chronischen Erkrankungen wie Krebs führen. Bei zu lange anhaltendem oxidativem Stress kann es zur Überforderung des Reparatursystems der Immunzellen kommen.

Gerade beim Vorliegen einer Krebserkrankung ist wiederum der Bedarf an Antioxidanzien erhöht, da die Krankheitsaktivität selbst ebenfalls mit einer vermehrten Produktion an freien Radikalen einhergeht. Laut wissenschaftlichen Studien ist die antioxidative Wirkung von OPC ca. 18-mal stärker als die von Vitamin C und ca. 40-mal stärker als die von Vitamin E.

OPC ist direkt über die Mundschleimhaut oder den Magen innerhalb von Sekunden im Blut nachweisbar und durch seine rasche Verteilung im Körper bioverfügbar.

OPC gibt es in Kapseln und Tabletten. Einzunehmen ist OPC morgens, nüchtern und mindestens eine halbe Stunde vor dem Frühstück.

Info

- Info: Genuina GmbH, Nußdorf am Inn, Tel. 08034/9162

Aloe vera

Aloe vera zählt zu den Nahrungsergänzungsmitteln, die in letzter Zeit sehr aggressiv beworben werden. Die Aloe vera besitzt möglicherweise Eigenschaften, die bei der Heilung von Krebs eingesetzt werden können. Makropolysacharide (langkettige Zucker), die sich in der Aloepflanze befinden, stimulieren nachweislich das Immunsystem. Diese Stimulation kann sowohl bei der Krebsbehandlung als auch bei der Vorbeugung gegen Krebs von Nutzen sein. Kritiker bemerken allerdings, dass abhängig vom Herstellungsverfahren Aloepräparate vermehrt Anthrachinone (so genannte Aloine) enthalten können, die im Verdacht stehen, Krebs erregend zu sein.

Wegen der abführenden Wirkung sind bei längerer innerlicher Einnahme unbedingt Pausen einzuhalten, und eine Rücksprache mit dem behandelnden Arzt ist sinnvoll. Aloe-vera-Präparate zur äußerlichen Anwendung sind hingegen sehr gut wirksam, um Hautreaktionen während und nach einer Strahlentherapie zu vermindern.

Das Problem bei Aloe-vera-Präparaten ist, dass ihre Qualität und Zusammensetzung nicht wirksam überwacht werden können. Man kann leicht Aloeprodukte im Handel finden, die die Aufschrift 100% Aloe vera tragen, obwohl sie nur eine ganz geringfügige Menge reinen Pulvers enthalten, das mit Wasser verdünnt wurde. Viele Produkte enthalten einerseits kaum Vitamine und Mineralstoffe, andererseits können Konservierungsmittel nachgewiesen werden. Problematisch ist auch je nach Herstellungsverfahren die Verunreinigung des aus dem Mark gewonnenen Gels durch aloinhaltigen Blattsaft, der bereits im Milligrammbereich durch seine stark abführende Wirkung gesundheitsschädliche Nebenwirkungen hervorrufen kann.

Es gibt viele Aloepflanzer oder Erzeuger auf der Welt und hervorragende Laboratorien, die ihre Erzeugnisse richtig verarbeiten und als reine Präparate in den Handel bringen. Wenn die Aloe ihre heilkräftigen Eigenschaften behalten soll, muss sie nach bestimmten Regeln angebaut, geerntet, verarbeitet und konserviert werden. Der Käufer sollte deshalb bei der Wahl auf die Herkunft des Produktes achten. Für Aloeprodukte gibt es ein Qualitätssiegel des *International Aloe Science Council – IASC*, auf das man achten kann. Die Verbraucherzentrale Hessen rät, nur Produkte zu verwenden, die aus kontrolliert biologischem Anbau stammen.

Info

- http://www.santaverde.de

Kombucha

Kombucha wird als Teepilz bezeichnet, ist jedoch eigentlich eine Symbiose aus verschiedenen Hefen und Bakterienarten mit antibiotischer Wirkung. Kombucha wächst auf gezuckertem Aufguss von schwarzem oder grünem Tee und vergärt ihn zu einem aromatischen, kohlensäurehaltigen Getränk. Diesem Getränk wird eine Steigerung der Vitalität und Heilkraft bei Magen-Darm-Erkrankungen zugeschrieben.

Kombucha wurde seit dem ersten Drittel dieses Jahrhunderts immer wieder untersucht, doch liegen bisher keine eindeutigen Ergebnisse vor. Vor kurzem hat man in einer Studie festgestellt, dass sich nach Verabreichung von Kombucha über mehrere Wochen die Zahl der weißen Blutkörperchen normalisiert. Dies gilt sowohl für zu hohe als auch für zu niedrige Leukozytenzahlen. Neuere Studien geben Hinweise darauf, dass mit Kombucha Gehirntumoren und Leukämie erfolgreich behandelt werden konnten.

Die Möglichkeit einer zuverlässigen Therapie mit Kombucha muss durch weitere Untersuchungen erst noch erhärtet werden. Man kann jedoch schon jetzt versuchen, den Regenerationsprozess nach einer Chemotherapie durch Verabreichung von Kombucha zu beschleunigen.

Dies gilt umso mehr, als Kombucha auf das Immunsystem wirkt, indem es die Bildung von Interleukin-2 anregt. Interleukin-2 ist ein Botenstoff und reguliert die Bildung von T-Lymphozyten, die ihrerseits Krebszellen erkennen und bekämpfen können.

Generell wirkt Kombucha immunstärkend und entzündungshemmend, ist aber kein Allheilmittel, wie oft behauptet wird. Kombucha gibt es als fertiges Getränk in Apotheken und Reformhäusern, kann aber auch mit Hilfe einer Kombuchakultur selbst hergestellt werden.

Info

- Fasching, Rosina (1997) Teepilz Kombucha. Das Naturheilmittel und seine Bedeutung. Ennsthaler

Heilpilze

Die chinesische und die japanische Medizin kennen zahlreiche Pilze mit heilender Wirkung, beispielsweise bei Herz-Kreislauf-Erkrankungen, bei Ödemen, Gastritis oder Hepatitis.

Shiitake, Maitake, Reishi und Hericium stärken das Immunsystem, wie aus zahlreichen Untersuchungen hervorgeht. Diese Eigenschaft spielt in der Krebsvorbeugung und -therapie eine Rolle. Die Pilze enthalten eine ganze Reihe bioaktiver Substanzen (→ S. 137) und versorgen den Organismus mit Stoffen, die er zur Aufrechterhaltung des Immunsystems braucht. Neben Eiweiß enthalten sie auch Ballaststoffe. Diese beschleunigen die Passage des Nahrungsbreis durch den Darm, womit die Einwirkungszeit möglicher Krebs fördernder Stoffe verkürzt wird. Außerdem binden sie Krebs erregende Substanzen, so dass diese nicht aufgenommen werden.

Pilze speichern Wasser und Mineralien wie kleine Schwämme. Leider speichern sie auch Stoffe aus der Umwelt, die der Gesundheit schaden. Darum dürfen nur Pilze aus streng kontrolliertem Anbau medizinisch verwendet werden.

Reishi und Hericium sammeln Germanium, ein Metall, das in der Natur nur sehr selten vorkommt, und stellen damit eine organische Verbindung her, die eine deutliche Antitumorwirkung hat. Reishi enthält außerdem Spurenelemente und wie der Shiitake Lentinan, das gegen Tumorzellen im Verdauungstrakt wirkt. Da er als Speisepilz nicht genießbar ist, wird er nur zu Heilzwecken angebaut.

Hericium enthält neben Zink und Germanium auch Selen und ist in der Krebstherapie, bei Geschwüren und Entzündungen einsetzbar. Er wirkt stimmungsaufhellend und beruhigend.

Maitake wirkt besonders in Kombination mit Vitamin C Krebs hemmend.

Der Eichhase, ein Pilz, von dem nur die unterirdisch wachsenden Pflanzenteile verwendet werden, enthält Ballaststoffe mit Antitumoreffekten.

Info

- Kapseln mit Heilpilzextrakten gibt es über die MykoVital Heilpilze GmbH, Talweg 4, 63694 Limeshain, Tel. 06047/98760, http://www.mykovital.de
- Lelley, J. (1997) Die Heilkraft der Pilze. Gesund durch Mykotherapie. Econ

Kaffee – nicht die Bohne ungesund

Kaffee ist ein weitverbreitetes Getränk und stand auch schon im Verdacht, Krebs auslösen zu können oder zumindest zu begünstigen. Nach neuesten Erkenntnissen gibt es jedoch keinen Grund, auf den Genuss von Bohnenkaffee zu verzichten. Das beliebte Getränk wirkt nicht nur gegen Migräne und Müdigkeit, es hat auch eine die Wasserausscheidung fördernde Wirkung und beschleunigt die Darmpassage. Man vermutet, dass diese Beschleunigung des Verdauungsprozesses vor Dickdarm- oder Leberkrebs schützt.

Bei einer schnelleren Darmpassage können Krebs fördernde Stoffe nicht so lange auf die Darmschleimhaut einwirken. Bestimmte Fettstoffe können die Gene in der Zelle außerdem vor aggressiven Stoffwechselprodukten bewahren.

Viele Untersuchungen in Nord- und Südeuropa, Asien und den USA wurden durchgeführt, um nachzuweisen, dass Brust-, Eierstock-, Blasenkrebs oder andere Wucherungen durch Kaffee verursacht werden, doch konnte in keiner der Untersuchungen ein solcher Zusammenhang nachgewiesen werden. Vielmehr stellten französische Wissenschaftler im Auftrag des Ernährungsministeriums in langjährigen Querschnittsuntersuchungen fest, dass bei einem regelmäßigen Genuss von 4 Tassen Kaffee am Tag die Wahrscheinlichkeit, an Darmkrebs zu erkranken, um ein Viertel geringer war.

In diesem Zusammenhang sei darauf hingewiesen, dass Kaffee keineswegs als Flüssigkeit zur Medikamenteneinnahme geeignet ist, ebenso wenig koffeinhaltige Limonaden oder alkoholische Getränke. Medikamente werden am besten mit Wasser eingenommen.

Wie bei vielen anderen Stoffen aus der Nahrung, die schützend gegen Krebs wirken können, ist auch bei Kaffee eine Grenze einzuhalten. Wird diese überschritten, drohen Blutdruckerhöhung und Schlimmeres. Außerdem kann Kaffee Vitamin C zerstören und die Wirkung von Medikamenten negativ beeinflussen.

Info

- Hessmann-Kosaris, Anita (2000) Kaffee: Nicht die Bohne ungesund. Mosaik
- http://www.coffeescience.org

Schadstoffe ausleiten

Unser Körper ist einer Vielzahl physikalischer und chemischer Umweltbelastungen ausgesetzt, die ausgeschieden werden müssen. Leider sorgen zudem viele Ursachen wie falsche bzw. einseitige Ernährung, Medikamentengifte, der übermäßige Konsum von Genussmitteln und das Vorliegen chronischer Erkrankungen dafür, dass das normale Maß überschritten wird und die körpereigenen Selbstheilungskräfte überfordert werden. Aus Luft und Nahrung gelangen Schwermetalle und Umweltgifte in den Organismus, wo sie feste Verbindungen mit dem körpereigenen Eiweiß eingehen können.

Die große Anzahl von Umweltgiften kann im Zusammenhang mit der Entstehung von Krebs stehen, wie Ergebnisse verschiedener Tierversuche nahe legen. Da bisher keine eindeutige Ursache für die Entstehung von Krebs gefunden werden konnte, muss davon ausgegangen werden, dass jede Belastung – insbesondere, wenn sie zusammen mit anderen auftritt – der entscheidende Tropfen sein kann, der das Fass zum Überlaufen bringt. Bei unklaren Beschwerden oder chronischen Erkrankungen sollte also unbedingt im Blut oder durch einen Speicheltest nach belastenden Umweltgiften oder Schwermetallen gefahndet werden. Auch durch einen Kaugummitest, durch einen DMPS-Mobilisationstest, bioelektronische Testverfahren (→ S. 80/81) oder Haaranalysen (→ S. 83) können Umweltgifte nachgewiesen werden. Der Kaugummitest dient zum Nachweis einer möglichen Amalgambelastung aus Zahnfüllungen, während der DMPS-(Mercuval®)Mobilisationstest auf die allgemeine Belastung des Organismus durch Quecksilber hinweist.

Quelle für einen erhöhten Bleigehalt im Blut kann das Trinkwasser sein. Alte Wasserleitungen können Blei abgeben, auch wenn sie beschichtet sind, sodass das Trinkwasser zum Hauptvergifter durch Blei geworden ist, seitdem die Autoabgase nach Einführung der Katalysatoren in dieser Hinsicht an Bedeutung verloren haben. Ein weiteres und vielleicht größeres Problem kann Quecksilber sein, das in Amalgamfüllungen immer noch verwendet wird und von dort aus in den Körper gelangen kann.

Quecksilber und Blei werden in Organen, im Bindegewebe und Knochen eingelagert und nicht abgebaut. Die giftigen Metalle können zum Teil aus dem Körper mit Hilfe von DMPS, Selen, Zink, Ausleitungsöl, spezifischen Nosoden und auch Algenpräparaten ausgeleitet werden.

Algen haben als Eiweißquelle in Europa zwar nicht die Bedeutung wie in Asien und tragen auch nicht nennenswert zur Vitaminversorgung bei, können die Entgiftung des Körpers aber sinnvoll unterstützen. Einige Algenarten nehmen bis zu 30 % ihres Trockengewichtes an Schwermetallen auf. In einer Studie zur Wirkung der Alge Spirulina platensis wurde bei fast allen Patienten, die das Algenpräparat und zusätzlich Selen erhielten, eine deutliche Verbesserung des Befindens festgestellt. Die Bleiwerte im Blut wurden reduziert und erreichten Normalwerte. Außerdem wurde der Fettstoffwechsel verbessert.

Durch Algenpräparate wird das Immunsystem gestärkt, und die Zellen werden vor Strahlenschäden geschützt, indem die Stabilität der Zellen erhöht wird. Allergien, Asthma und Kopfschmerzen bessern sich. Auch in Verbindung mit schwefelhaltigen Aminosäuren, wie sie in Eiern enthalten sind, wird Quecksilber durch Algen aus dem Gewebe gelöst und kann über den Darm ausgeschieden werden. Algen enthalten Selen, Magnesium, Eisen und Vitamine, die zu einer Entgiftung beitragen können. Da Quecksilber bei Mineralmangel nicht ausgeschieden werden kann, müssen verschiedene Mikronährstoffe wie Magnesium, Kalium und Kalzium eventuell zugesetzt werden.

Zink ist ein Gegenspieler von Quecksilber und anderen Schwermetallen wie Blei. Es kann sie in kleinen Mengen aus dem Körper ausleiten. Außerdem ist Zink (→ S. 144) bedeutsam für die Bildung vieler Enzyme und wichtig für das Immunsystem. Selen (→ S. 142/143) hat einen deutlichen Einfluss auf die Ablagerung von Quecksilber im Körper, wobei vor allem anorganische Selenverbindungen geeignet sind, Quecksilber zu binden und auszuscheiden. Selen-Hefe-Verbindungen scheinen hier weniger geeignet.

Auch Vitamin C (→ S. 140) fördert die Ausscheidung von Schwermetallverbindungen. Eine ideale Kombination ist das Ausleitungsöl nach Dr. Charles Fernando (→ S. 160). Aber nicht nur Metalle, sondern auch Östrogene und Pestizide können den Körper belasten. Zwar sind viele Pestizide und Düngemittel in Europa verboten, in anderen Ländern, aus denen die landwirtschaftlichen Produkte nach Deutschland eingeführt werden, aber nicht.

Info

- Interdisziplinäre Gesellschaft für Umweltmedizin, IGUMED Geschäftsstelle, Fedelhören 88, 28203 Bremen, Tel. 04 21/4 98 42 51, http://www.igumed.de
- Algen: http://www.sanatur.de

Ausleitungsöl (nach Dr. Charles Fernando)

Vitalität und Gesundheit hängen eng mit der Reinigung und Entgiftung unseres Organismus zusammen. Wenn die Ausscheidungsorgane den Belastungen durch Gifte nicht mehr gewachsen sind, dann werden diese im Gewebe eingelagert. Die optimale Funktion unserer Ausleitungsorgane entscheidet über die Qualität der Entgiftung. Unter Entgiftung ist dabei zu verstehen, dass Toxine, also Gift- und Schadstoffe, aus dem Körper entfernt, neutralisiert oder umgewandelt werden. Bestimmend für die Ausleitung sind unsere Entgiftungsorgane. Dazu gehören Darm, Leber und Galle, Niere und Harnblase, Lunge und Bronchien, Lymphe, Haut und Bindegewebe.

Im Rahmen einer Therapie spielt die optimale Ausleitung von Giftstoffen die wichtigste Rolle bei der Wiederherstellung von Vitalität und Gesundheit über eine Normalisierung der körpereigenen Selbstheilungskräfte.

Das natürliche Ausleitungsöl nach Dr. Fernando, basierend auf einer Zusammensetzung aus qualitativ hochwertigen und höchst bioverfügbaren Substanzen, stellt einen Oxidationsschutz der Zellen vor Vergiftungserscheinungen dar (Reduktion der Wirkung von freien Radikalen) und dient insbesondere zur Entgiftung durch Ausleitung von Schwermetallen, Schadstoffen und Arzneimitteln. Das Ausleitungsöl enthält Chlorophyll, Traubenkernöl, Leinöl, Nachtkerzenöl und Vitamin E (→ S. 141). Die pharmakologische Wirkung des Ausleitungsöls liegt in der Gesamtheit der bioaktiven Nährstoffe. Sie arbeiten im Stoffwechsel zusammen und ergänzen sich in ihrer Wirkung. Darüber hinaus stehen die Vitalstoffe untereinander in Verbindung, indem ein Vitalstoff von einem anderen in seiner Wirkung gefördert oder unterstützt wird.

Wie bei allen Naturheilmitteln kann es bei der Ersteinnahme des Ausleitungsöls zu einer Erstverschlimmerung kommen. Durch die Aufnahme des Ausleitungsöls kommt es zu einer Zirkulation von Toxinen im Organismus, welche in Geweben und Organen abgelagert sind, so dass eine kurzzeitige Verstärkung krankheitsähnlicher Symptome möglich ist.

Das Ausleitungsöl ist früh morgens (1/2–1 Teelöffel) nüchtern einzunehmen. Den Patienten wird angeraten, über den Tag verteilt mehrere Liter Flüssigkeit (stilles Wasser, Kräutertee) zur Unterstützung und Anregung der Ausleitung zu trinken.

Info

- http://www.olibanum-bv.com

Umstrittene Nahrungsergänzungsmittel: Béres-Tropfen – Noni – Haifischpulver – Avemar® – Vitamine nach Dr. Rath – Man-Koso – Laetrile

Dr. Béres beschäftigte sich als Chefarzt einer Klinik in Ungarn über 35 Jahre wissenschaftlich mit sanften Heilmethoden. Im Rahmen dieser Tätigkeit entwickelte er ein Präparat, die so genannten Béres-Tropfen, zur Stärkung von Stoffwechsel und Immunsystem. Die Tropfen wirken bei den unterschiedlichsten Krankheiten. Der grundlegende Gedanke ist, dass Krankheiten durch den Mangel bestimmter Stoffe entstehen. Durch Zufuhr dieser Stoffe werden die Krankheitserreger in ihrer Vitalität geschwächt bzw. der Organismus gestärkt.

Die Tropfen sollen bei Verdauungsstörungen und Übelkeit, entzündlichen Prozessen aller Art, bei Schmerzen und Schlaflosigkeit wirken, sie verbessern das Blutbild und wirken blutdrucksenkend. Auch bei Diabetes und Nierenkrankheiten hat sich das Mittel bewährt. Da die Wirkstoffe auch von Tumorzellen aufgenommen werden, diesen aber im Gegensatz zu den gesunden Zellen schaden, ist das Mittel auch unterstützend in der Krebstherapie einsetzbar. Auch wenn Einzelfälle von Heilungen beschrieben werden, ist es kein universelles Heilmittel. Die Tropfen haben keine Nebenwirkungen und sind in Europa frei verkäuflich. Sie sollten über einen Zeitraum von 3 bis 4 Monaten eingenommen und durch die tägliche Aufnahme von 100 Milligramm Vitamin C ergänzt werden.

Die Kosten belaufen sich in Ungarn auf ca. 1 Euro pro Flasche. In Deutschland und der Schweiz werden dieselben Flaschen zu Preisen zwischen 30 und 60 Euro pro Flasche durch scheinbar uneigennützige Forschungsgesellschaften vertrieben! Im Monat werden 2 bis 4 Flaschen gebraucht.

Noni ist die Frucht eines Baumes, der auf einigen Südseeinseln wächst. Die reife Frucht, die nach altem Käse riecht, hat verschiedene medizinisch wirksame Inhaltsstoffe. Sie hilft bei Müdigkeits- und Erschöpfungszuständen, wirkt entzündungshemmend, ist ein unterstützendes Schmerzmittel und hat möglicherweise Krebs vorbeugende Wirkung. In einem japanischen Laborversuch zeigte sich, dass ein besonderer Wirkstoff dieser Frucht das Wachstum von Vorläufern von Krebszellen hemmen kann. In einem Tierversuch wurde die Lebenszeit erheblich verlängert. Außerdem verstärkt Noni angeblich die Wirksamkeit Krebs hemmender Medikamente.

Ein anderer Wirkstoff der Nonifrucht stärkt die Festigkeit der Eiweißmoleküle, stimuliert das Immunsystem, regt die Darmtätigkeit an, belebt und steigert das geistige Leistungsvermögen. Dadurch kann der Körper besser auf Belastungen psychischer und physischer Art reagieren. Ein Extrakt in Pulverform ist in Apotheken erhältlich.

Noni wird von vielen Herstellern oder Vertreibern unverantwortlicherweise als Krebsheilmittel propagiert, obwohl eindeutige Dokumentationen fehlen!

Haifischpulver steht fälschlicherweise in dem Ruf, Krebs heilen zu können. Der Handel mit dem Pulver aus Haifischknorpel hat inzwischen dazu geführt, dass der natürliche Bestand der beiden Haifischarten, aus denen der Knorpel gewonnen wird, bedroht ist. Eiweißstoffe des Knorpels sollen die Bildung der Blutgefäße verhindern, die der Tumor zu seiner Versorgung braucht. Wissenschaftliche Studien, die diese Behauptung bestätigen, liegen nicht vor. Nebenwirkungen entstehen keine. Die behauptete Wirkung ist aber nicht sicher, und es ist noch nicht geklärt, auf welche Art die Eiweißstoffe verabreicht werden müssen, um die Angiogenese zu blockieren. Bisher wird Haifischknorpel als Nahrungsergänzungsmittel angeboten, möglicherweise wirken die heilsamen Eiweißverbindungen aber nur, wenn sie in den Tumor gespritzt werden.

Avemar® ist ein Produkt aus Weizenkeimextrakt und in vielen Ländern als Nahrungsergänzungsmittel erhältlich. Es handelt sich dabei um eine Vielzahl biologisch aktiver Substanzen, die aus fermentierten Weizenkeimen extrahiert werden. Avemar® ist ein Radikalenfänger und hat in höherer Dosierung eine immunstimulierende Wirkung, die sich möglicherweise hemmend auf das Tumorwachstum auswirkt.

Avemar® kann über einen langen Zeitraum eingenommen werden. Da Vitamin C die Wirkung von Avemar® hemmt, sollte das Präparat mit einem zeitlichen Abstand zu den Mahlzeiten von etwa 2 Stunden eingenommen werden.

Tierversuche im Labor zeigten, dass das Präparat die Entstehung von Metastasen bei verschiedenen Krebsarten der Haut, der Lunge, der Niere und des Darms verhindern kann. Nebenwirkungen wurden bisher nicht bekannt.

Info

- http://www.avemar.de

Die **Vitaminpräparate nach Dr. Rath** werden in letzter Zeit gerade im Kreis von Krebskranken massiv beworben und zählen zu der unüberschaubaren Vielzahl von Produkten, die es auf dem Gebiet der Nahrungsergänzung gibt.

In erster Linie ist die massive, heilungsversprechende Werbung bei Tumorerkrankungen für die Produkte von Dr. Rath in Frage zu stellen.

Für die Nahrungsergänzung richtet Dr. Rath besonderes Augenmerk auf die Aminosäuren, die Grundlage des Eiweißstoffwechsels sind. Bezüglich der Einnahme und einer positiven Wirkung von Aminosäuren bei Krebserkrankungen allerdings gibt es außer bei ihm keine Angaben, die sich irgendwo in der wissenschaftlichen Literatur wiederfinden. Man kann insgesamt keinen Vorteil gegenüber anderen auf pflanzlicher Basis beruhenden Nahrungsergänzungen feststellen. Bevor diese Produkte eingenommen werden, sollte auch das Preis-Leistungs-Verhältnis kritisch betrachtet werden, da die Produkte von Dr. Rath sehr kostenintensiv sind und der Vertrieb nur über ein spezielles Händlernetz erfolgt.

Man-Koso wird in Asien seit über 20 Jahren aus Dutzenden allgemein bekannter natürlicher, pflanzlicher Zutaten in einem besonders aufwendigen Fermentierungsvorgang hergestellt. Nach Angaben der Hersteller baut es das Immunsystem auf und reguliert es. Durch Normalisierung des Stoffwechsels, der Krankheitsabwehr und der Beseitigung biologischer Defizite bewahrt Man-Koso die Gesundheit und steigert das Wohlbefinden. Die einmalige Zusammensetzung soll das körpereigene Abwehrsystem wieder zur Höchstleistung bringen. Durch ein intaktes Abwehrsystem werden die Selbstheilungskräfte mobilisiert, wodurch der Körper in der Lage ist, sich selbst zu helfen. Erstaunliche Erfolgsberichte aus Japan sollen das belegen.

Man-Koso wird aus mehr als 50 Nutzpflanzen wie Früchten, Gemüse, Getreide und Meeresalgen hergestellt.

Unter Zusatz von Hefepilzen, Milchsäurebakterien werden die Extrakte in klimatisierten Produktionshallen fermentiert. Bei der **Fermentierung** würden die Strukturen der Ursprungspflanzen verändert und in neue Wirkstoffe umgewandelt. Das Produkt ist recht teuer und die Höhe des Preises durchaus zu hinterfragen.

Info

- http://www.mk-europa.de

Schon in den 70er-Jahren des vergangenen Jahrhunderts sorgte **Laetril** als ein Wirkstoff, der besonders in den Kernen von Aprikosen und Äpfeln enthalten ist, in den USA als Antikrebsmittel für Schlagzeilen. Aprikosenkerne enthalten einen hohen Anteil an Vitamin B_{17}, das auch als *Mandelonitril* oder *Amygdalin* bezeichnet wird. Darin wiederum liegt Blausäure in einer inaktiven Form vor, die gesunden Zellen nicht schaden, jedoch auf Tumorzellen eine toxische (= giftige) Wirkung haben soll. Von den Befürwortern dieses Mittels werden zur Krebsvorsorge 10 Aprikosenkerne täglich und bei einer bestehenden Tumorerkrankung sogar 30–50 Kerne als Nahrungsergänzung empfohlen. Die Kerne sollen nicht unzerkaut gegessen werden, sondern zu Brei zermahlen, geraspelt oder zerstoßen werden.

Zur Anwendung bei Krebserkrankungen ist zu sagen, dass trotz vereinzelter viel versprechender Labor- und Tierversuche, in denen die Wirkung an sogenannten Tumorzelllinien (Haut, Sarkom, verschiedene Formen der Leukämie, Brustkrebs) untersucht wurde, bisher eine Wirkung am Patienten anhand einer gut dokumentierten klinischen Studie nicht festgestellt werden konnte.

Die positiven Aussagen über die Wirksamkeit bei Krebserkrankungen beruhen auf Erfahrungsberichten. Die empfohlenen Tagesdosen werden in der Presse sehr unterschiedlich angegeben. Gewarnt wird vor allem davor, dass Mandelonitril zum Teil in das starke Gift Blausäure umgewandelt wird und bei Einmaldosen von mehr als 1 Gramm Todesfälle aufgetreten sind. Allerdings soll gesunden Zellen das Enzym, das Vitamin B_{17} in Blausäure umwandelt, weitgehend fehlen, während Tumorzellen dieses Enzym (β-Glucosidase) in 3000fach höherer Konzentration enthalten. So zeigt die Erfahrung von Betroffenen und tierexperimentellen Untersuchungen, dass selbst bei hohen Dosierungen von 2–3 Gramm täglich oder 40–50 Aprikosenkernen keine toxischen Nebenwirkungen auftreten. Anfänglich kann jedoch Übelkeit oder Schwindel hervorgerufen werden, die nach Reduzierung der Dosis vollständig abklingen.

Körper und Geist im Einklang

Bewegung

Bewegung hat schon seit langem einen hohen Stellenwert in der Vorbeugung, in der Rehabilitation und Nachsorge. 1981 gab es die erste spezielle Sportgruppe in der Nachbehandlung von Krebserkrankungen.

In mehreren wissenschaftlichen Untersuchungen konnte belegt werden, dass körperliche Aktivität der Entstehung von Krebserkrankungen vorbeugt und vor allem in der Nachbehandlung positive Effekte hat.

Sporttherapeutische Initiativen erhalten einen immer größeren Stellenwert. Im Mittelpunkt stehen bei diesen sportlichen Aktivitäten die individuelle Belastungsfähigkeit und persönlicher Ehrgeiz oder persönliche Vorlieben.

Das individuelle, durch die Krankheit eingeschränkte Leistungsvermögen muss berücksichtigt werden. So sind die spielerischen Möglichkeiten gymnastischer Übungen nach Brustamputationen relativ begrenzt, dennoch sollte nicht auf körperliche Aktivität verzichtet werden. Beispielsweise können spezielle Übungen die nach einer solchen Operation auftretenden Lymphödeme verschwinden lassen.

Bewegungsübungen beugen verkrampften Schonhaltungen und Fehlhaltungen vor. Dazu können bereits Auflockerungs- und Erwärmungstraining zu Beginn jeder Übungsstunde beitragen.

Leichtathletik, Langstreckenlaufen, sogar Kugelstoßen können zum Trainingsprogramm gehören, und es ist nicht unmöglich, trotz Krebs jedes Jahr sogar das Sportabzeichen zu erwerben.

Körperliche Bewegung muss aber weder heftig noch ausgiebig sein, um der Gesundheit zu nützen, sie muss nicht in speziellen Kursen und besonderen Räumen erfolgen.

Der Alltag hält viele Möglichkeiten bereit, sich zu bewegen. Oft reicht es schon, aufzustehen, im Haus, im Garten, in den Straßen und im Freien spazieren zu gehen. Leben braucht Bewegung. Durch Spaß und Freude an der Bewegung wird das Vertrauen in den eigenen Körper stabilisiert.

Therapeutische Sportgruppen müssen nicht gleich als solche kenntlich sein, sondern können Spaß machen und sich an spielerischen oder tänzerischen Bewegungsformen orientieren.

Wie anderer Sport auch, ist der speziell therapeutisch ausgerichtete Sport eine gesellige Angelegenheit, sodass man im Rahmen regelmäßigen Bewegungstrainings leichter aus einer eventuell bestehenden Isolation nach überstandener Krebstherapie herausfindet.

Bewegung und sozialer Rückhalt in der Gruppe tragen zur Alltags- und Krankheitsbewältigung bei. Wer den Schock der Diagnose und die Therapie ertragen hat und zum passiven Dulden gezwungen war, kann in der Sportstunde wieder aktiv werden. Man stellt fest, was man kann, wo die Grenzen sind und dass sie möglicherweise gar nicht so eng sind, wie man vermutet hat.

Sport in der Krebsnachsorge ist auf Kontinuität angelegt wie auf soziales Miteinander. Die Gruppenmitglieder sind in vergleichbarer Situation, können Erfahrungen austauschen, sich gegenseitig Sorgen und Ängste nehmen oder an schlechten Tagen auch zu bestimmten sportlichen Übungen ermuntern.

Eine besonders gute Möglichkeit für körperliche Aktivität sind Tanzgruppen (→ S. 196/197), wo Bewegung, Geselligkeit und Freude an Musik gleichzeitig und gleichgerichtet wirken.

Neben leichtem Training, Gymnastik, Spiel und Tanz gibt es jahrtausendealte asiatische Bewegungsschulen, wie Qigong (→ S. 174), Tai-Chi (→ S. 175) oder Yoga (→ S. 172/173). Dabei führt die Körpererfahrung zu einem ruhigen Gemüt und besserer Konzentrationsfähigkeit. Hier steht Bewegung im Rahmen ganzheitlicher Lebenskonzepte; der Mensch ist nicht nur Körper, sondern wird zusammen mit geistig-seelischen und den sozialen Dimensionen als Ganzheit gesehen.

Die Erfahrung von Bewegung bildet zur Körpererfahrung von Krankheit und Schmerzen ein positives Gegengewicht, durch aktive Beweglichkeit können positive Lebensperspektiven eröffnet werden. Der Bewegungsapparat muss und will bewegt werden, sonst verkümmert er, und die Befindlichkeit des Körpers verschlechtert sich.

Bewegungen können auch ins Wasser verlagert und dadurch, wenn nötig, gewissermaßen entschärft werden, wenn sie Schmerzen verursachen oder Angst vor Stürzen besteht. Das Körpergewicht wiegt hier geringer, das Wasser trägt, setzt aber gleichzeitig den Bewegungen ein Hindernis entgegen, sodass mehr Kraft aufgewendet und die Muskeln stärker angespannt werden müssen.

Info

- Kontaktadressen über Landessportbünde, Selbsthilfegruppen und psychosoziale Beratungsstellen – siehe Anhang

Entspannung – Progressive Muskelentspannung – Autogenes Training – Atemübungen

Die drei wichtigsten Verfahren zur Entspannung bestehen in der Einflussnahme auf die Atmung, den Körper und das Vorstellungsvermögen.

Die drei genannten Zugangsmöglichkeiten schließen sich nicht gegenseitig aus, sondern ergänzen sich je nach Schule in unterschiedlichem Maß und können individuellen Bedürfnissen oder Vorlieben entsprechend stärker oder schwächer gewichtet werden. Es gibt verschiedene westliche und östliche Atemschulen. Zur körperlichen Entspannung gehören Tai-Chi, Qigong, Feldenkraisübungen, konzentrative Bewegungstherapie und Muskelentspannung.

> Es gibt eine Vielzahl von Entspannungsmethoden, die wie viele verschiedene Wege alle zum selben Ziel führen. Wichtig ist es, individuell für sich eine passende Methode zu finden, die Spaß macht.

Die progressive Muskelentspannung ist leicht erlernbar und universell einsetzbar. Die progressive Muskelentspannung ist eine der am meisten verbreiteten Entspannungsmethoden. Sie ist einfach zu erlernen und kann tief entspannen. 1929 wurde sie erstmals von dem amerikanischen Physiologen Edmund Jacobson der Öffentlichkeit vorgestellt. Seine Leitidee beschrieb er mit dem Zitat: »Es gibt vielleicht kein allgemeineres Heilmittel als Ruhe«.

Entspannungserfolge können sich schnell und zuverlässig einstellen. Das Prinzip ist die auf jeweils eine Muskelgruppe begrenzte maximale Anspannung für wenige Sekunden, die durch eine längere Entspannungsphase abgelöst wird. Anspannung und Entspannung von Muskelgruppen wechseln aufeinander folgend ab. Das Verfahren kann, wenn nötig, recht schnell gelernt werden.

Bei der progressiven Muskelentspannung geht es darum, die Muskelspannung willentlich und gezielt zu verringern. Es kann gut zu einer geistig-seelischen Entspannung führen. Patienten können dieses Verfahren in Akutsituationen einsetzen, um kurzfristig innere Ruhe zu finden. Langfristig geht es um mehr stabile Gelassenheit, die auch in Stress-Situationen anhält.

Zugänge über das Vorstellungsvermögen sind autogenes Training, mentales Training, Fantasiereisen und Visualisieren (→ S. 186).

Das autogene Training besteht aus 6 aufeinander folgenden Grundübungen und wirkt auf die Steuerung des vegetativen Nervensystems. Man kann das autogene Training als eine Technik ansehen, die Reaktionen des sympathischen durch solche des parasympathischen Nervensystems ersetzt.

Unabhängig davon, welcher Weg gewählt wird, sollten Übungen bei gedämpftem Licht, von äußeren Geräuschen und Störfaktoren abgeschirmt und ohne Zwang ausgeführt werden; sie können bei Unwohlgefühlen auch vorzeitig abgebrochen werden. Musik kann zusätzlich eingesetzt werden, sie kann aber auch ein ganz eigenständiger Weg zur Entspannung und Meditation sein. Musik ist auch zur Abschirmung gegen Außengeräusche hilfreich.

Atemübungen unterstützen jede Form der Entspannung. Jedes Leben ist durch Rhythmus gekennzeichnet und daher kann die bewusste Zuwendung zu unserem Atem helfen, nicht nur den Atemrhythmus besser zu spüren, sondern sich selbst näher zu kommen. Der bewusste Atem verbindet mit der Gegenwart. Denn wenn Sie mit der Aufmerksamkeit beim Atmen sind, sind Sie in der Gegenwart und hängen nicht den sorgenvollen Gedanken der Vergangenheit oder Zukunft nach.

Beginnen Sie doch einfach mit folgender kleiner Übung:
Setzen oder legen Sie sich hin und spüren, wie die Luft durch Ihre Nasenlöcher einströmt – machen Sie sich bewusst, dass Sie einatmen. – Atmen Sie aus und spüren Sie, wie die Luft durch Ihre Nasenlöcher ausströmt. – Machen Sie sich beim Ausatmen bewusst, dass Sie ausatmen. – Wiederholen Sie dies, wann und wo auch immer es Ihnen möglich ist. Und während Sie atmen – schenken Sie sich selbst ein Lächeln, dann wird diese Übung kein Pflichtprogramm, sondern darf einfach gut tun. – Atmen Sie wohl!

Info

- Ohm, Dietmar (2004) Stressfrei durch progressive Relaxation. Trias

Meditation

Meditation ist die Kunst, sich in sich selbst zu versenken und das Denken auszuschalten. Bei Meditationsmeistern verändern sich dabei die Gehirnströme messbar. Die Möglichkeiten zur Meditation sind vielfältig, und mit genügend Erfahrung kann an jedem beliebigen Ort meditiert werden. Besser ist es natürlich, einen angemessenen Ort aufzusuchen und einen Zeitpunkt zu wählen, wo man wirklich Zeit hat. Wenn Anspannung und Ängste drohen, kann sich nach regelmäßigen Meditationsübungen ein Gefühl der Gelassenheit und Ruhe einstellen, wie auch die körperliche und geistige Leistungsfähigkeit sich verbessern. Weiterhin kann Meditation chronische Schmerzen erträglicher machen. Es gibt verschiedene Richtungen in der Beurteilung von Meditation, wobei die einen nur ihren Entspannungseffekt gelten lassen wollen, andere in der Meditation auch eine Möglichkeit der Bewusstseinserweiterung oder transpersonalen Bewusstseinsöffnung sehen.

Meditation kann, wie wissenschaftlich belegt ist, die Herzschlagfrequenz vermindern, den Blutdruck senken und die Atemfrequenz verringern. Der Organismus braucht dadurch weniger Sauerstoff.

Es ist nicht leicht, aus dem Alltag heraus mit meditativer Stille zu beginnen. Zunächst wählt man bewusst einen Platz ohne Störfaktoren aus. Dort setzt man sich aufrecht und richtet die Aufmerksamkeit auf den eigenen Atemrhythmus und den Weg des Atems. Man sammelt sich, denkt an nichts, und lässt den Alltag los, ohne sich jedoch bewusst Gedanken zu verbieten oder sich zur Gedankenleere zu zwingen. Bei der Meditation ist der Weg das Ziel, ein besonderes Erlebnis als Abschluss der Übung ist nicht zu erwarten. Als Meditationshilfe kann ein Betrachtungsgegenstand dienen. Dies kann eine Blüte, ein Stein, eine Schale mit Wasser sein. Auch das Ausmalen eines Mandalas kann als Versenkungsübung dienen.

Meditation ist eine Frage der Übung, und der Anfang wird erleichtert, wenn man sich von einem Lehrer in einer Meditationsgruppe führen lässt. Hierbei ist allerdings zum Teil Vorsicht geboten. Misstrauisch sollte man werden, wenn man zu stark in die Gruppe eingebunden wird, die Gruppe ein Elitebewusstsein pflegt, kritisches Denken unerwünscht ist und eine neue und meist verblüffend einfache Weltsicht angeboten wird.

Info

- Fontana, David (2004) Das Leben atmen. Kreuz

Feng-Shui

Der immer häufiger anzutreffende Begriff, der zu mehr als einem bloßen Modewort geworden ist, gibt einen Hinweis auf die Urkräfte, die auf alle Lebewesen einwirken. Da seit einigen Jahren immer mehr Menschen im Westen mit den Künsten und Wissenschaften Chinas vertraut werden, ist das Feng-Shui nicht länger eine Praxis, die nur von den Chinesen geschätzt wird. Feng-Shui ist die Kunst und Wissenschaft vom Leben in Harmonie mit der Umgebung. Seit Jahrhunderten bauen die Chinesen auf Feng-Shui, wenn es darum geht, Städte zu entwerfen oder Häuser zu bauen. Aber auch in gesundheitlicher Hinsicht ist die Beschäftigung mit den Gedanken des Feng-Shui von größter Bedeutung. Im Einklang mit einem harmonisch gestalteten Umfeld fühlt man sich wohler und ausgeglichener. Das Zuhause sollte aber nicht nur ein Ort des Rückzuges sein, sondern auch des Kräftesammelns. In der Kunst des Feng-Shui werden genau diese Aspekte angesprochen. Wie aus der Beschäftigung mit der chinesischen Akupunkturlehre bekannt, wirkt die Lebensenergie Chi auf jeder Ebene unseres Seins (→ S. 174/175). Auf der menschlichen Ebene ist es die Energie, die entlang der Akupunkturmeridiane des Körpers fließt; auf der Ebene des Ackerbaus ist es die Kraft, die, wenn sie nicht stagniert, fruchtbare Pflanzen hervorbringt; und auf der klimatischen Ebene ist es die Energie, die vom Wind und den Wassern getragen wird. Was hat Feng-Shui mit einer Krebserkrankung zu tun? Im Sinne der Salutogenese, eines Konzepts, das dem Individuum helfen möchte, Gesundheit zu entwickeln und alle Kräfte zu fördern, mit den Belastungen des Lebens besser und kreativer umzugehen, kann eine Um- oder Neugestaltung des Wohnbereiches einiges bewirken.

Eine Veränderung des Wohnbereiches kann für neue Perspektiven im Leben des Krebskranken sehr hilfreich sein.

Unsere Umgebung kann nicht nur aus Umwelt- oder sozialmedizinischer Sicht Gesundungs- und Krankheitsprozesse nachhaltig beeinflussen. Vor allem das Aufräumen im Sinne des Feng-Shui kann helfen, alten Ballast loszuwerden und innere Heilkräfte zu mobilisieren. Leider gibt es auch im Bereich des Feng-Shui viele unseriöse Anwender, so dass bei der Suche nach einem Feng-Shui-Berater persönliche Empfehlungen am wertvollsten sind.

Info

- Kingston, Karen (2001) Heilige Orte erschaffen mit Feng-Shui. Integral
- Kingston, Karen (2003) Feng-Shui gegen das Gerümpel des Alltags. Rowohlt

Yoga

»Yoga ist Geschicklichkeit in allen Werken«, sagt die Bhagavad Gita, das berühmteste der indischen philosophischen Epen. Yoga zählt wie die ayurvedische Medizin (→ S. 176) zu den ältesten Wissenschaften vom Leben, die vor Tausenden von Jahren ihren Ursprung in Indien hatte. Es ist das älteste System der Welt zur persönlichen Entwicklung, das Körper, Geist und Seele vereint.

Yoga ist eine Art zu leben, um Körper und Geist zu schulen, gesund zu erhalten und der eigenen Identität näher zu kommen. Es handelt sich um universelle Wahrheiten, die nach langer Zeit auch heute noch gültig sind.

Yoga ist keine Religion und kann darum von allen Menschen, gleich welchen Glaubens, angewandt werden. Der Yogaübende strebt nach Einfachheit, Harmonie und Reinheit der Gedanken.

Sind Körper, Geist und Seele im Einklang, ist der Mensch gesund. Stress und Anspannung, die Symptome unserer Zeit, überfordern die Kräfte des Einzelnen bei weitem, sie sind für den heutigen Menschen der westlichen Welt größer als zu irgendeiner anderen Zeit in der Geschichte der Menschheit. Immer mehr Menschen leiden an schweren chronischen Krankheiten, wie beispielsweise auch an Krebs. Die moderne Medizin reagiert darauf mit Behandlungen, die sich in erster Linie auf die Symptome konzentrieren, sie gehen aber kaum auf die eigentliche Ursache des Problems ein. Die Folge davon ist, dass es selten zu einer Heilung im ganzheitlichen Sinne kommt. Yoga bietet die Möglichkeit, die medizinische Technologie durch ein umfassendes und ganzheitliches System der Gesundheitsfürsorge zu ergänzen, das sich ebenso an Geist und Seele wendet, wie es auch den Körper anspricht. Yoga entwickelt im Menschen die Fähigkeit, den inneren Frieden im Alltag besser zu finden und dadurch physische und geistige Gesundheit zu erlangen. Yoga ist also keine Theorie, sondern ein praktischer Lebensweg.

Die alten Weisheiten des Yoga werden in den folgenden fünf Grundaspekten zusammengefasst:

- richtige Körperübungen
- richtige Atmung
- richtige Entspannung
- richtige Ernährung
- positives Denken und Meditation.

Die **Körperübungen** im Yoga heißen Asanas. Asanas trainieren jeden Körperteil, strecken und kräftigen Muskeln und Gelenke, die Wirbelsäule und das gesamte Knochensystem. Sie wirken jedoch nicht nur auf die äußere Gestalt des Körpers, sondern ebenso auf die inneren Organe, Drüsen und Nerven. Indem sie das ganze System gesund erhalten, körperliche und geistige Spannungen lösen, wecken sie wichtige Energiereserven.

Die **Yogaatmung**, auch Pranayama genannt, belebt den Körper und hilft, den Geist und Verstand zu kontrollieren. »Wenn der Atem wandert, dann ist der Geist unruhig. Aber wenn der Atem still ist, ist es auch der Geist.« Die Kraft des Prana, der Lebensenergie, steuert und kontrolliert den ganzen Körper; jede einzelne Zelle des Körpers wird durch sie unter Kontrolle gehalten. Bei der normalen Atmung nehmen wir nur sehr wenig Prana in uns auf, aber wenn wir uns bewusst auf unsere Atmung konzentrieren und diese regulieren, können wir eine größere Menge an Lebensenergie in uns aufnehmen.

Spannungen in den Muskeln lösen sich, und der ganze Körper kommt zur Ruhe. Man erwacht wie aus einem tiefen Schlaf. Die Energie wird bewahrt, Sorgen und Ängste werden abgeschüttelt.

Die **Ernährung** ist aus natürlichen Lebensmitteln nahrhaft und ausgewogen zusammengestellt. Sie hält den Körper locker und geschmeidig, beruhigt den Geist und verleiht genügend Widerstandskraft gegen Krankheiten. Das innere Wesen eines Menschen wird auch durch die Reinheit der Nahrung gereinigt.

Die **Meditation** hilft, die Gedanken zur Ruhe zu bringen und negative Gedanken abzulegen, den Geist zu besänftigen, um schließlich alle Gedanken zu transzendieren. Yoga kann einen Weg weisen, Kräfte auf physischer, mentaler, esoterischer Ebene freizusetzen, innerlich frei zu werden, sich selbst und seine eigene Wahrheit besser zu finden. Dieser Prozess unterstützt sowohl die seelische wie auch die körperliche Gesundheit.

Info

- Berufsverband der Yogalehrenden, BDY, Jüdenstr. 37, 37073 Göttingen, Tel. 05 51/4 88 38 08
- Buch: Sixt, Andrea (2004) Endlich gesund. Gräfe und Unzer
- http://www.yoga.de/

Qigong und Tai-Chi

Beide Bewegungssysteme verstehen sich als Wege der Lebenspflege beziehungsweise als Übungswege, geistige und körperliche Aspekte in Einklang zu bringen. Dazu gehört, dass möglichst täglich das Übungsgut entsprechend den individuellen Möglichkeiten geübt und gepflegt wird. Das führt zu der Einsicht, dass das Üben und damit das Leben ein lebenslanger Lernprozess ist, der zu Selbsterkenntnis führt.

Nach chinesischer Anschauung ist Qi die Urkraft, die in allem Leben enthalten ist und die zur Erhaltung des Lebens gebraucht wird. Der Begriff der Lebenskraft findet sich in den meisten alten Kulturen. In Indien spricht man von »Prana«, in China von »Qi«, in Japan von »Ki« und bei den nordamerikanischen Indianern vom »Großen Geist«. Qi erfüllt den ganzen Körper.

In der traditionellen chinesischen Medizin kennt man zwei Arten von Qi. Zum einen das angeborene Qi, sozusagen unsere Grundausstattung an Lebensenergie. Zum andern nehmen wir von Geburt an Qi durch unsere Umgebung, Nahrung und unsere Atmung auf; diese Energieform ist das erworbene Qi. Das angeborene Qi wird von der Außenwelt auf psychischem und körperlichem Wege beeinflusst. Ängste und Stress wirken sich negativ auf unser Qi aus. Es bestimmt die ursprüngliche Lebensdauer und den ursprünglichen Gesundheitszustand. Das erworbene Qi wirkt darauf ein, und beider Zusammenwirken bestimmt unseren Gesundheitszustand.

Die Wege, auf denen Qi im Organismus kreist, sind die Leitbahnen oder Meridiane. Sie sind für das menschliche Auge unsichtbar. Man kann sie mit Tunneln und mit Kanälen vergleichen, die die Materie des Körpers durchziehen und das Qi in alle Organzellen gelangen lassen.

Längere Erkrankungen, vorzeitiges Altern und extreme Erschöpfung führen zu einem Mangel an Qi. Im Körper kommt es zu einer Stockung der Lebenskraft, die Meridiane werden im Körper blockiert und dadurch alle Organfunktionen im Körper gestört.

Qigong ist ein ganzheitliches Konzept zur Erhaltung einer guten Gesundheit, eines langen Lebens und innerer Harmonie. Die Qigongpraxis hat das Ziel, inneres Qi aufzubauen. Die beste Möglichkeit ist das Üben von Qigong an frischer Luft. Mit den Übungen lernt man, Qi zu fühlen, zu vermehren, zu stärken und zu leiten.

Qigong beginnt mit dem Prinzip der Stärkung der Lebensenergie. Die Übungen dienen der Vorbeugung von Krankheiten, aber auch der Linderung von Schmerzen und Beschwerden. Deshalb ist das regelmäßige Üben von Qigong wichtig. Durch die körperlichen Übungen gerät wieder in Fluss, was durch körperliche, seelische oder geistige Belastungen gestoppt wurde. Das heilende Qi wird gemehrt, sodass negative Einflüsse an Kraft verlieren. Auf seelischer Ebene stellen sich Harmonie und innerer Frieden ein. Körper, Geist und Seele werden wieder in Einklang gebracht.

Taiji oder Tai-Chi ist eine traditionelle chinesische Bewegungsschule, in Deutschland auch unter der Bezeichnung »Schattenboxen« bekannt.

Tai-Chi wurzelt in taoistischer Lebensphilosophie und ist charakterisiert durch langsame, fließende Bewegungen, die sich zu bestimmten Tai-Chi-Formen zusammenschließen und sich ohne Unterbrechungen in einem ruhigen Bewegungsfluss aneinander fügen. Die Bewegungen sind der Arbeitswelt, Kampfhandlungen und Tieren abgeschaut. Die Übungen können allein, in Gruppen mit und ohne weitere Gerätschaften ausgeführt werden.

Die Art der Bewegung im Tai-Chi ist eine Wohltat für die Muskeln und beteiligten Körperpartien. Sie sind wie fließendes Wasser, ein taoistisches Bild sanfter, unaufhörlich wirkender Kraft.

Wie Wasser oder eine tanzende Wolke, so sollen die Bewegungen nichts Starres und oder etwas Ruckartiges haben und dienen der Stärkung, dem Ausgleich und dem Fließen der Lebensenergie.

Weil die Übungen Ruhe und Konzentration verlangen, besteht eine Ähnlichkeit mit meditativen Übungen. Trotz der ursprünglich meditativen Komponenten praktiziert man Tai-Chi in Europa vorrangig als eine Art Gymnastik. Wer Tai-Chi praktiziert, beugt damit auch Herz-Kreislauf- und Haltungsschäden vor.

Info

- Wenzel, Gerhard (1999) Qi Gong – Quelle der Lebenskraft. Edition Tau
- Engel, Siegbert (2003) Qi-Gong – Das Übungsbuch, BLV
- Netzwerk Taijiquan und Qi Gong e. V., 35510 Ebersgöns, Tel. 05 11/1 69 17 67, http://www.netzwerk.linc.de
- Dr. Johann Boelts, Institut für Psychologie der Carl von Ossietzky Universität Oldenburg, 26111 Oldenburg, http://www.uni-oldenburg.de

Ayurvedische Medizin

Ayurveda, die Wissenschaft vom Leben, ist das älteste natürliche Heilsystem. Neben der Pflanzenheilkunde spielt auch die rechte Lebensführung im religiösen Sinn zur Heilung und Erhaltung der Gesundheit eine vorrangige Rolle.

Grundgedanke des klassischen Ayurveda ist, dass der Geist einen bestimmten Einfluss auf den Körper ausübt und dass Freisein von Krankheit auf einem Bewusstsein beruht, das sich im Gleichgewicht befindet; dieses Gleichgewicht wird auf den Körper ausgedehnt.

Drei Grundprinzipien oder Bioenergien, die im Ayurveda als »Doshas« bezeichnet werden, regeln die biologischen, psychologischen und physiopathologischen Funktionen des Körpers, des Geistes und des Bewusstseins. Sie heißen Vata, Pitta und Kapha. Schon bei der Geburt des Menschen liegen die Doshas fest, wobei 1 oder 2 Doshas vorherrschen oder alle 3 in gleichen Teilen vorhanden sein können. Im Ayurveda werden die Menschen deshalb – sehr vereinfacht dargestellt – in die 3 Grundkonstitutionen Vata, Pitta und Kapha eingeteilt.

Wenn sich im Laufe des Lebens die seit der Geburt feststehenden Doshas verändern, treten Störungen ein. Diese können zu schweren Krankheiten führen. Krebs wird im Ayurveda als Endstadium einer Dosha-Entgleisung aufgefasst.

Während in der Schulmedizin der Tumor das Problem ist und man versucht, ihn zu beseitigen, hat eine ayurvedische Behandlung das Ziel, die Doshas wieder ins Gleichgewicht zu bringen. Man versucht, die alte Ordnung und Harmonie von Körper, Geist und Seele wiederherzustellen. Gelingt dies, so hat der Kranke gute Chancen, wieder gesund zu werden. Deshalb ist es gut zu wissen, welcher »Typ« man ist, in welchem Verhältnis die Doshas im Einzelfall stehen müssen. Nur dann können die richtige Ernährungsweise, die passenden körperlichen Aktivitäten, die Tagesroutine und andere Maßnahmen zur Gesunderhaltung bestimmt werden.

> Schwerpunkte ayurvedischer Behandlungsmethoden sind die Panchakarma-Kur, die Kräutermedizin und die richtige Ernährung. Durch diese Methoden können die Bioenergien (Doshas) im Organismus ins Gleichgewicht kommen.

Die Panchakarma-Kur ist eine umfassende Behandlung zur Reinigung des Körpers von Giften, die sich infolge von Krankheiten und falscher Ernährung im Körper festgesetzt haben. Mit großer Wahrscheinlichkeit kann man davon ausgehen, dass diese Gifte und Abfallstoffe unsere Zellfunktionen beeinträchtigen und zu einer Fehlfunktion der DNS führen.

Die Entgiftung durch Panchakarma erfolgt durch Ausscheidung oder Ausschwemmung der giftigen Rückstände über Harnwege, Darm und Schweißdrüsen. In Gang gesetzt wird dieser Prozess mit Hilfe einer Kur durch tägliche Ölmassagen, Dampfbäder und Mittel der Kräutermedizin. Wesentlicher Punkt ist außerdem die richtige Ernährung. Ziele der Kurbehandlung sind die körperliche und seelisch-geistige Entschlackung und die Wiederherstellung eines dynamischen Gleichgewichts.

Richtige Ernährung ist im Ayurveda genauso wichtig wie die medizinische Behandlung. Sie ist das entscheidende Mittel, um die Doshas im Gleichgewicht zu halten. Anders als die Beachtung von Fetten, Kohlehydraten und Proteinen, Kalorien, Vitaminen und Mineralstoffen, die für die analytische Denkweise der modernen Ernährungslehre eine große Bedeutung haben, geht die ayurvedische Ernährungslehre von den menschlichen Empfindungen aus. Im Westen weiß man zwar um die Zusammenhänge der Nährstoffe, aber man weiß es aus dem Labor.

Die ayurvedische Ernährungslehre dagegen bezieht ihre Erkenntnisse direkt aus der Natur, indem die Geschmackspapillen auf der Zunge Informationen aufnehmen und an die Doshas weiterleiten. Allein mit Hilfe dieser Informationen und Anleitung der Intuition ist es im Ayurveda möglich, sich auf natürliche Weise ausgewogen zu ernähren. Wenn man die Signale des Körpers beachtet und respektiert, kommt durch ausgewogene Ernährung der Körper ins Gleichgewicht. Richtiges Essen in den richtigen Mengen zur rechten Zeit und in der richtigen Art und Weise trägt viel zur Vorbeugung gegen Krankheiten und zur Heilung von schweren Krankheiten bei.

Info

- Habichtswald-Klinik, Kassel-Wilhelmshöhe, Tel. 05 61/3 10 80, http://www.habichtswaldklinik-ayurveda.de/
- Pirc, Karin Abhyanga (2004) Die Ölbehandlung des Ayurveda für zu Hause. Haug
- Chopra, Deepak (2001) Die Körperseele. Grundlagen und praktische Übungen der Ayurveda-Medizin. Lübbe
- http://www.ayurveda.de

Massage und Reflexzonenarbeit am Fuß

Massierende Berührungen tun Körper und Seele gut und sind unter anderem darum eines der ältesten Mittel in der Heilung von Kranken. Vorrangig dienen Massagen der Lockerung und Entspannung, aber auch Körperfunktionen und Selbstheilungskräfte können durch sie gezielt angeregt werden. Sie wirken ausgleichend auf Geist und Psyche, was allein schon für Krebspatienten hilfreich ist. Zusätzlich zur Beruhigung und Stimulierung des Nervensystems beleben Massagen die Durchblutung, sodass sich die Patienten nicht nur besser fühlen, sondern auch frischer aussehen; Massagen lösen Verspannungen und mildern chronische Schmerzen.

Es gibt verschiedene Methoden und Massagetechniken, wie Streichen, Kneten oder Reiben, um nur einige zu nennen. Wenn der Masseur einige Grundregeln beachtet, können Massagen dazu beitragen, dass Nebenwirkungen konventioneller Krebstherapien besser ertragen werden. Dies gilt besonders, wenn Massagen mit anderen Techniken zu einer umfassenden Therapie verschmolzen werden, die stärker das Wohlbefinden des Patienten als die Bekämpfung der Krebserkrankung im Blick hat.

Grundsätzlich sollten bei Krebspatienten nur leichte Massagetechniken angewandt werden, und Druckausübung oder Tiefenmassage ist im Bereich eines Tumors unbedingt zu vermeiden. Bei den Blutkrebsarten heißt das, dass gar kein Druck ausgeübt werden darf, und auch bei Vorhandensein von Knochenmetastasen ist größte Vorsicht geboten.

In einer Pilotstudie zeigte sich, dass Brustkrebspatientinnen eine Strahlentherapie besser ertrugen und weniger unter Spannungen und Erschöpfungszuständen litten, wenn sie Rückenmassagen erhielten. Übelkeit und Erbrechen, gefürchtete Nebenwirkungen bei Chemotherapie sind mit Massagen, Nahrungsumstellung, Atemtechniken und psychischen Behandlungsmethoden eindeutig besser in den Griff zu bekommen. Massagen sollten nicht beliebig, sondern von medizinischem Fachpersonal ausgeführt werden. Der Körper des Patienten sollte vorher durchgewärmt sein, entweder durch Wärmeanwendungen oder durch eigene körperliche Aktivität wie Gymnastik.

Es gibt kaum Untersuchungen oder Literatur zur positiven Wirkung von Massagen bei Krebspatienten. Am ehesten wird dies in Büchern zur Krankenpflege erwähnt und empfohlen, während andererseits von Medizinern eine mögliche Ausbreitung Metastasen bildender Zellen durch die Anregung der Blutzirkulation befürchtet wird.

Neuerdings hat man in einer klinischen Studie die Auswirkungen von Massagen auf Funktionen des Immunsystem untersucht. Dabei wurde durch Blutuntersuchungen nachgewiesen, dass Massagen messbare Wirkungen auf das Immunsystem haben. Sie wirken harmonisierend und beruhigend, was vor allem bei allergischen Reaktionen erwünscht ist.

Grundsätzlich ist bei allen Massagearten auf eine gute Hautpflege zu achten, denn die Haut wird durch die manuellen Berührungen natürlich stark beansprucht. Man sollte eine pH-neutrale Seife verwenden, um den Säuremantel der Haut zu schonen, und fettende, Feuchtigkeit spendende Pflegemittel, um Rissen vorzubeugen und die Haut geschmeidig zu halten. Eine spezielle Form der Massage ist die **Reflexzonentherapie**. Hierbei werden bestimmte Druckpunkte an den Fußflächen massiert. Diese Massagen wirken über Reflexbögen auf innere Organe, denn man nimmt an, dass die Druckpunkte am Fuß mit Körperzonen und inneren Organen in Verbindung stehen. Durch Druck und Massage auf diese Punkte oder Zonen können die inneren Organe von außen beeinflusst werden.

Reflexzonenarbeit gehört zu den Formen von Massagen, die als Energie- oder Ordnungstherapien bezeichnet werden. Sie wirken nicht lokal, sondern im Rahmen des verschiedenen Zonen am Fuß zugeordneten Systems körperlicher Organe. Die gestörten Energieabläufe im Organismus werden geordnet. Zum Teil treten in den Zonen am Fuß Schmerzen auf, lange bevor mögliche Beschwerden im zugeordneten Organ bemerkt werden. Reflexzonenmassage kann eine Umstimmung im Organismus vor allem im Anfangsstadium einer Erkrankung bewirken.

Auch bei fortgeschrittenen Krankheitsbildern hat die Fußreflexzonenmassage immer eine entspannende und wohltuende Wirkung auf den gesamten Organismus.

Die Massage setzt Heilreize, und der Körper kann darauf mit Reaktionen, die sich zwischen den einzelnen Behandlungen zum Teil auch einmal als unangenehme Empfindungen darstellen können, antworten.

Info

- Lehrstätte für Reflextherapie am Fuß, Prof.-Domagk-Weg 15, 78126 Königsfeld-Burgeberg, Tel. 07 72/5 71 17, http://fusreflex.de
- Marquardt, Hanne (2005) Reflexzonenarbeit am Fuß. 6. Aufl., Haug

Lymphdrainage

Bei einer ganzen Reihe krankhafter Zustände ist diese Form der Massagetherapie unentbehrlich. Dazu gehören Strukturveränderungen des Gewebes oder Narben und Verklebungen, und gegen Lymphödeme ist sie das wichtigste deutlich wirksame Mittel. Lymphödeme, ein Rückstau eiweißhaltiger Flüssigkeit, treten vor allem dann auf, wenn Lymphknoten operativ entfernt werden mussten, wie dies bei Brustkrebs der Fall sein kann. Auch nach Bestrahlungen kann dieser Flüssigkeitsstau durch Verhärtungen des Gewebes entstehen, sodass die Lymphgefäße eingeengt werden und sie keine Flüssigkeit mehr abtransportieren können. Die Flüssigkeit wird dann im umgebenden Gewebe eingelagert.

Künstliche Lymphbahnen oder entwässernde Medikamente lösen das Problem nicht, verlagern oder verschlimmern es nur, Massagen dagegen entstauen den Venen- und Lymphbereich.

Während bei Krebserkrankungen des Lymphsystems auf alle Massagen verzichtet werden sollte, die die Lymphbewegungen anregen, sind manuelle Behandlungen von Lymphödemen, wie sie bei Chemotherapie und vor allem auch nach Operationen oder Bestrahlungen beispielsweise nach Brustkrebs auftreten, angeraten. Dazu müssen die Flüssigkeitsansammlungen genau lokalisiert werden, um eine unnötige Reizung des Gewebes zu verhindern.

Die sanfte Massage transportiert die Flüssigkeit ab, kann aber nicht verhindern, dass danach erneut Flüssigkeit eingelagert wird. Die manuelle Lymphdrainage muss also mit einer anschließenden Kompressionsbandagierung kombiniert werden, um das Gewebe durch Druck von außen gegen die sich erneut ansammelnde Flüssigkeit zu schützen. Die Druckbandage verlängert damit den durch die Massage erreichten, entwässerten Zustand des Gewebes. Eine Lymphdrainage kann mehrmals am Tag durchgeführt werden. Wie bei allen Massagen muss die Haut mit Pflegemitteln vor Überbeanspruchung geschützt werden, allerdings ist hier besonders darauf zu achten, dass diese Mittel keine durchblutungsfördernde Substanzen enthalten.

Info

- Deutsche Gesellschaft für Lymphologie, Tel. 07 65/197 16 11 (Therapeutenliste Lymphdrainage)
- Feldbergklinik Dr. Asdonk, Todtmooser Straße 48, 79837 St. Blasien, Tel. 0 76 72/48 40, http://www.feldbergklinik.de

Shiatsu – Wassershiatsu

Shiatsu ist eine aus Japan kommende Massagetechnik, die auf Akupunkturtechniken und der Philosophie des Zen aufbaut. Das Wort bedeutet »Fingerdruck«. Wie bei der Akupunktur werden bestimmte Punkte auf den so genannten Energiebahnen gereizt, allerdings nicht durch feine Nadeln, sondern mit dem Druck der Fingerspitzen, ähnlich wie bei der Akupressur. Jede einzelne Behandlung beginnt mit einer sorgfältigen Berührungsdiagnose, ergänzt durch Gespräch und die Befunde im Vorfeld.

Eine Shiatsubehandlung dauert ungefähr eine Stunde. Für eine Therapie werden mehrere Behandlungen nötig, wobei sich eine Besserung der Beschwerden und des allgemeinen Befindens in der Regel ziemlich schnell einstellt.

Die zugrunde liegende Idee ist die Vorstellung von der in bestimmten Bahnen fließenden Lebensenergie. Störungen verursachen Blockaden, die die Energie am Fließen hindern. Dadurch werden körperliche, seelische und geistige Funktionen beeinträchtigt, der Körper wird krank. Um Energieblockaden zu lösen, wird entlang der Energiebahnen mit shiatsuspezifischem, von der Körpermitte gesteuertem Druck, mit Dehnung und Rotationsbewegungen gearbeitet.

Shiatsu erzeugt Wohlbefinden und Entspannung und ist für jeden geeignet. Mit dieser Methode lassen sich Körpererfahrung und -bewusstsein erweitern, Beschwerden lindern und sogar heilen.

Seit 20 Jahren gibt es auch eine hydrotherapeutische Form des Shiatsu. Wesentlich bei diesem **Wassershiatsu** ist das Gefühl relativer Schwerelosigkeit. Das Wasser trägt den Körper, und mit Schwimmhilfen unter Genick und Kniekehlen kann man sich unter dem wachsamen Blick des Therapeuten entspannt im Wasser treiben lassen. Das warme Wasser intensiviert die Möglichkeiten der Entspannung und führt zu einer anderen Körpererfahrung. Die Wirbelsäule, der gesamte Bewegungsapparat werden entlastet. Somit sind gute Voraussetzungen für die Wirkungen der Shiatsuanwendung geschaffen. Der Therapeut bewegt den Patienten im Wasser; Bänder und Muskeln werden gelockert, die Gelenke gezielt mobilisiert, die Energiebahnen massiert und aktiviert.

Info

- Gesellschaft für Shiatsu Deutschland e. V. (GSD), Beerenweg 1, 22761 Hamburg, Tel. 040/85 50 67 36, http://www.shiatsu-gsd.de

Feldenkrais

Die Feldenkraismethode unterstützt den Therapieverlauf bei Krebs, indem die Körperwahrnehmung positiv gesteigert wird. Bewegungen sind die Grundlage des Handelns, und es wird angenommen, dass es eine Verbindung zwischen Gehirn und Muskeln gibt, die sich beeinflussen lässt. Die sanften Bewegungen der Feldenkraismethode sollen krank machende Bewegungsformen durch wohltuende ersetzen. Die Körperwahrnehmung wird verändert, und der Patient gewinnt Vertrauen in Beweglichkeit und Bewegungsgewohnheiten seines Körpers.

Psychische Anspannungen können zu Verspannungen der Muskeln führen, körperliches Ungleichgewicht zu psychischem Ungleichgewicht. Da sich dieser Mechanismus aber auch umkehren lässt, werden mit aktiven und passiven, also vom Trainer am oder mit dem Patienten ausgeführten Bewegungen, nicht nur Muskelverspannungen gelöst und die Beweglichkeit gesteigert, sondern außerdem psychisch-seelische Entlastungen herbeigeführt. Die Förderung der Beweglichkeit des Körpers fördert die Beweglichkeit des Gehirns und damit die Möglichkeit, Verhaltensmuster zu ändern.

> Bei der Behandlung von Patienten mit einer Krebserkrankung kann die Feldenkraismethode begleitend eingesetzt werden, um die Selbstachtung der Patienten zu verbessern. Insbesondere die Wahrnehmung und die Beurteilung des körperlichen Befindens werden positiv beeinflusst. Die Patienten sind in der Lage, ihren kranken Körper besser zu akzeptieren.

Der Patient entdeckt in Gruppen- oder Einzelkursen die ihm eigenen Bewegungsgewohnheiten und -möglichkeiten. Die Behandlung findet im Liegen statt, kann sich auf einfache Atemübungen beschränken, aber auch zu komplizierten Bewegungen der Arme und Beine steigern. Da das Nervensystem vorwiegend mit Bewegung beschäftigt ist, kann die Feldenkraismethode auch bei Ängsten und Depressionen befreiend wirken. Obwohl die Feldenkraismethode in der westlichen Welt weit verbreitet ist, werden die Kosten der Behandlung von den Krankenkassen nicht übernommen.

Info

- Deutsche Feldenkrais-Gilde e. V., Schleißheimer Str. 74, 80797 München, Tel. 089/52 31 01-71, http://www.feldenkrais.de
- Feldenkrais, Moshé (1998) Bewusstheit durch Bewegung. Der aufrechte Gang. Suhrkamp

Trager

Bei dieser Methode werden gezielt sensorische Reize ausgelöst und das Gefühl von Weichheit und Weite vermittelt. Der Behandelte soll spüren, wie sich Gewebe anfühlt, wenn alles in Ordnung ist. Die Hände des Masseurs nehmen Botschaften der Muskeln auf und übermitteln umgekehrt Gefühle von Leichtigkeit und Freiheit. Das unbewusste Wissen und die innere Heilkraft des Patienten werden angesprochen. Dr. Milton Trager, der Begründer dieser Methode, gilt als ein Poet neuer Körpertherapieformen. Aufgrund seiner Erfahrungen als Tänzer, Sportler und Akrobat entwickelte der 1908 in Chicago geborene Arzt seine Körper- und Bewegungsschulung.

Eine Trager-Behandlung dauert ungefähr eine Stunde oder etwas länger. Die Behandlung setzt sich zusammen aus der psychophysischen Integration, der eigentlichen Grundbehandlung und der Mentastik, wobei der Klient durch bildhafte Vorstellungssätze die Behandlung mit einem persönlichen, kraftvollen Bild vor seinem geistigen Auge unterstützt.

Zunächst werden Nacken, Schultern, Arme, Beine, Rücken, Becken gewiegt, gedehnt, gerollt, geschwungen, sodass ein Rhythmus entsteht, der Gewebe und Geist entspannt und die Erinnerung an frühere mühelose Beweglichkeit wachruft. Dieser Zustand ist Voraussetzung für die nachfolgende Mentastik, ein Aktivieren von angenehmen Vorstellungen, die jederzeit, auch im Büro oder an der Bushaltestelle, wieder hervorgerufen werden können, als Erinnerung an den Zustand der Leichtigkeit. Man kann sich beispielsweise vorstellen, ein Schmetterling zu sein, leicht zu sein und mühelos von einer wippenden Blütendolde zur anderen zu wechseln. Die bildhaften Vorstellungen sind von der Frage geleitet: »Was wäre noch freier, noch weiter, noch leichter?«

Beispielsweise können sich Patienten mit Schmerzen im Bauchraum, denen jeder Druck unangenehm ist, zunehmend entspannen, während an Armen und Beinen mit der Behandlung begonnen wird. Die Atmung wird tiefer, die Bauchmuskulatur lockert und entspannt sich, sodass am Ende, wenn das Becken der Behandlung unterzogen wird, keine Berührungsempfindlichkeit mehr besteht.

Info

- Trager-Verband Deutschland e. V., 78166 Donaueschingen, Unterscheibenrain 6, Tel. 07 71/92 03 89 60
- http://www.trager.de

Kinesiologie

Kinesiologie ist die Lehre von der Bewegung und gehört zu den feinenergetischen Test- und Behandlungsmethoden. Es geht bei dieser Methode um das Zusammenspiel der Muskeln, Knochen und Nerven sowie ihren Einfluss auf Körperhaltung und Bewegungsabläufe. Durch Muskeltests können Blockaden auf der seelischen, geistigen und der übergeordneten spirituellen Ebene aufgespürt werden.

Aus der traditionellen chinesischen Medizin ist die Vorstellung der Meridiane übernommen, die die verschiedenen Ebenen des grob- und feinstofflichen Körpers miteinander verbinden. Durch Berühren von Reflexpunkten und Ausstreichen der Meridiane, durch bestimmte Bewegungen und Ernährungsempfehlungen werden Korrekturen ausgeführt.

Egal wo angesetzt wird – alles steht über die Lebensenergie in Wechselwirkung mit Vorgängen auf anderen Ebenen, sodass unterschiedliche Ansätze letztlich zum gleichen Ziel führen. Das Ziel ist, die Selbstheilungskräfte anzuregen; die Wahrnehmung wird gesteigert und das energetische Niveau angehoben.

Kinesiologie will gewissermaßen Bewegung in festgefahrene Emotionen, Denkweisen, Glaubenssysteme und Verhaltensmuster bringen. Mit Hilfe der Kinesiologie kann der Mensch seine Balance, seine Mitte und seinen Platz im Leben finden oder wiederfinden.

Es gibt innerhalb der Kinesiologie viele verschiedene Richtungen.

> Im Mittelpunkt dieses Verfahrens steht der so genannte kinesiologische Muskeltest. Er hat den Vorteil, dass der Patient direkt am Geschehen beteiligt ist. Er kann Testergebnis und Korrektur selbst spüren und prüfen.

Mit einfachen körperlichen Übungen kann das Gehirn über Reizleitungsbahnen aktiviert werden. Zu einem erweiterten Konzept gehören Entspannungsübungen.

Muskeln können als Indikator beziehungsweise als eine Art Biofeedbackinstrument reagieren. Sie reagieren als Antwort des Körpers auf einen Reiz oder Stress. Mit Einverständnis des Patienten können über so genannte Indikatormuskeln Einflüsse von Nahrungsmitteln, Medikamenten, Schadstoffen und Toxinen auf den Organismus getestet werden.

Zudem lässt sich, wenn ein gutes Vertrauensverhältnis zwischen dem Kranken und dem Therapeuten entstanden ist, durch Muskeltests klären, ob der Patient tatsächlich gesund werden will – ob er bereit ist für eine Veränderung. Auf der bewussten wie auf der unbewussten Ebene können in dieser Hinsicht Sperren bestehen.

Seelische Krankheitsursachen können mit konventionellen Diagnoseverfahren oft nur ungenügend erfasst werden. Bei vielen Krebskranken zeigt sich, dass die Gefühle nicht im Gleichgewicht sind. Den Patienten wird durch die Reaktion des Indikatormuskels leichter bewusst, welche Schwierigkeiten des Alltags sie belasten und wie sehr diese Schwierigkeiten und Gefühlszustände sie belasten.

Im Gespräch klärt sich, dass beispielsweise Arbeitslosigkeit und Sorge um die Kinder zu Depressionen führten, dass der Geliebte nicht ganz und gar zu bekommen war, dass der Tod eines geliebten Menschen nicht verwunden wurde. Die psychologische Kinesiologie bietet die Möglichkeit, einen anderen Umgang mit Problemen dieser Art und Schicksalsschlägen einzuüben, und folgt damit Montaigne, der sagte: »Der Mensch erleidet nicht so viel durch das, was ihm zustößt, sondern durch die Art, wie er dieses Geschehen hinnimmt.«

Bei vielen Patienten steht die Angst, unheilbar erkrankt zu sein, im Vordergrund. Diese wird oft durch den Arzt, durch Angehörige oder Menschen aus der Umgebung unabsichtlich noch verstärkt. Die Kinesiologie beachtet das Symptom und stellt Verbindungen zu möglichen Ursachen her, um den Menschen von einem ganzheitlichen Ansatz her in seinem Heilungsprozess zu unterstützen.

Die Kinesiologie kann ergänzt werden durch Bachblütentherapie (→ S. 206), um nachhaltig einen Veränderungsprozess einzuleiten. Außerdem werden Medikamente verabreicht, die speziell für die geschwächten Organe und das Immunsystem ausgetestet wurden. Leider gibt es zahlreiche Kinesiologen, die ihre Fähigkeiten überschätzen, sodass man auch bei diesem Verfahren den Therapeuten und ihren Aussagen nicht unkritisch Glauben schenken sollte.

Info

- Internationale Kinesiologie-Akademie, Frankfurt/M., Tel. 06109/723941, http://www.kinesiologie-akademie.de
- Lesch, Matthias; Förder, Gabriele (2000) Kinesiologie – aus dem Stress in die Balance. Gräfe und Unzer

Seelische Unterstützung

Visualisieren

Glauben, Gefühle, Verhalten und Lebensstil sind Faktoren, die die Gesundheit beeinflussen. Bildhafte Vorstellungsübungen in Form des Visualisierens helfen, Ängste abzubauen, die beispielsweise durch das Gefühl entstehen, gegen eine Verschlechterung des körperlichen Zustandes nichts mehr ausrichten zu können. Visualisierung hilft bei der Lösung dieses Problems, indem der Kranke sich bewusst Möglichkeiten für seine Gesundung vorstellt.

Visualisieren kann in Verbindung mit Entspannungsübungen den Krebskranken beim Abbau von Stress und Spannungen unterstützen. Er kann sich Gefühlen der Hoffnungs- und Hilflosigkeit besser stellen, da er sich der Erkrankung nicht mehr nur machtlos ausgeliefert fühlt. Ein Kerngedanke des Visualisierens nach Carl Simonton ist, dass die Krebszellen schwach sind. Die bildhafte Vorstellung, wie sich ein Heer körpereigener Verteidigungskräfte daranmacht, wuchernde Krebszellen zu vernichten, kann sich stärkend auf das Immunsystem auswirken.

Das Vertrauen in die Genesung wächst und unterstützt jedwede medizinische Therapie, zu welcher der Patient im Rahmen der Visualisierung eine positive Einstellung entwickelt.

Geistige Vorgänge wirken sich auf das hormonelle Gleichgewicht und das Immunsystem aus, sodass durch die Änderung bestimmter Denkmuster auch das Immunsystem beeinflusst werden kann. Außerdem stärken die Übungen den Lebenswillen und bewirken Verhaltensänderungen. Die Patienten erkennen, dass durch eine positive Lebenseinstellung das Wohlbefinden gefördert werden kann. Keinesfalls sollte man sich unter Druck setzen oder Schuldgefühle aufbauen – die Methode des Visualisierens möchte genau das Gegenteil erreichen. Bei Schwierigkeiten sollte man nicht zögern, einen geeigneten Therapeuten zu Rate zu ziehen.

Info

- Simonton Cancer Center, Tel. 07 11/515 9 89, http://www.simonton.de
- Simonton, O. Carl u. a. (2001) Wieder gesund werden. Eine Anleitung zur Aktivierung der Selbstheilungskräfte. Rowohlt

Bochumer Gesundheitstraining

Das Bochumer Gesundheitstraining ist eine Weiterentwicklung und eine umfassendere Form der Visualisierungsmethode nach Simonton und wurde 1982 in der Arbeitsgruppe »Vegetative Funktionen« an der Ruhr-Universität Bochum entwickelt. Auch hier geht man von den körperlich-seelisch-immunologischen Zusammenhängen aus und nutzt sie, um die medizinische Therapie zu unterstützen. Diese Zusammenhänge bestehen nicht irgendwie vage, sondern unterliegen Gesetzmäßigkeiten. Jeder weiß, dass einem bei der Vorstellung von leckerem Essen »das Wasser im Munde zusammenläuft«. So kann man sich auch vorstellen, ein Körperteil sei besser durchblutet und wärmer, und dann wird das über kurz oder lang auch der Fall sein. Das Trainingsprogramm hat das Ziel, die Selbstheilungskräfte zu stärken.

Im Bochumer Gesundheitstraining verbinden sich zahlreiche praktische Entspannungs- und Körperwahrnehmungsübungen mit intensiven Gesprächen und Ratschlägen hinsichtlich

- Entspannungstechniken und Visualisierung,
- Auseinandersetzung mit psychologischen Themen,
- Überdenken und Infragestellen des bisherigen Lebensprogramms,
- Fragen nach Lebenssinn, Lebensfreude und Lebensenergie,
- Fragen der gesunden Ernährung, körperlichen Bewegung, des gesunden Schlafs und sinnvoller Freizeitgestaltung.

Das Bochumer Gesundheitstraining möchte dem Patienten psychologische Hilfen und Übungen anbieten, damit er zusätzlich zu seiner medizinischen Versorgung auch durch eigenes Mitarbeiten und Üben die Prozesse seiner Heilung ganzheitlich unterstützt. Gearbeitet wird im Allgemeinen in Gruppen mit 10 bis 12 Teilnehmern. Man trifft sich einmal wöchentlich für 2 bis 3 Stunden über einen Zeitraum von 10 Wochen. Für Patienten mit psychotischen Vorerfahrungen ist dieses Kursprogramm nicht geeignet. In der Zwischenzeit gibt es eine große Anzahl von Veranstaltern, die das Bochumer Gesundheitstraining durchführen.

Info

- Beitel, Erhard (1996) Bochumer Gesundheitstraining. Ein ganzheitliches Übungsprogramm. Verlag modernes Lernen
- http://www.krebshilfe.de
- http://www.biokrebs.de

NLP

Neurolinguistisches Programmieren (NLP) ist nicht nur eine moderne Form der Psychotherapie, sondern ein gut einsetzbares Verfahren in allen Bereichen, in denen Kommunikation eine Rolle spielt und in denen Veränderungen eingeleitet werden sollen. NLP umfasst eine Vielzahl wirkungsvoller Techniken, das eigene Verhalten und Erleben in einer gewünschten Richtung zu verändern. Dabei spielt die Sprache eine wichtige Rolle, denn in ihr werden Überzeugungen gefasst. Da Geist und Körper als Gesamtheit sich gegenseitig beeinflussen, geht man davon aus, dass bestimmte Aussagen die Befindlichkeiten der Nerven beeinflussen. Der psychisch-geistige Zustand kann durch in Sprache gefasste Sätze programmiert und in einer gewünschten Richtung beeinflusst werden. Über den Einfluss, den das Psychisch-Geistige auf den Körper hat, lässt sich also mittels Sprache schließlich auch eine Veränderung im Körperlichen erreichen. Sprache und Denken bilden eine Einheit.

Durch neurolinguistisches Programmieren wird versucht, die Vorstellungen darüber, wie die Dinge sind, so zu ordnen, dass der Patient neue Handlungsmöglichkeiten erkennt. Ziel ist es, durch das Einüben neuer Erlebens- und Verhaltensmuster die Lebensfreude zu heben.

Wichtig ist die Tatsache, dass es zwar durchaus eine unabhängig vom Menschen existierende Wirklichkeit gibt, dass sie für die Menschen als Gesamtheit und für jeden Einzelnen aber nie als Wirklichkeit an sich aufgefasst werden kann, sondern nur als Umgebung des Menschen und nur auf den Menschen bezogen. Wirklichkeit ist immer interpretierte Wirklichkeit, und sie ist durch menschliche Interaktion konstruierte Wirklichkeit. Man übernimmt die Wirklichkeitsinterpretation ebenso wie die Handlungsmuster früherer Generationen; außerdem verfügt jeder über eine eigene »innere Landkarte« – die eigene Vorstellung darüber, wie die Welt beschaffen ist. Voraussetzung für das NLP ist eine vertrauensvolle Beziehung zwischen Lernendem und Therapeuten. Große Sorgfalt ist darum auf die Auswahl des Therapeuten zu legen.

Info

- GANLP e. V.: (Dachverband der NLP-Trainer und -Therapeuten) Herzogstr. 83, 80796 München, Tel. 0 89/3 08 13 06, http://www.nlp.de
- Heinze, Roderich (1998) NLP – mehr Wohlbefinden und Gesundheit. Gräfe und Unzer

Farbatmung

Die Psychoneuroimmunologie misst, wie bereits in den vorherigen Kapiteln ausgeführt, dem Zusammenhang zwischen Körper und Vorstellungsvermögen große Bedeutung bei. Unsere Vorstellungen und inneren Bilder beeinflussen kraftvoll die Vorgänge in unserem Körper. Die Farbatmung ist ein Teilgebiet der vielseitig einsetzbaren Imaginationstechniken, zu denen auch das NLP oder die Visualisierung gehören.

Die Fähigkeit, jedem Gefühl eine Farbe zuzuordnen, wird in der Methode der Farbatmung genutzt, um vor allem problematische Gefühle zu beeinflussen und durch den bewussten Atemprozess Informationen bis an die einzelnen Zellen des Körpers weiterzuleiten. Auf diese Weise können negativ wirkende Emotionen gemildert oder auch aufgelöst werden.

Der Patient wird zunächst aufgefordert, sich an eine Situation zu erinnern, in der er sich ruhig, sicher und geborgen gefühlt hat. Er sollte sich noch gut an diese Situation erinnern können, um sich auszumalen, wie es um ihn herum aussah, ob es etwas zu hören gab, was zu riechen war oder zu tasten. Durch Gedanken und Vorstellung soll die Befindlichkeit des Körpers dem Befinden in der vorgestellten Situation angeglichen werden.

Entscheidend ist bei der Methode der Farbatmung, dass dieser Situation der Ruhe eine Farbe zugeordnet wird. Diese kann der Patient aus dem gesamten Farbspektrum wählen. Er ist in seiner Wahl ganz frei und muss sich nicht danach richten, welche Farbe nach objektiven Gesichtspunkten als am besten passend erscheint. Ist die richtige Farbe gefunden, lässt man sich ganz von ihr ausfüllen. Entspannt wird die Farbe geatmet; man nimmt sie auf wie ein Schwamm und lässt die Information der Farbe in jede Zelle des Körpers fließen.

Jedem Gefühl, das einer bestimmten Situation entspringt, kann eine bestimmte Farbe zugeordnet werden; so gibt es eine Farbe für Zorn, eine für Trauer, eine für Enttäuschung, eine für Gelassenheit, eine für Lebensfreude und viele andere aus dem gesamten Farbspektrum. Diese Farben sind nicht festgelegt, sondern sollen individuell herausgefunden werden. Die Farbatmung ist natürlich umso wirksamer, je öfter sie praktiziert wird. Sie kann gefahrlos selbst praktiziert werden. Bei schwerwiegenden psychischen Problemen sollte unbedingt ein geeigneter Therapeut hinzugezogen werden.

Familienaufstellung

Die psychotherapeutische Methode der Familienaufstellung wurde von Bert Hellinger entwickelt. Das Familienstellen ist eine gruppentherapeutische Form der Kurzzeittherapie. Als besondere Form der systemischen Familientherapie zählt sie zu den modernen Richtungen der humanistischen Psychologie. Das Familienstellen ist heute sehr weit verbreitet und wird kontrovers diskutiert, weil es einerseits das Weltbild mancher Psychologen erschüttert, andererseits zu viele selbst ernannte und nicht adäquat ausgebildete Therapeuten dieses sehr tief wirkende Verfahren in Verruf bringen.

Ausgangspunkt ist die Bedeutung der Herkunftsfamilie für Befindlichkeiten und Krankheiten des Einzelnen. Familiäre Beziehungen, die krank machen können und unbewusst schicksalhaften Mustern folgen, sollen aufgespürt werden. Im Laufe der Therapie werden Verstrickungen in die Dynamik der eigenen Familie klar, und überraschende Einsichten können eine heilsame Wendung zum Guten bewirken.

Grundannahme beim Familienstellen ist, dass eine starke Bindung an die Herkunftsfamilie und der Wunsch, Erlittenes zu ändern, indem man es stellvertretend für den anderen erleidet, Krankheiten verursachen oder zumindest mitverursachen können.

Jeder Mensch ist Teil eines Familiensystems und damit eines Beziehungszusammenhangs, innerhalb dessen er Teil hat an den Problemen anderer Familienmitglieder – gleichgültig, ob ihm das bewusst ist oder nicht. Beziehungen zu anderen Menschen können leidvoll oder von Glück erfüllt sein. Oft sind wir in Zusammenhänge eingebunden, die wir nicht durchschauen. Nach Hellinger hat den stärksten Einfluss auf unsere Beziehungen die Familie, erst die Herkunftsfamilie und später die Familie, die wir mit einem Partner gründen.

Als Therapievorbereitung kann man versuchen, Informationen über die eigene Familie zu erfragen, über Eltern, Vorfahren, Geschwister und andere Angehörige. Diese Informationen werden leicht zu bekommen sein. Schwieriger wird es, wenn man nach Krankheiten, nach toten, vermissten, früh gestorbenen Angehörigen fragt oder gar nach Totgeburten, Fehlgeburten oder Abtreibungen, nach Familiengeheimnissen und Verbrechen. Oft können sich noch Generationen später Krieg, Flucht und Vertreibung auswirken genauso wie die nie erwähnte Existenz von Kindern aus anderen Beziehungen von Familienmitgliedern.

Der Einfluss der Herkunftsfamilie ist daher nicht auf die lebenden Familienmitglieder beschränkt. Die Idee der Familienaufstellung geht davon aus, dass jeder Lebende versucht, in Harmonie mit sich und den Seinen das Leben an sich weiterzuführen.

Sogar das Leid Verstorbener kann Ursache für eine Krankheit gegenwärtiger Menschen werden, wenn sie, möglicherweise ohne es zu wissen, das Schlechte im Leben des anderen durch erneutes Durchleben zu ändern versuchen. Wer das Schicksal eines Vorfahren annimmt und stellvertretend bessern will, kann daran erkranken. Demnach wären nicht nur Gene, sondern auch psychische Beziehungen für ein vermehrtes Auftreten von Krebs in einigen Familien verantwortlich, und das Familienstellen könnte diesen Mechanismus durchbrechen. Hellinger hat in seiner Arbeit mit Krebskranken beispielsweise bemerkt, dass sie oft alles mit sich geschehen lassen, nur um geliebt zu werden. Es fällt ihnen sehr schwer, Grenzen zu ziehen.

Das Übertragen der Identität von Familienmitgliedern auf die Mitglieder der Therapiegruppe und Sätze, die zwischen Aufstellendem und Aufgestellten zum Teil formelhaft ausgetauscht werden, dienen der Klärung der innerfamiliären Beziehungen.

Da es sich hierbei um ein Verfahren handelt, bei dem auf einer sehr tiefen Ebene Emotionen angesprochen und angeregt werden, muss der Therapeut sehr sensibel und in der Methode wirklich erfahren sein, damit Patienten nicht in eine mögliche Krise stürzen. Darum sollte man sich gut kundig machen, bei wem man einen Kurs durchführt. Außerdem sollte auch eine therapeutische Nachbetreuung gewährleistet sein.

Info

- IAG Systemische Lösungen nach B. Hellinger, Germaniastraße 12, 80802 München, Tel. 089/3810271, http://www.iag-systemische-loesungen.de
- Ulsamer, Bertold (1999) Ohne Wurzeln keine Flügel. Die systemische Therapie von Bert Hellinger.
- Schäfer, Thomas (2000) Was die Seele krank macht, und was sie heilt – die Einsichten und die Arbeit des Psychotherapeuten Bert Hellinger. Knaur

Festhaltetherapie nach Dr. Jirina Prekop

Im Festhalten und Loslassen liegt wie in so vielem ein Gegensatzpaar. Nach den Überlegungen, die der Festhaltetherapie zugrunde liegen, spürt der Mensch seine Lebenskraft erst dann, wenn er sich in die gegebenen Gesetze der Gegensätzlichkeit einbindet, um Angst in Mut und Hass in Liebe zu verwandeln. Durch diese enge Pforte geht auch der Krebspatient, um die Krise zur Chance zu machen. Im Zeichen dieser Polarität sind die Weichen eindeutig gestellt: Entweder bekämpfst du den Krebs oder er dich. Für jeden der beiden Wege braucht der Mensch seine ganze Kraft, die er gewinnt, wenn er mit seinen Nächsten versöhnt ist und somit Frieden im Herzen hat.

Die von Jirina Prekop entwickelte Festhaltetherapie soll diesen inneren Frieden durch imaginierte Begegnung mit Vater oder Mutter herstellen. Die möglicherweise schmerzhafte Konfrontation mit einem Elternteil, gegebenenfalls unter Visualisierung, findet in einer festen Umarmung so lange statt, bis die Liebe fließt und der Mensch frei für seinen Weg ist. Im Arm eines Freundes und unter therapeutischer Begleitung erlaubt sich der Mensch, seinen bis dahin unverarbeiteten tiefen Schmerz auszudrücken und in Liebe zu verwandeln.

Je fester der Mensch von einem einfühlsamen Mitmenschen gehalten wird, umso tiefer nimmt er seine eigenen Gefühle wahr und traut sich auch, diese zu äußern.

In der festhaltenden Umarmung wird »bedingungslose Liebe« erfahren, wenn eine einfühlende emotionale Konfrontation zwischen zwei Menschen, die zueinander gehören (Mutter – Kind, Vater – Kind, Paar) geschieht. Es geht um Gegenseitigkeit. Die Äußerung der Gefühle hat den Sinn, sich in das Gefühlsleben des jeweils anderen in einer konfliktträchtigen Beziehung einzufühlen.

Das typische Beispiel: Um ihren eigenen inneren Halt zu stärken, wird die Mutter eines erkrankten Kindes mit ihrer eigenen Mutter ausgesöhnt. Ist diese wegen ihrer Altersschwäche oder Todes nicht erreichbar, wird eine Aussöhnung unter Visualisierung bei fester Umarmung von einer befreundeten Person angestrebt. Die befreundete Person oder der eigene Ehepartner vertritt dabei nicht die abwesende Mutter, sondern unterstützt durch die Umarmung den emotionalen Prozess. Erst danach wird das Kind von Vater oder Mutter gehalten.

Falls das Bindungsbedürfnis um die Geburtszeit verletzt wurde (im Sinne einer abgebrochenen Hinbewegung nach B. Hellinger), wird der Nachvollzug der emotionalen Erlebnisse unter Zurückführung in die Zeit der Geburt angestrebt.

Grundsätzlich muss der Festhaltetherapeut sich in jeden der beiden einfühlen, die in fester Umarmung auf der Matte liegen, um jedem Einzelnen zur Äußerung der Gefühle zu verhelfen. Außerdem muss er die Auswirkung der geäußerten Gefühle beim jeweils anderen erspüren und Unterstützung geben bei der emotionalen Beantwortung der geäußerten Gefühle.

Je mehr negative Gefühle sich angestaut haben, umso schwerer fällt die Konfrontation. Der oder die an Krebs Erkrankte hat in dieser Therapieform die Möglichkeit, dem Zwiespalt von Wut, Zorn und Trauer einerseits und der Sehnsucht nach der Liebe andererseits zu entkommen. Solange die zerstörerischen Gefühle mächtiger sind als die Liebe, neigt der Mensch zu einem Fluchtverhalten. Zu Hause flüchtet der Mann ins Internet und die Frau vor den Fernseher. Manche verharren in dieser Distanz ganze Jahrzehnte. Durch das Festhalten wird die Flucht verhindert.

Die Festhaltetherapie kann helfen, diese Muster zu überwinden, und dabei auch für die Bewältigung der Krebserkrankung eine wichtige Unterstützung sein.

Info

- Prekop, Jirina (1999) Hättest du mich festgehalten – Grundlagen und Anwendungen der Festhalte-Therapie, Goldmann
- GfH e. V., Funkenbergweg 3, 88459 Tannheim i. Württ., Tel. 08 39/5 93 42 29
- http://www.festhalten-prekop.de/

Malen, therapeutisches Plastizieren

Über die Förderung schöpferischer Fähigkeiten, die Schärfung der Wahrnehmungs- und Erlebnisfähigkeit trägt die Kunsttherapie zur Heilung und Persönlichkeitsentwicklung bei. Kunst und Kreativität ermöglichen Einsichten in die wichtigen Konflikte des Lebens. Zum Kreis der kreativen Therapien gehören die Musik-, Mal- und Gestalttherapie und auch die Biblio- oder Poesietherapie.

»Kunst« kommt mitnichten von »Können«. Jeder Mensch kann schöpferisch tätig sein und sollte es auch, denn Kreativität ist die Fähigkeit, Geistig-Seelisches sinnlich wahrnehmbar zu machen.

In der anthroposophischen Medizin gehört die Kunsttherapie seit langem zum unterstützenden Therapiekonzept gegen Krebs. Auch die Schulmedizin setzt künstlerische Übungen ein, und in einigen Krebsnachbehandlungskliniken wird inzwischen Maltherapie angeboten.

In der **Maltherapie** wird die Gestaltung mit Farben als Ausfluss der Seele interpretiert. Der Umgang mit Farben wird dem Umgang mit Gefühlen gleichgesetzt, und der Gefühlsbereich muss in das Heilungsgeschehen einbezogen werden. Dies gilt gerade auch bei Krebs.

Maltherapie bei Krebs ist auf Ausdruck ausgerichtet, was Interpretation des Gemalten umfassen kann. Sie ist nicht, wie die psychotherapeutisch ausgerichtete Maltherapie, auf Diagnose abgestellt.

Malen kommt einer Konzentrationsübung gleich, kann Aufmerksamkeit beim Auftragen der Farbe auf das Papier fordern und fördern, kann aber auch, insbesondere bei großformatigen Flächen, den Drang nach Freiheit und Bewegung befriedigen.

Maltherapie hat nichts mit dem Kunstunterricht in der Schule zu tun, der möglicherweise neben anderen Mechanismen eher dazu beigetragen hat, dass man nach dem Schulabschluss nie wieder kreativ tätig werden wollte. Maltherapie hat nichts damit zu tun, ob man eine gute Note im Zeichnen hatte. Das fertige Bild ist nicht für andere gemalt worden, es kann und soll keiner Kunstkritik unterzogen werden.

In der Kunsttherapie geht es nicht um das Schaffen von Werken, sondern um Wahrnehmung und Ausdruck von inneren Gefühlen und um die Erfahrung kreativer Fähigkeiten.

Menschen, die nicht ganz von dieser Welt zu sein scheinen, ihre Körperlichkeit nicht richtig annehmen wollen, sondern gleichsam schwebend durchs Leben gehen, emotional sehr empfindlich sind und gegen eine Krankheit nicht aktiv ankämpfen, sondern eher klein beigeben, kann zu mehr Lebensmut und Erdverbundenheit verholfen werden, indem sie sich tatkräftig mit Erde befassen. Dies kann beispielsweise Gartenarbeit sein, im Rahmen von Kunsttherapie ist es der Umgang mit Ton.

Therapeutisches Plastizieren bringt den Patienten in Berührung mit irdischen Materialien und lässt dreidimensionale Bilder entstehen, die aus jeder Richtung betrachtet werden können. Auch Gebrauchsgegenstände wie Schalen und Vasen können hergestellt werden. Für viele ist diese Art kreativen Tuns tief beeindruckend, wenn sie ein eigenes Werk gegenständlich in der Hand halten.

Eine besondere Form plastizierenden Gestaltens ist die Arbeit am Tonfeld, bei der es überhaupt nicht mehr auf künstlerische und kontrollierte Gestaltung ankommt. Der Patient wird vielmehr dazu aufgefordert, mit geschlossenen Augen zu formen. Es bleibt dem Tastsinn und den Bewegungen der Hände überlassen, welche Gestalt der Ton annimmt. Dem Patienten erschließt sich bei diesem blinden Prozess der Formgebung eine archetypische Formenwelt des Tastsinns. Wenn man Tumorbildungen als eine aus der Ordnung geratene Formbildung auffassen will, kann der gestaltende Umgang mit weichem, formbarem Material in der beschriebenen Weise möglicherweise heilenden Einfluss auf den Krebsbildungsprozess haben.

Kunsttherapie wird als Einzeltherapie oder in Gruppenstunden angeboten. Kunsttherapeuten, aber auch Gestalt- und Ergotherapeuten arbeiten mit Patienten in der Bildersprache. Sie leiten an und helfen beim Verstehen des Dargestellten, sie können Krisen abfangen und beim Aushalten des deutlich Gewordenen unterstützen.

Info

- Herrlen-Pelzer, Sybille; Rechenberg, Petra (1998) Malen mit Krebspatienten – Ein Beitrag zur Krankheitsbewältigung. Urban & Fischer

Musik, Tanz und Ton

Wie man Probleme weglachen kann, kann man sie auch wegsingen. Es muss kein Kunstlied sein, kein bekannter Song, es kann eine einfache, erfundene Melodie sein, mit oder ohne Text.

Musik kann auf körperlicher, geistiger und seelischer Ebene eingesetzt werden. Mit Musik lassen sich Muskeln entspannen, Sorgen und Ängste gezielt abbauen.

Musiktherapie wirkt harmonisierend auf Herz, Atmung und Muskeln. Sie wird bereits in vielen Kliniken eingesetzt und ist vor allem in der Behandlung von chronischen Schmerzen eine anerkannte Therapieform.

Musiktherapie spielt zwar keine bedeutende Rolle unter all den möglichen Therapieformen und ist auch bei Krebs nur als Zusatztherapie sinnvoll, aber sie stellt in vielen klinischen Einrichtungen eine eigene Abteilung dar und ist Lehrfach an verschiedenen Hochschulen.

In der Musiktherapie werden sowohl aktives Musizieren als auch das Hören von Musik eingesetzt. Oft schließen sich an das Hören Gespräche an, gefolgt vom eigenen Musizieren. Dabei spielen künstlerische Aspekte keine Rolle, sondern ausschließlich die Möglichkeiten, das Innenleben musikalisch auszudrücken. Mit der Stimme durch Gesang oder mit Hilfe von Instrumenten werden einzeln oder in Gruppen Gefühle und Stimmungen zum Ausdruck gebracht. In der Regel werden einfache Instrumente wie Xylophon, Glockenspiel, Tamburin, Triangel eingesetzt, ergänzt durch Trommeln, Gongs, Klangschalen und dergleichen.

Jeder Mensch verfügt über eine Grundmusikalität, die mit musikalischen Fertigkeiten nichts zu tun hat. Wenn Musik als Handlungsmittel eingesetzt wird, können keine Instrumente verwendet werden, die nur durch langjährige Übung beherrschbar sind. Es kommt vielmehr auf die Gemeinsamkeit und das kommunikative Zusammenspiel an. Einer antwortet auf den anderen – ohne Worte, in einer musikalischen Sprachform.

Auch in der Tanztherapie ist nichts anderes bezweckt als körperlicher Ausdruck; auch hier muss man nicht tanzen wie Isadora Duncan. Man lernt weder Ballett noch Tango oder Rock and Roll, sondern nutzt die durch Musik in Gang gesetzte Bewegung als Medium. Die Bewegungen in der Tanztherapie dürfen durchaus sehr minimal sein; man muss nicht belastbar sein. Tanztherapie ist auch etwas für Menschen, die sich nur wenig bewegen können.

Einfache, vorgegebene Bewegungen schaffen einen Rahmen, bevor die Patienten Bewegungen finden, die aus ihnen selbst heraus kommen. Konfrontiert mit der Diagnose Krebs, entwickelt man Gefühle, Gedanken und Verhaltensweisen, die ganz neu und oft unaussprechlich erscheinen. Symbolische Bewegungen erlauben Dinge auszudrücken, für die einem die Worte fehlen.

> Eine wesentliche Aufgabe der Tanztherapie ist es, den Patienten darin zu unterstützen, körperliche und seelische Bedürfnisse wahrzunehmen, zu unterscheiden und zu prüfen.

Rhythmus und Melodie lösen Gefühle und Stimmungen aus, die im Tanz sichtbar gemacht und anschließend in der Gruppe besprochen werden. Übungen, wie die tänzerische Darstellung der aufgehenden Sonne oder eines fliegenden Vogels, sorgen dafür, dass der Patient ein positives Körpergefühl entwickelt, Kraft und Selbstvertrauen gewinnt. In die Tanztherapie werden Entspannungsübungen, Fantasiereisen und Gespräche integriert.

Eine besondere Form musikalischer Therapie ist die Tonpunktur, eine Art Akupunktur mit der Stimmgabel. Dabei wird die schwingende Stimmgabel an eine bestimmte Körperstelle gehalten. Es können verschiedene Gabeln mit unterschiedlichen Frequenzen eingesetzt werden.

Ein völlig anderer Ansatz ist der Versuch, mit Beschallung durch Töne direkt Einfluss auf die Tumorzellen zu nehmen. Bisher wurden Untersuchungen im Labor durchgeführt, bei denen Tumorzellen mit verschiedenen Tonfolgen beschallt wurden. Dabei stellte sich heraus, dass das Tumorwachstum je nach Art und Dauer der Beschallung gehemmt werden kann.

Info

- DITAT (Deutsches Institut für tiefenpsychologische Tanztherapie und Ausdruckstherapie e. V.), Rilkestr. 103, 53225 Bonn, Tel. 02 28/46 79 00, http.//www.ditat.de
- http://www.musiktherapie.de
- http://www.dgt-tanztherapie.de
- http://www.klangliege.de

Poesie- und Bibliotherapie

Poesie- und Bibliotherapie nutzen die Kraft des Wortes. Lesen oder Verfassen von Texten kann eine therapeutische Funktion haben. Lesen, Vorlesen, Sprechen über das Gelesene und Schreiben gehören wie Mal- und Musiktherapie zu den Kreativtherapien. Diese können nicht die Krankheit beheben, aber sie erleichtern es, die Krankheit zu ertragen.

Es gibt verschiedene Schulrichtungen innerhalb der Biblio- und Poesietherapie, doch kann man auch allein ohne ausgebildeten Therapeuten oder in einer Laienschreibgruppe, wie sie an den Volkshochschulen existieren, Texte zum eigenen Nutzen verfassen oder sich mit Texten bekannter Autoren auseinandersetzen.

Texten, insbesondere dem antiken Drama, wurde bis zum Beginn der Neuzeit eine reinigende Funktion zugeschrieben. Das Werk vieler Schriftsteller seit dem 19. Jahrhundert ist nicht nur Kunst, sondern lässt sich in manchen Fällen auch als Verarbeitung von schwierigen Lebenslagen verstehen.

Bibliotherapie hat nichts mit Deutschunterricht zu tun. Wird das Lesen in Gruppen oder allein durch einen Therapeuten betreut, so ist es dessen Aufgabe, bei der Strukturierung und Auseinandersetzung zu helfen und Anregungen zu geben. Durch Lese- und Schreibtherapie wird dem Einzelnen das Allgemeine bewusster, Grenzen werden aufgehoben.

Lesen kann gut tun, weil es informiert, weil es unterhält, weil es ablenkt. Das ist alles wichtig, aber nicht eigentliche Therapie. Bibliotherapie will Emotionen lösen, Prozesse in Gang setzen, Selbstfindung und Beziehungsaufnahme fördern, neue Verbindungen zur Realität herstellen. In vielen Kliniken gibt es Bibliotheken, von denen auch mobile Bücherwagen auf die Stationen gefahren werden.

Wie das Lesen kann das Schreiben von einem speziell dazu ausgebildeten Therapeuten begleitet werden; nur dann kann man das Schreiben als Therapie bezeichnen. Jedoch sollte man sich nicht am Schreiben hindern lassen, wenn man keinen Therapeuten hat, denn schon das Schreiben selbst, egal ob Gedichte, Geschichten oder reflexive Texte, kann Spannungen lösen.

Formen der Schreibtherapie können kurze Prosatexte oder Gedichte sein; klassische Textsorten sind Tagebuch und Autobiographie. Ein beeindruckendes Tagebuch ist das von E. Rau, der als Arzt an Bauchspeicheldrüsenkrebs erkrankte und aus seinem Praxisalltag gerissen wurde. Das Tagebuch ist im Selbstverlag (→ S. 219) erschienen. Über die Gesellschaft für Biologische Krebsabwehr kann ein immer währender Kalender bezogen werden, herausgegeben von E. Rau und G. Irmey. A.-L. Jordan betreut (angehende) Autoren.

Häufig angewandte Methoden sind die freie Assoziation, automatisches Schreiben als Denken ohne Lenkung oder Imagination. Schreiben aus therapeutischen Gründen kann ohne Rücksicht auf ästhetische und literarische Maßstäbe erfolgen. In der Schreibtherapie wird zu Papier gebracht, was im Inneren Unruhe stiftet. Ein bekanntes Beispiel ist »Mars«, erschienen unter dem Pseudonym »Fritz Zorn«. Aber nicht nur autobiographisch wie in diesem Beispiel kann man sich den Zorn von der Seele schreiben.

Texte in kurzen Zeilen reaktivieren in dichter Weise Vergangenes und Archetypisches. Schreiben als Kampf gegen das Verstummen darf regellos und die Sprache bildhaft sein. Statt der Bedeutung eines Wortes kann der Klang im Vordergrund stehen und zu weiteren Assoziationen anregen. Hier muss keine nüchterne Zwecksprache verwendet werden. Man kann und darf sprachlich formulieren, was nicht in den Alltag passt. Im kreativen Umgang mit Sprache können Tabus und eingefahrene Muster durchbrochen, und ein Prozess der Selbstbegegnung kann in Gang gesetzt werden. Anregung, Textproduktion, Textdeutung sind die Schritte der Schreibtherapie, durch die die seelische Balance wiederhergestellt werden kann, wenn die innere Ordnung unterzugehen droht.

Die Begegnung mit dem Text ermöglicht die Konfrontation mit existenziellen Fragen. Wenn es um Krebs geht, geht es auch um Verletzungen, Narben und Wunden, um »Knotenpunkte« im Leben. Bildliche Ausdrücke und Gleichnisse filtern Emotionen und machen Texte zum Projektionsmedium.

Info

- Dt. Ges. für Poesie- und Bibliotherapie, Dortmund, Tel. 02 31/6 90 40 04
- Dr. G. Irmey und Dr. E. Rau, Immerwährender Kalender: Lebensimpulse von Mensch zu Mensch. Zu beziehen über die GfBK Heidelberg, Tel. 0 62 21/13 80 20
- von Werder, Lutz (1995) Schreib- und Poesietherapie. Beltz
- Dr. Anna-Luise Jordan, an@leggo.de, Tel. 0 62 21/86 31 52

Farbtherapie

Die Farbtherapie kennt verschiedene Ansätze. Farben können betrachtet oder visualisiert werden und wirken hier besonders auf die Psyche. Will man jedoch auch körperliche Wirkungen erreichen, ist es besser, die Farben direkt und großflächig auf die Haut aufzustrahlen.

Die älteste Methode, die sich mit der Bestrahlung der Haut befasst, ist das Spektrochrom-System nach Dinshah P. Ghadiali, das seit über 100 Jahren angewendet wird. Die Methode ist einfach aufgebaut, auch für den Laien leicht anzuwenden und nachvollziehbar. Die therapeutische Anwendung von Farben erfordert eine künstliche Lichtquelle, um unabhängig von der Tageszeit oder Witterungsverhältnissen eine Bestrahlung durchführen zu können.

Mit Glühbirne und Farbfilterfolien werden 12 spezielle Farben erzeugt, die je nach Krankheitsbild auf bestimmte Körperzonen gestrahlt werden. Die Haut ist hierbei eine ideale Schnittstelle, um die Farblichtinformation in den Organismus zu bringen. Hierbei wirken die Blut- und Lymphgefäße wie Lichtleiter und transportieren die Farblichtschwingungen in die Tiefe. Die Hautoberfläche des Menschen beträgt etwa zwei Quadratmeter, zudem ist die Haut mit durchschnittlich 12 Kilogramm Masse eines der größten Organsysteme des Körpers.

Neben Hautoberfläche und der Information der Körperflüssigkeit wirken Farbschwingungen auch auf das komplexe Meridiansystem regulierend ein, das die Basis der Akupunktur darstellt.

In der unterstützenden Krebstherapie haben sich die Farben Gelbgrün und Indigoblau bewährt. Gelbgrün wirkt regulierend und harmonisierend bei chronischen Krankheiten und wird großflächig verwendet, Indigo wirkt zusammenziehend und wachstumshemmend und wird auf betroffene Stellen gerichtet. Wenn die Farben neben gängigen Krebstherapien angewendet werden, kommen je nach Symptombild auch Rot gegen Hautschäden durch Radiotherapie und Gelb gegen die Nebenwirkungen von Chemotherapie zum Einsatz.

Info

- Eberhard, Lilli (2000) Heilkräfte der Farben. Drei Eichen
- Dinshah, Darius (1989) Es werde Licht. Dinshah Health Society USA
- http://www.planetware.de/farbtherapie

Releasing

Releasing (Erlösen, Loslassen) ist eine spirituell orientierte Therapie- und Selbsthilfemethode aus den USA, die zunehmend auch in Deutschland Beachtung findet und bei der seelischen Verarbeitung der Krebserkrankung eine wichtige Hilfestellung sein kann. Ziel der Releasingarbeit ist es, krank machende und blockierende Gedanken- und Gefühlsmuster ins Bewusstsein zu heben, so dass man sich von ihnen befreien kann.

> Der Grundgedanke dieser Therapieform ist, dass der Ursprung und die emotional-energetische Ladung der krank machenden Muster in Erinnerungen an frühere Lebenserfahrungen zu finden ist.

Mithilfe einer Tiefenentspannung und einer Ausrichtung auf die individuellen spirituellen Kraftquellen wird beim Releasing ein vertiefter innerer Zugang zu diesen teilweise unbewussten Erinnerungen ermöglicht. Negative Selbstbilder, Ängste, beklemmende Gefühle oder geheime Wut, die wie Wolken das Lebensgefühl verdunkeln, sollen aufgelöst werden. Die Übungen dazu werden in Seminaren vermittelt und können allein oder zu mehreren praktiziert werden.

Meditation, Singen, heilsame Bewegungen und therapeutischer Einsatz von Sprache werden in Seminaren eingeübt. Die Begleitung durch den Übungsleiter ist dabei individuell und auf die Themen des einzelnen Patienten gerichtet. Geführte Tiefenentspannung erleichtert es, auch ganz tief sitzende und verdrängte Gefühle und Erinnerungen bewusst zu machen, um an die Wurzeln der jeweils sehr persönlichen Thematik zu gelangen. Das Auffinden der problematischen Gefühls- und vorbewussten Denk- oder Verhaltensmuster und ihre anschließende Auflösung ermöglichen es, nach Maßgabe der Therapie frei für Kräfte des Selbst als Quelle von Lebensfreude und Zuversicht zu werden, so dass es dem an Krebs Erkrankten besser geht. Durch die Veränderung der gesamten Lebensgestaltung lässt sich Kraft zum Weiterleben gewinnen.

Info

- Seminarbüro Christof Langholf, Postfach 1121, 31077 Sibbesse, Tel. 05065/963168
- Langholf, Christof (2004) Ich lasse los. Innere Heilung und spirituelles Wachstum – Die Releasingmethode. Goldmann
- http://www.cl-releasing.de

Die Gatah-Intervention

Gatah wurde von Dr. Sabine Khalsa und Nanak Dev Khalsa entwickelt und basiert auf der indischen Kampfkunsttradition, die dieselben Wurzeln hat wie Ayurveda und Yoga. In einer Studie konnten positive Auswirkungen auf Selbstwertgefühl, Durchsetzungsbereitschaft und das Immunsystem von Frauen mit nichtmetastasiertem Brustkrebs bewiesen werden. Krebspatienten wird oft nachgesagt, dass sie eher fremd- als selbstbestimmt handeln, dass sie die eigenen Bedürfnisse hintanstellen und zur Unterdrückung von Ärger, Trauer und Wut neigen. Hier ist die Frage: »Wie soll jemand, der mehr Rücksicht auf andere als auf sein eigenes Wohlergehen nimmt, den Stress einer akuten Krebserkrankung erfolgreich bewältigen?«

Die Intervention basiert auf der Theorie, dass es sich bei der Selbstzurückstellung um ein anerzogenes und somit veränderbares Verhaltensmuster handelt. Kurze Texte sowie die Metapher der inneren Kriegerin vermitteln philosophische und psychologische Perspektiven, sich selbst und andere in einem neuen Licht zu sehen.

Sie unterstützen den Umgang mit Schmerzen, Versehrtheit, Angst, Ärger, Trauer sowie die Entwicklung von gesunder Abgrenzung, die auf Selbstachtung, Würde und Mut basiert. Die Philosophie des Wahrnehmens, Anerkennens und Verteidigens der eigenen Gefühle, Standpunkte, Entscheidungen und Grenzen werden im körperlichen Training wieder aufgegriffen: Eine Bewegungsmeditation, meditative, der Selbstverteidigung dienende Waffenführungsübungen sowie ritualisierte Zweikampfspiele unterstützen darin, sich ein Bewusstsein zu schaffen für das angeborene Grundrecht auf den ganz persönlichen Raum. Die spielerische, metaphorische Herangehensweise kann zudem dazu anspornen, Konflikte und Konfrontationen im Alltag weniger zu scheuen, weniger »falsche Kompromisse« einzugehen, mehr Autonomie zu wagen und damit Verantwortung für die Zufriedenheit im eigenen Leben zu übernehmen. Ganz nebenbei ergeben sich positive Effekte wie Stimmungsaufhellung, Lachen, Spannungsabbau, beidseitiger Muskelaufbau, Erweiterung des Bewegungsspektrums der operierten Seite, verbesserte Körperwahrnehmung und -haltung, Koordination, Kondition, ein geförderter Abfluss der Lymphe und eine Anregung des Immunsystems.

Info

- Dr. S. Khalsa, Berlin, Tel. 030/8854620, nkhalsa2@arcor.de, http://www.gatah.com

Autonomietraining

Autonomietraining ist eine Methode im Rahmen der präventiven Gesundheitsmedizin. Es geht dabei um die Beseitigung von emotional störenden Einflüssen. Krank machende Strukturen im Alltag sollen analysiert und gesund machende Ressourcen des Patienten durch Gespräche aufgedeckt werden. Der Patient wird zu einer problemlösenden Eigenaktivität angeleitet, damit er gegebenenfalls seine Situation ändern kann. Ansatz der Methode ist die Selbstständigkeit des Individuums. Auch der Arzt muss trainieren und das Training erlernen, denn er soll keine Ratschläge erteilen, sondern gezielte Fragen stellen, mit denen der Patient auf den Grund des Übels vordringen kann. Es handelt sich demnach um ein Verfahren, das darauf abzielt, dass der Patient die für ihn notwendigen äußeren Bedingungen selbst herzustellen lernt. Entwickelt wurde es von Professor Ronald Grossarth-Maticek in Heidelberg. Er hat mit Tausenden von Patienten über Jahrzehnte hinweg gearbeitet und seine Methode wissenschaftlich untermauert.

Wie bisherige Studien zeigen, kann Autonomietraining die Lebenszeit bei Krebserkrankung verlängern, und die trainierten Patienten fühlen sich wohler.

Das Verfahren kann sich auf wenige Gespräche beschränken. Es gilt, handlungsleitende Grundannahmen, festgefahrene Verhaltens- und Beziehungsmuster als veränderbar zu erkennen. Trainiert werden Lernbereitschaft und Lernfähigkeit im psychosozialen Bereich. Der Patient übt ein, das zu meiden, was ihm schadet, und auf das zu achten, was ihm gut tut.

Um eine Veränderung herbeizuführen, kann man

- sich einer Situation entziehen,
- anders als gewohnt auf eine Situation einwirken,
- eine Situation durch Perspektivwechsel anders bewerten und erleben.

Das Training bezieht sich auf das alltägliche Verhalten in alltäglichen Situationen mit dem Ziel, das Wohlbefinden zu stärken – im Sinn eines Suchens und Meidens, eines Lebens mit oder ohne bestimmte Menschen.

Info

- Grossarth-Maticek, Ronald (2000) Autonomietraining. Gesundheit und Problemlösung durch Anregung der Selbstregulation. de Gruyter

Homöopathie

In der klassischen Homöopathie werden nicht Krankheiten, sondern kranke Menschen behandelt. Gewählt wird das Mittel aufgrund seiner Eigenschaften, bei Gesunden ein bestimmtes Bild von Symptomen, ein Arzneimittelbild, hervorzurufen, d.h., in der Regel geht der Anwendung eine Arzneimittelprüfung bei Gesunden voraus. Dieses Arzneimittelbild soll dem Krankheitsbild möglichst umfassend entsprechen. Leitsatz ist: Ähnliches soll durch Ähnliches geheilt werden, simile similibus curentur.

Hierin liegt eine Schwierigkeit in der Anwendung bei Krebs: In homöopathischen Arzneimittelprüfungen werden keine solchen schwerwiegenden Symptome hervorgerufen. Man ist also auf Erfahrungen aus der therapeutischen Praxis angewiesen, die auf den individuellen Einzelfall umgemünzt werden müssen. In der therapeutischen Praxis aus über 100 Jahren hat sich eine Reihe homöopathischer Mittel herauskristallisiert, die bei Krebskranken günstige Wirkungen hatten und in Einzelfällen auch ohne weitere Maßnahmen zur Heilung geführt haben.

In der Regel ist die Homöopathie eine Begleitmaßnahme neben den bewährten Methoden. Dabei hat sich gezeigt, dass die Erfolge größer sind, wenn frühzeitig – am besten noch vor einer geplanten Operation – mit der Behandlung begonnen wird.

Ausgangsstoffe für homöopathische Mittel stammen aus dem Mineralreich, Pflanzenreich und Tierreich. Es gibt auch Substanzen, die aus Krankheitserregern oder aus Organbestandteilen gewonnen werden, die Nosoden. Die Ausgangsstoffe werden in einem besonderen Verfahren zubereitet, d.h., in mehreren Schritten verdünnt und verrieben bzw. verschüttelt, was man Potenzierung nennt. Durch diese mechanische Bearbeitung auf immer höheren Verdünnungsstufen wird die Wirkungskraft verstärkt.

Die Mittel werden entweder in einzelnen Gaben verabreicht, die erst wiederholt werden, wenn ihre Wirkung nachlässt, oder die von anschließend neu gewählten Mitteln abgelöst werden. Oder sie werden – meist als Q-Potenzen (auch LM-Potenzen genannt) und in flüssiger Form – regelmäßig über einen gewissen Zeitraum gegeben. Bewährt hat sich auch – entgegen der Auffassung der klassischen Homöopathie, dass nur ein einziges Mittel das genau passende sei – die abwechselnde oder sogar gleichzeitige Gabe mehrerer Arzneimittel, die allerdings immer für den Einzelfall individuell zusammengestellt werden.

Zur Mittelfindung sind intensive Gespräche und eine sehr genaue Aufnahme der Krankengeschichte notwendig. Dabei müssen alle wesentlichen Geist- und Gemütssymptome, alle besonderen Reaktionsweisen und Empfindlichkeiten und alle Organfunktionen erfasst werden.

Das Ziel ist nicht in erster Linie die Benennung der Krankheit, sondern das Erkennen der Persönlichkeit des Kranken und der Bedingungen, unter denen er krank geworden ist. Daher bekommen Menschen mit gleicher Krankheit durchaus unterschiedliche Mittel, und das Mittel kann nicht vom Laien aufgrund einer schlichten Krankheitsbezeichnung gewählt werden.

Die Wirkung des Mittels zeigt sich zunächst durch eine leichte, aber deutliche und anhaltende Besserung des Gesamtbefindens, besonders der Stimmung und des Schlafes. Zu Beginn der Therapie kann zwar für kurze Zeit eine Verstärkung bestimmter Symptome auftreten – die so genannte Erstverschlimmerung –, die aber eine gleichzeitig bestehende gute Grundstimmung nicht beeinträchtigt. Bei anhaltenden beschwerlichen Symptomen oder schlechtem Allgemeinbefinden ist, wenn der Fall nicht sehr weit fortgeschritten ist, eine neue Mittelwahl zu erwägen.

Es gibt kein homöopathisches Mittel gegen Krebs, sondern Mittel für Menschen mit Krebs.

Auch zur Linderung von Beschwerden durch Strahlen- oder Chemotherapie können homöopathische Mittel eingesetzt werden. Immer aber ist die individuelle Mittelwahl entscheidend für den Therapieerfolg. Die homöopathische Therapie von krebskranken Menschen begleitet die konventionelle Therapie und kann die Erfolge dieser Maßnahmen verbessern. Sie sollte möglichst früh, am besten schon im Vorfeld von Organveränderungen einsetzen und möglichst lange anhalten, am besten noch jahrelang, nachdem kein Tumor mehr nachgewiesen wurde.

Sie ist immer eine individuelle Therapie, die großes Fachwissen und Erfahrung erfordert und im Fall von Krebserkrankungen nicht beiläufig und nicht in Eigenregie durchgeführt werden kann.

Info

- Deutscher Zentralverein homöopathischer Ärzte e. V., Am Hofgarten 5, 53113 Bonn, Tel: 02 28/2 42 53 30
- http://www.homoeopathie-welt.de

Bachblüten

Hilfe zur Selbsthilfe ist der Kerngedanke der Bachblütentherapie. Dabei sollen Mittel verwendet werde, die Positives stimulieren, nicht solche, die ausschließlich das Negative blockieren.

Der englische Bakteriologe und Immunologe Edward Bach (1886–1936) hatte erkannt, dass fast alle Patienten in einer jeweils typisch-individuellen Gemütshaltung auf Krankheiten reagierten. Für jede dieser Gemütshaltungen fand Bach eine Pflanze, deren Blüten harmonisierend auf den Patienten wirken. Entscheidend ist, dass diese Therapie den Patienten zu einer Auseinandersetzung mit sich selbst und den psychischen Hintergründen seiner Erkrankung anregt.

Neben psychischen Krisen ist das zweite Hauptanwendungsgebiet der Bachblüten die unterstützende Behandlung von chronischen Krankheiten oder von Zuständen nach operativen Eingriffen, wie beispielsweise nach Brustkrebsoperationen. In akuten Belastungs- oder Notsituationen eignet sich besonders die Mischung der so genannten Rescuetropfen zur Einnahme. Die Bachblütentherapie hat sich seit über 50 Jahren in den angelsächsischen Ländern bewährt. Wie bei vielen Naturheilverfahren ist zwar ganz offensichtlich, dass es vielen Patienten durch diese Therapie besser geht, mit naturwissenschaftlichen Messverfahren lässt sich jedoch nicht gänzlich erklären, warum dies der Fall ist. Aus den Blüten werden Konzentrate hergestellt, die in Wasser und Alkohol, auf den allerdings auch verzichtet werden kann, verdünnt eingenommen werden.

Die Bachblütentherapie kann in der Behandlung Krebskranker als eine Ergänzung zur medizinisch notwendigen Therapie sinnvoll sein. Die Bestimmung der individuell richtigen Blütenkonzentrate kann zwar jeder für sich selbst vornehmen, doch sollte man sich wegen der psychischen Zusammenhänge von einem Bachblütentherapeuten beraten lassen. Die Tropfen können unproblematisch zusätzlich zu anderen Medikamenten eingenommen werden. Sie sind gut verträglich, und auch Nebenwirkungen sind nicht bekannt.

Info

- Dr. Eduard Bach Centre, Eppendorfer Landstr. 32, 20249 Hamburg, Tel. 040/43 25 77 10, Fax 040/43 52 53, http://www.bach-bluetentherapie.de
- Scheffler, Mechthild (2000) Bach-Blütentherapie. Heyne

Lachen stärkt das Immunsystem

»Lachen hält gesund« lautet eine Volksweisheit, und eine Forschungsrichtung, die Gelotologie, geht den Zusammenhängen zwischen Humor und Gesundheit mit wissenschaftlichen Methoden nach.

Ein interessantes Ergebnis der Gelotologie ist beispielsweise, dass Menschen umso mehr Humor entwickeln, je älter sie werden. Eine andere Erkenntnis ist, dass herzhaftes Lachen so wohltuend für den Organismus ist wie eine halbe Stunde Schlaf. Lachen regt Atmung und Durchblutung an, und es entspannt. Depressive Stimmungen hellen sich nicht nur kurz auf, sondern werden nachhaltig abgebaut, und Schlafstörungen werden behoben.

Angeregt und gefördert werden durch herzhaftes Lachen
- Atmung, Stoffwechsel und Durchblutung,
- verschiedenste Muskeln
- und die Immunabwehr.

Schließlich werden Endorphine ausgeschüttet, eine besondere Hormonart, die sonst nicht häufig im Blut nachweisbar ist.

Menschen mit Humor bewältigen Stresssituationen besser, und auch der Umgang mit anderen Menschen fällt ihnen leichter.

In den 80er-Jahren wurde die humorzentrierte Therapie etabliert, wobei verschiedene Humortechniken entwickelt wurden, die in speziellen Institutionen in England, den Niederlanden und der Schweiz vermittelt werden.

In Deutschland wird Humortherapie bisher weitgehend in Kinderkrankenhäusern angewendet. Auch in Altenheimen oder Sanatorien wie in Bonn-Oberkassel kommt sie zum Einsatz. Es gibt eine Reihe von Vereinen, die Klinik-Clowns ausbilden, doch gibt es in Deutschland insgesamt nur wenige Therapeuten, die qualifiziert mit therapeutischem Humor arbeiten.

> Auch als Krebskranker kann man den Zugang zum Clown als Heiler in sich selbst suchen, um trotz widriger und vielleicht deprimierender Umstände einen anderen Blickwinkel zu finden.

Clown sein heißt versuchen, das Leben von der spielerischen Seite aus zu sehen. Der Clown ist offen für Neues und darf alles ausprobieren; sollte er scheitern, kann er dennoch lustig sein und nicht tragisch. Er gibt Beispiele für das Annehmen und Akzeptieren von Misserfolg und Schicksalsschlägen.

Während für den Alltag gilt, dass man auf Komisches achten und keine Möglichkeit zu lachen verpassen sollte, kann in der therapeutischen Anwendung das reine Reflexlachen gezielt zur Stärkung der Immunabwehr eingesetzt werden. In anderen Therapieformen soll mit dem Lachen eine Änderung der Einstellung zu Problemen erreicht werden.

Nicht alle Menschen finden die gleichen Dinge lustig, zum Teil ist dies kulturabhängig, zum Teil individuell.

Grundsätzlich sollte man beherzigen, dass echter Humor auf einer konstruktiven, wohlwollenden Einstellung beruht. Schadenfreude ist also nicht die schönste Freude, und grundsätzlich wird niemand gerne ausgelacht.

In unserer Kultur sind Lachen und Spiel eher gering geschätzt und damit unterbewertet. Man macht sich damit leicht lächerlich, und moralisch gesehen ist Lachen nicht immer ganz einwandfrei. Darum unterdrückt man im Alltag oft das Bedürfnis zu lachen.

Wem es schlecht geht, dem ist das Lachen vergangen; er wird erst wieder lachen können, wenn sich die Situation grundlegend geändert hat.

Die Lachtherapie setzt hier an und fordert, nicht auf bessere Zeiten zu warten, sondern den Spieß umzudrehen:

> Nicht warten, bis man sich nach einem Schicksalsschlag wieder gut fühlt, und dann spielen und lachen – sondern spielen und lachen, damit man sich gut fühlt und mit dem Schicksal besser fertig wird. Auf dem Höhepunkt der Krise ist Humor kaum möglich, aber die Zeit danach kann man verkürzen, indem man bewusst einen Zugang zum Humor sucht.

Lachen ist erlaubt. Auch der Kranke darf lachen, ohne deshalb schon im Verdacht zu stehen, er sei sich über den Ernst seiner Lage nicht im Klaren. Jeder ist frei zu lachen, sollte auf Sonderbares und Lustiges achten und kann, je nach Belieben, Kuriositäten und Anekdoten beispielsweise in einem Tagebuch sammeln. Es kann auch sinnvoll sein, sich einem Lachklub anzuschließen.

Humor lebt von Überraschung und Kontrasten. Humor hat auch einen kreativen Aspekt. Humor und Kreativität nehmen gegenüber der Wirklichkeit eine spielerische Haltung ein, was den Umgang mit ihr erleichtert und Perspektiven öffnet. Eine sehr einfache Übung für den Alltag, um mit einer gegenwärtigen Krise fertig zu werden, ist die Frage: »Wie könnte das jetzt noch schlimmer sein?«, und möglichst groteske Szenarien zu entwerfen, bis ein befreiendes Lachen ausbricht.

Info

- Gesellschaft zur Förderung von Humor in Therapie, Pflege und Beratung, *Humorcare*, Wendelsgrundweg 12, 78532 Tuttlingen, Tel. 07461/76770
- Steiner, André; Uber, Heiner, (2004) Das Lachprinzip. Eichborn
- http://www.hoho-haha.de
- http://www.galli.de

Geistiges Heilen

Die älteste Methode geistigen Heilens ist das Handauflegen. Es gibt eine Vielzahl anderer Vorgehensweisen: durch Gebete, in Gruppen, durch ein Medium, durch einen Schamanen oder auch durch Fernbehandlungen über große Distanzen. Reiki, Prana-Heilen oder Therapeutic-Touch sind moderne Varianten.

Alle diese Methoden werden unter dem Begriff »Geistiges oder energetisches Heilen« zusammengefasst. Gemeinsam ist diesen Ansätzen die konzentrierte Absicht zu heilen, die Heilintention.

Geistheiler sollten wie ganzheitlich tätige Ärzte im Vorfeld der Behandlung immer klarstellen: Heilung kann nur über Hilfe zur Selbsthilfe geschehen.

Es gibt einige Untersuchungen zum Erfolg von Geistheilern. Häufig bessert sich das körperliche Allgemeinbefinden, was aber noch nichts darüber aussagt, ob und welche Grundkrankheit behoben wurde. Es ist leichter verständlich, dass sich Depressionen auf diese Weise heilen lassen als schwere Erkrankungen von Herz und Nieren oder Krebserkrankungen. Inzwischen konnte in seltenen Fällen unter medizinischer Kontrolle der Rückgang von Tumoren und Metastasen durch Geistheilung belegt werden.

Während man wohl in der Regel davon ausgehen muss, dass durch die Geistheilung der innere Heiler im Menschen selbst zum Erfolg beiträgt, gibt es einige wenige Beobachtungen an Krebszellen im Labor, die durch Geistheilung abstarben. Interessant an diesen Belegen ist, dass bei diesen Zellkulturen im Reagenzglas selbstverständlich keine seelischen Kräfte eines Patienten und kein stimuliertes Immunsystem beteiligt waren. Auf welche Kräfte das Geistheilen zurückzuführen ist, konnte nicht geklärt werden.

Man kann nicht von teilweise spektakulären Einzelerfolgen einiger weniger Geistheiler darauf schließen, dass immer und bei jedem Geistheiler Heilungserfolge eintreten werden.

Für schwerkranke Patienten, die nach jeder Möglichkeit als letzter Hoffnung auf Besserung greifen, ist kaum zu erkennen, ob die Intention zu heilen oder ob nicht eher ausschließlich finanzielle Absichten den Geistheiler leiten.

Vor dem Gang zum Heiler steht eine Fülle von Fragen und Bedenken, auch oder gerade weil sich viele Menschen vorstellen können, einen Heiler aufzusuchen, wenn die Mediziner ratlos sind.

Damit man keine unangenehme Überraschung erlebt, sollte man einige Punkte beachten.

- Bevor man einen Heiler aufsucht, sollte der erste Weg immer zum Arzt führen. Allerdings sollte man einen Heiler auch nicht erst dann aufsuchen, wenn fast keine Hoffnung auf eine mögliche Besserung des Krankheitszustandes mehr besteht.
- Eine medizinische Behandlung sollte nicht abgebrochen werden, nur weil der Geistheiler tätig wird. Eine Ausnahme sind qualvolle Therapien, die wenig aussichtsreich sind, wie beispielsweise die so und so vielte Wiederholung einer kräftezehrenden Chemotherapie.
- Blindes Vertrauen in sofortige oder völlige Heilung ist unangebracht. Auch ein Geistheiler kann nicht blitzschnell Erfolge hervorzaubern, auch hier sind oft ein langer Prozess und mehrere Behandlungen nötig.
- Die Diagnose eines Geistheilers sollte nicht kritiklos hingenommen werden und nicht gleich anschließend zur Behandlung führen. Ein Geistheiler, der behauptet, den Astralkörper übersät von Metastasen zu sehen und den wirklichen Körper durch eine teure Behandlung vor wirklichen Metastasen bewahren zu können, ist unseriös und richtet nicht nur finanziellen Schaden an.
- Starkult und überhöhte Honorare sollten misstrauisch machen. Die erfolgreichsten Heiler sind in der Regel eher bescheiden und verstehen sich als Medium einer heilenden Kraft, die durch sie wirkt. Sie verstehen sich nicht als Star.
- Vertrauen ins eigene Urteilsvermögen und das Gespür für die Güte des Heilers schützen vor schlechten Erfahrungen ebenso wie die Kontaktsuche zu anderen Patienten und deren Erfahrungsberichte.
- Wie für andere Methoden, so gilt auch für geistiges Heilen, dass der Patient die Verantwortung für sein Befinden hat. Auch hier ist Heilung ein Prozess, an dem der Patient aktiv teilnimmt und den er letztlich nur selbst gelingen lassen kann.

Info

- Wiesendanger, Harald (2004) Geistiges Heilen bei Krebs. Lea
- Kuby, Clemens (2003) Unterwegs in die nächste Dimension. Kösel
- http://www.dgh-ev.de

Psychosomatische Energetik

Gesundheit wird durch das harmonische Zusammenspiel von
- Psyche, also der seelischen Befindlichkeit,
- Soma, also der materiellen Grundlage,
- Energetik, also der feinstofflichen Lebensenergie, gesteuert.

Seelische Konflikte beanspruchen und binden viel Lebensenergie und werden zur Ursache für ein Absinken der Lebensenergie und Krankheiten.

Die psychosomatische Energetik versucht, den seelischen Konflikt als »Energieräuber« aufzulösen und in das psychoenergetische System zu integrieren. Sobald ein Kranker wieder mehr Lebenskraft hat, beginnen Selbstheilprozesse, die viele Krankheiten und Störungen des Wohlbefindens abheilen lassen.

Die feinstoffliche Lebensenergie wird im medizinischen Alltag häufig nicht genug beachtet.

Die Lebenskraft drückt sich im allgemeinen Lebensgefühl aus. Unwohlsein, Müdigkeit oder Niedergeschlagenheit sind oft mit einer Störung der Lebensenergie verbunden. Die Methode bedient sich eines Apparates, der Frequenzen aussendet. Dieses Reba-Testgerät ermittelt die Energiewerte des Patienten in Prozentwerten, wobei 100 % der beste Wert ist.

Die feinstoffliche Energie, die man mit dem Reba-Testgerät messen kann, umgibt den Menschen wie eine Eihülle in vier Ebenen und repräsentiert unterschiedliche Qualitäten: die Vitalität, die emotionale Befindlichkeit, das Alltagsbewusstsein (Mentalwert) und das Unterbewusste (Kausalwert).

Energiewerte über 70 % sind günstig und zeigen, dass der Körper energetisch gut versorgt ist, sodass es ihm leicht fällt, gesund zu bleiben oder schnell gesund zu werden. Energiewerte unter 30 % sind ein Zeichen für Energiemangel auf einer oder mehreren Ebenen des Energiefeldes. Dieser Mangel kann Erkrankungen begünstigen oder erhalten.

Der Therapeut versucht im Fall niedriger Energiewerte, mit speziellen Testampullen herauszufinden, wodurch der Energieverlust verursacht wird und welche Teile des Körpers betroffen sind.

Dazu werden 3 Grundarten von »Energieräubern«, die erfahrungsgemäß am vordringlichsten beseitigt werden sollten, unterschieden:

- Geopathien – also Erdstrahlen, Wasseradern und Elektrosmog;
- vegetative Blockaden – also Störungen der automatischen Abläufe im Körper;
- seelische Konflikte – also unerledigte Gefühle, die wie »Sand im Getriebe« wirken.

Belastende seelische Konflikte sind dem Betroffenen üblicherweise kaum bewusst. Der Organismus lagert diese Konflikte ins Energiefeld aus, um sich vor dem »unverdaulichen Material« zu schützen.

Mit der psychosomatischen Energetik gibt es die Möglichkeit, nicht nur die seelischen Konflikte zu entdecken und zu benennen, sondern man kann sie sogar prozentual messen. So werden Aussagen darüber möglich, wie viel Lebensenergie des Patienten im Konflikt gebunden ist, wie viel emotionale »gute Laune« des Patienten durch den Konflikt geschluckt wurde. Zu erkennen ist ebenfalls, wie viel Widerstand der Konflikt einer Auflösung entgegensetzt. Anhand der Ergebnisse dieser Messungen kann der Therapeut abschätzen, wie lange ein bestimmtes Thema bearbeitet werden muss, bis die Lebensenergie, die in diesem Thema steckt, wieder zum Patienten zurückfließen kann. Man hat 36 verschiedene homöopathische Tropfenmischungen gefunden, die die Auflösung dieser seelischen Konfliktthemen und das vegetative Nervensystem unterstützen.

Für den Patienten bedeutet das Wissen um seine Energiewerte eine große Hilfe auf dem Genesungsweg. Die Auflösung seelischer Konflikte wird durch die homöopathischen Mischungen, durch das Besprechen der Konfliktinhalte und durch positive Lösungsansätze unterstützt.

Sobald der Patient nach einigen Tagen oder Wochen wieder eine vermehrte, harmonisch fließende Lebenskraft erhält, setzen sich erstaunliche Selbstheilvorgänge in Gang, die nicht nur Krankheiten heilen, sondern die Persönlichkeit des Patienten abrunden und reifen lassen.

Info

- Rubimed AG, Grossmatt 3, CH-6052 Hergiswil, Tel. 0041/416300888, http://www.rubimed.com
- Banis, Ulrike (2004) Natürlich mehr Energie, Haug
- Banis, Ulrike (1999) Handbuch der Psychosomatischen Energetik. Comed Verlag, Sulzbach/Taunus

Anhang

Orientierungshilfen und Informationen

Allgemein

Krebsinformationsdienst KID
Tel. 0 62 21/41 01 21 (Mo bis Fr zwischen 8 und 20 Uhr)
http://www.krebsinformation.de
Schmerztelefon des KID, Tel. 0 62 21/42 20 00 (Mo bis Fr zwischen 13 und 17 Uhr)

Der Krebsinformationsdienst des Deutschen Krebsforschungszentrums in Heidelberg wird vom Bundesgesundheitsministerium und vom Land Baden-Württemberg finanziert. Hier werden sachlich und auf die persönlichen Bedürfnisse bezogen aktuelle Informationen zu dem vielfältigen Krankheitsbild Krebs gegeben. KID versteht sich als Brücke zwischen Fachwelt und Betroffenen, sodass der Anrufer besser mit seinem Arzt über die Krankheit reden und sicherer über den eigenen Therapieplan entscheiden kann. Die Telefone sind oft überlastet, sodass sich als Informationsquelle auch besonders die Website anbietet.

Gesellschaft für biologische Krebsabwehr e. V. – GfBK
Hauptstr. 44, 69117 Heidelberg
Tel. 0 62 21/13 80 20; Fax 0 62 21/1 38 02 20
http://www.biokrebs.de

Die Gesellschaft für biologische Krebsabwehr informiert über ganzheitliche Heilungswege. Zwei Drittel bis drei Viertel aller Krebspatienten wenden im Laufe der Erkrankung ergänzende Verfahren an, von denen eine schwer überschaubare Anzahl in den Medien angepriesen wird. Einzelne Mittel und Methoden zu beurteilen ist oft nur schwer möglich; hierbei leistet die Gesellschaft Hilfestellung durch umfangreiche Broschüren, Informationsblätter zu verschiedenen Therapien und einen kostenlosen ärztlichen Beratungsdienst. Sie ist seit 1984 als förderungswürdig anerkannt und wird ausschließlich über Spenden und Mitgliedsbeiträge finanziert.

Die Gesellschaft berät kostenlos und hilft bei der Bemühung um Kostenübernahme biologischer Behandlungsmöglichkeiten durch die Kassen. Sie organisiert Seminare und Kongresse und fördert Forschungprojekte.

Deutsche Krebshilfe e. V.
Thomas-Mann-Str. 40
53111 Bonn
Tel. 02 28/72 99 00
http://www.krebshilfe.de

Die Deutsche Krebshilfe bietet Informationen und Beratung zur Orientierung. Im Rahmen des Möglichen helfen die Mitarbeiter/-innen im Umgang mit Behörden, Institutionen und Versicherungen. Hier sind auch Informationen zu örtlichen Beratungsstellen, Selbsthilfegruppen und Fachkliniken erhältlich.

Die Krebshilfe bietet Ratgeberbroschüren und Videos an, die bei der angegebenen Adresse bestellt werden können. Die Bestellungen können auch über die Website erfolgen.

Biologische Fachkliniken

Eine aktuelle Liste mit Adressen von über 50 biologischen Fachkliniken und Kliniken für ganzheitliche Therapien kann telefonisch angefordert werden bei der Gesellschaft für biologische Krebsabwehr e. V. (Adresse siehe oben) oder im Internet unter http://www.biokrebs.de eingesehen werden.

Selbsthilfegruppen (Auswahl)

Frauenselbsthilfe nach Krebs e. V.
B6–10/11, 68159 Mannheim
Tel. 06 21/44 34
http://www.Frauenselbsthilfe.de

Deutsche ILCO für Menschen mit künstlichem Darm- oder Blasenausgang
Landshuter Str. 30, 85356 Freising
Tel. 0 81 61/93 43 01 und -02
http://www.ilco.de

Bundesverband der Prostata-Selbsthilfe
Tel. 0 51 08/92 66 46
http://www.prostatakrebs-bps.de

Arbeitskreis der Pankreatektomierten e. V.
Krefelder Str. 52, 41539 Dormagen
Tel. 0 21 33/4 23 29
http://www.adp-dormagen.de

Bundesverband für die Kehlkopflosen
Annaberger Str. 231, 09120 Chemnitz
Tel. 03 71/22 11 18, Fax 03 71/22 11 25
http://www.kehlkopflosenbundesverband.de

Deutsche Leukämie Forschungshilfe – Aktion für krebskranke Kinder e. V. DLFH
Joachimstr. 20, 53113 Bonn
Tel. 02 28/9 13 94 30
http://www.leukaemie-hilfe.de

Wenn Sie weitere Selbsthilfegruppen oder Kontakte mit Gleichgesinnten suchen, wenden Sie sich an NAKOS:
NAKOS – Zentrale Kontakt- und Informationsstelle aller Selbsthilfegruppen in Deutschland
Wilmersdorfer Str. 39, 10627 Berlin
Tel. 0 30/31 01 89 60
http://www.nakos.de

Psychosoziale Unterstützung

Deutsche Arbeitsgemeinschaft für Psychosoziale Onkologie (dapo)
Johannisstr. 37/38, 49074 Osnabrück
Tel. 05 41/1 81 80
http://www.dapo-ev.de

Psychosoziale Beratungsstellen im Bundesgebiet:
Diese Beratungsstellen bieten Unterstützung in allen Fragen, die sich aus der krankheitsbedingt veränderten Lebenssituation ergeben: Der KID (Adresse und Telefon-Nr. siehe oben) gibt Auskunft,
http://www.krebsinformation.de

Zentrum für Individual- und Sozialtherapie e. V. ZIST
Zist 3, 82377 Penzberg
Tel. 0 88 56/9 36 90
http://www.zist.de

Internetadressen (Auswahl)

Das Internet bietet eine Vielfalt von Informationen zu Krebs; eine offizielle Beurteilung der medizinischen Informationen im Internet gibt es noch nicht. Bei jeder Recherche ist es grundsätzlich sinnvoll, kritisch zu fragen: »Handelt es sich um die Seite einer unabhängigen Institution oder um einen kommerziellen Anbieter?« Die erstgenannten Seiten sind schulmedizinisch ausgerichtet und bieten eine Fülle von Links auf andere Seiten. Es gilt immer zu prüfen, inwieweit die wissenschaftliche Sicht der Krebserkrankung für den Betroffenen nachvollziehbar und sinnvoll ist.

Empfehlenswert und gut verständlich sind:
http://www.krebsinformation.de
http://www.krebs-kompass.de

http://www.krebs-webweiser.de
Diese Seite bietet einen Krebswebweiser der Universität Freiburg.

http://imsdd.meb.uni-bonn.de/cancernet/deutsch/index.html
Die Seite der Universität Bonn bietet Informationen über Tumore und über die Erforschung neuer Behandlungsmethoden. Dabei werden Dokumente des National Cancer Institute der USA zugrunde gelegt. Außerdem findet man hier Adressen von Ärzten und Kliniken mit speziellen Behandlungsprogrammen.

http://www.biokrebs.de
Die Seite der Gesellschaft für biologische Krebsabwehr e. V. bietet übersichtliche Informationen zu ganzheitlichen Heilungsmethoden. Hier wird auf aktuelle Veranstaltungen hingewiesen; Adressen von biologischen Fachkliniken, Institutionen und Speziallabors werden angegeben.

http://www.datadiwan.de
Umfangreiche Datenbank zu naturheilkundlichen Themen.

http://www.cancerdecisions.com
Auf dieser Seite bietet der bekannte Medizinjournalist Ralph W. Moss umfassende Informationen zum Thema Onkologie in englischer Sprache, insbesondere viele Hinweise zu komplementären, alternativen Therapien weltweit.

http://www.inkanet.de
Patienten, die sich gerne mit anderen Betroffenen und Experten austauschen möchten, sollten die Homepage des Informationsnetzes für Krebspatienten und Angehörige besuchen. Diese Seite bietet eine Plattform für Fragen, Antworten, Meinungen und Kommentaren zum Thema Krebs. Hier können Patienten mit anderen Betroffenen und Experten virtuell ins Gespräch kommen.

Suchmaschinen: http://med.uni-giessen.de/isto/onkoserv.html

Tumorspezifische Informationen und weitere Internetadressen von Selbsthilfeorganisationen

Allgemein:	http://www.selbsthilfe-forum.de
	http://www.krebs-kompass.de
	http://www.lifegate.de
Bauchspeicheldrüsenkrebs:	http://www.adp-dormagen.de
Brustkrebs:	http://www.mamazone.de
	http://www.brustkrebs.net
	http://www.breastcancer.net
	http://www.frauenselbsthilfe.de
Eierstockkrebs:	http://www.inkanet.de/db/krebsarten/eierstock/index.html
Hirntumore:	http://www.hirntumor.net/index.html
Hodenkrebs:	http://www.hodenkrebs.de
Hodgkinerkrankung:	http://www.alc.de/hodgkin
	http://www.morbus-hodgkin.de
Prostatakrebs:	http://www.prostata.de
	http://www.comed.com/Prostate
	http://www.prostatakrebse.de
Thymom:	http://thymoma.de
International:	http://www.cancernews.com/cancer.htm

Ärztliche Verbände und Gesellschaften in der Komplementärmedizin

Arbeitsgemeinschaft Naturheilkunde, Akupunktur und Umweltmedizin NATUM e. V.
in der Deutschen Gesellschaft für Gynäkologie und Geburtshilfe e. V.
Elise-Averdieck-Straße 17
27356 Rothenburg
Tel. 0 42 61/77 23 17, Fax 0 42 61/77 20 69
E-Mail: info@natum.de
http://www.natum.de

Ärztegesellschaft für fotobiologische Blutbehandlung HOT/UVB e. V.
Reichenhaller Straße 48, 81503 München
Tel. 0 89/6 91 44 46

Ärztliche Gesellschaft für Ozon-Anwendung in Prävention und Therapie e. V.
Nordring 8, 76473 Iffezheim
Tel. 0 72 29/30 46 17, Fax 0 72 29/30 46 30
E-Mail: info@ozongesellschaft.de
http://www.ozongesellschaft.de

BNZ – Bundesverband der naturheilkundlich tätigen Zahnärzte in Deutschland e. V.
Von-Groote-Str. 30, 50968 Köln
Tel. 02 21/3 76 10 05, Fax 02 21/3 76 10 09
E-Mail: info@bnz.de, http://www.bnz.de

Deutsche Ärztegesellschaft für Akupunktur e. V.
Würmtalstraße 54, 81375 München
Tel. 0 89/7 10 05 24, Fax 0 89/7 10 05 25
E-Mail: geschaeftsstelle@daegfa.de
http://www.daegfa.de

Deutsche Gesellschaft für Ayurveda e. V.
Wildbadstraße 201, 56841 Traben-Trarbach
Tel. 0 65 41/58 17, Fax 0 65 41/81 19 82
http://www.ayurveda.de

Deutsche Gesellschaft für Energetische und Informationsmedizin e. V.
Priv.-Doz. Dr. med. Hendrik Treugut
Klinikum Schwäbisch Gmünd
73522 Schwäbisch Gmünd
Tel. 0 71 71/7 01 15 01/2, Fax 0 71 71/70 13 69
E-Mail: h.treugut@t-online.de
http://www.dgeim.de

Deutsche Gesellschaft für Hyperthermie (e. V.)
Mühlenweg 144, 26384 Wilhelmshaven
Tel. 0 44 21/7 55 66 15, Fax 0 44 21/7 55 66 10

Deutsche Gesellschaft für Onkologie e. V.
Theodorstraße 1, 90489 Nürnberg
Tel. 09 11/23 23 12, Fax 09 11/20 41 09
E-Mail: Praxis.Remmel@t-online.de

Deutscher Zentralverein homöopathischer Ärzte e. V.
Am Hofgarten 5, 53113 Bonn
Tel. 02 28/2 42 53 30, Fax 02 28/2 42 53 31
E-Mail: dzvhaepr@aol.com

Europäische Gesellschaft für Angewandte Immunologie e. V.
Schopenhauerstr. 93, 14129 Berlin
Tel. 0 30/8 03 44 55, Fax 0 30/83 85 06 23
E-Mail: hrmaurer@gmx.de

Gesellschaft anthroposophischer Ärzte in Deutschland e. V.
Roggenstraße 82, 70794 Filderstadt
Tel. 07 11/7 79 97 11, Fax 07 11/7 79 97 12

Gesellschaft für Ozon-Sauerstoff-Anwendungen in Medizin und Technik e. V.
Rheinstraße 7, 76337 Waldbronn
Tel. 0 72 43/6 60 22, Fax 0 72 43/6 59 49

Internationale Ärztegesellschaft für Biophysikalische Informationstherapie e. V.
Sandstraße 19, 79104 Freiburg
Tel. 07 61/5 33 80, Fax 07 61/5 75 22

Internationale Forschungsgemeinschaft für Bioelektronische Funktionsdiagnostik und Therapie e. V.
Am Kleinwald 40, 76863 Herxheim
Tel. 0 72 76/9 19 33, Fax 0 72 76/91 95 53

Internationale Gesellschaft für Ganzheitliche Zahnmedizin e. V.
Kloppenheimer Straße 10
68239 Mannheim
Tel. 06 21/4 82 43 00, Fax 06 21/47 39 49
E-Mail: gzm@gzm.org, http://www.gzm.org

Internationale Gesellschaft für Biologische Medizin e. V.
Postfach 10 00 45, 76481 Baden-Baden
Tel. 0 72 21/50 11 15, Fax 0 72 21/50 14 10
E-Mail: info@biogesellschaft de
http://www.biogesellschaft.de

Wichtige Bücher

Allgemein

Anderson, G. (1996) Diagnose Krebs – 50 Erste Hilfen. Rowohlt
Beyersdorff, D. (2000) Biologische Wege zur Krebsabwehr. 11. Aufl. Haug
Beyersdorff, D. (2002) Der große Triasratgeber zur ganzheitlichen Krebsbehandlung. Trias
Bopp, A. (1999) Die Mistel – Heilpflanze in der Krebstherapie. Rowohlt
Hager, D. (1996) Komplementäre Onkologie. Forum Medizin
Kuno, M. D. (1998) Krebs in der Naturheilkunde. Pflaum
Moss, R. W. (1998) Fragwürdige Chemotherapie. Haug

Ernährung

Anemüller, H. (1991) Vollwerternährung – aber richtig. Trias
Burgerstein, L. (2002) Handbuch Nährstoffe. Haug
Kretschmer, C.; Herzog, A. (2002) Gesunde Ernährung bei Krebs. Haug
Worlitschek, M. (2004) Original Säure-Basen-Haushalt. Haug

Geist-Körper-Zusammenhang

Grün, Anselm; Robben, Maria Magdalena (2004) Finde Deine Lebensspur. Herder
Hirshberg, C. (1997) Gesund werden aus eigener Kraft. Droemer Knaur
Kübel, I. (2000) Spontanheilungen – Das Geheimnis wunderbarer Genesungen. Kreuz
Siegel, B. (1999) Mit der Seele heilen – Gesundheit durch inneren Dialog. Econ
Simonton, O. C. (2003) Auf dem Wege der Besserung. Schritte zur körperlichen und spirituellen Heilung. Rowohlt
Simonton, O. C. (2001) Wieder gesund werden. Rowohlt
Stangl, M.-L. und A. (2000) Hoffnung auf Heilung. Seelisches Gleichgewicht bei schwerer Krankheit. Econ
Tausch, A. (2001) Gespräche gegen die Angst. Krankheit – ein Weg zum Leben. Rowohlt
Weber, W. (1996) Hoffnung bei Krebs – der Geist hilft dem Körper. Ullstein
Verres, Rolf (2003) Die Kunst zu leben. Herder
zur Linden, V. (1994) Krebs – Impuls für neues Leben. Der Weg vom Betroffenen zum Beteiligten. Haug (Bezug über Ges. für Biol. Krebsabwehr)

Lebenswege

Goldmann-Posch, U. (2000) Der Knoten über meinem Herzen – Brustkrebs darf kein Todesurteil sein. Blessing
Floris, R. (2000) Krebs – dem Leben entgegen. Frieling
Jaspers, G. (1998) Zurück im Leben. Hildegard Forum (Bezug über Ges. für Biol. Krebsabwehr)
Rau, E. (1999) Krebs! Was nun Ebo? Selbstverlag (Fax 0 96 21/1 42 46)
Sixt, Andrea (2001) Noch einmal lieben. Goldmann TB

Glossar

(→) Querverweise innerhalb des Glossars!

adjuvant	eine Behandlung wird ergänzend durchgeführt, sie soll eine (→) kurative Maßnahme unterstützen
Amalgam	Quecksilberverbindung bei Zahnfüllungen
Aminosäure	Grundbaustein von Eiweißverbindungen
Angiogenese	Blutgefäßbildung
Angiogenese-Blocker	Arzneimittel, die die Neubildung von Blutgefäßen hemmen
Antihormontherapie	(→) Hormontherapie
Antikörper	körpereigene Schutzstoffe, die das Immunsystem als Abwehrreaktion auf eingedrungene Fremdkörper bildet
Antioxidanzien	(→) Radikalenfänger
Apoptose	Selbstauflösung der Zelle
Aromatasehemmer	(→) Hormontherapie mit Präparaten der neuesten Generation
Aszites	Wasseransammlung im Bauchraum
Bisphosphonate	synthetische Phosphorverbindungen, die ins Knochengewebe aufgenommen werden und dort die Zellen hemmen, die für den geregelten Knochenabbau zuständig sind
CEA	Carcino Embryonales Antigen; (→) Tumormarker
Chemotherapie	Behandlung mit chemischen Substanzen zur Hemmung von Infektionen und Tumoren (→) Zytostatika
Computertomographie	schichtweises Röntgen mit Computersteuerung. Die einzelnen Schichten werden durch den Computer so zusammengesetzt, dass sich ein dreidimensionales Bild ergibt, auf dem auch besonders kleine Tumore sichtbar sind
Darmflora	Vielzahl von Mikroorganismen im Darm, die eine funktionierende Verdauung gewährleisten
dendritische Zellen	eine Möglichkeit der (→) Tumorimpfung. Die Zellen können aus dem Blut des Patienten direkt gewonnen werden
Endoskopie	Untersuchung mit einem Lichtinstrument der Hohlorgane Magen, Darm oder Bronchien
Enzyme	Eiweißverbindungen, die Stoffwechselvorgänge in Gang setzen
Erythropoetin	Wachstumsfaktor für rote Blutkörperchen
freie Radikale	sehr reaktionsfähige Moleküle, die die Zellwände schädigen und bis in den Zellkern vordringen können, wo sie Gene schädigen
Gen	Abschnitte auf der DNS, in denen Erbinformationen gespeichert sind

Hormone	Botenstoffe zwischen den verschiedenen Zellarten des Organismus, die in dafür spezialisierten Drüsen gebildet werden
Hormontherapie	Behandlung mit (→) Hormonen, um den Einfluss der körpereigenen Hormone auf das Tumorwachstum zu beeinflussen. In der Krebsbehandlung vor allem Einsatz von hormonblockierenden Therapien
Immunstimulanzien	Mittel und Methoden zur Anregung oder Regulation der körpereigenen Abwehrkräfte
Immunsystem	zusammenfassender Begriff für alle körpereigenen Abwehrkräfte. Diese können angeboren oder erworben sein. Dazu gehören verschiedene Lymphozytenarten, anhand derer zwei Untersysteme gebildet werden, das zelluläre und das humorale System. Das zelluläre Abwehrsystem spielt in der Krebsabwehr direkt eine Rolle, das humorale für die Bildung von (→) Antikörpern
Immuntherapie	Behandlung des Immunsystems
Impfung	(→) Tumorimpfung
invasiv	in den Körper eindringend
Isopathie	Behandlung durch Arzneien, die Bestandteile aus erkranktem Gewebe enthalten. Die Herstellung isopathischer Arzneien erfolgt – ähnlich wie in der Homöopathie – durch Verdünnungen des Ausgangsstoffes
Karzinom	Krebsform, die sich in den Schleimhäuten des Körpers bildet
kurativ	mit der Behandlung wird eine Heilung angestrebt
Lymphknoten	Gewebestrukturen mit einem Durchmesser von 2–3 Zentimetern, die wichtige Filterstationen sind und in denen die (→) Lymphozyten wichtige Abwehrvorgänge einleiten
Lymphödem	Ansammlung von Lymphflüssigkeit im Gewebe
Lymphozyten	Abwehrzellen, die im Knochenmark gebildet werden und von der Thymusdrüse oder bestimmten Darmanhängseln trainiert werden. Es gibt über 20 Arten von Lymphozyten, wie Fresszellen, Killerzellen, Helferzellen und viele andere
maligne	bösartig
Mammographie	Röntgenuntersuchung des Brustgewebes
Melanom	bösartiger Hautkrebs
Membran	Grenzflächen von Körperzellen
Metastasen	Absiedlungen eines Tumors an anderen Stellen des Körpers, wie Knochen, Lunge und Leber
Mineralstoffe	(→) Spurenelemente
Onkologie	medizinische Fachrichtung, die sich mit der Krebserkrankung beschäftigt

Osteoporose	Knochenbrüchigkeit infolge von Alterungs- oder Krankheitsprozessen
Psychoneuroimmunologie	Wissenschaft von den Zusammenhängen von seelisch-geistigen Vorgängen, dem zentralen Nerven- und dem Abwehrsystem
palliativ	eine Behandlung, die Beschwerden lindern oder beseitigen soll, im Gegensatz zu (→) kurativ
Prognose	Heilungsaussicht, Voraussicht auf den Krankheitsverlauf
Phytoöstrogene	pflanzliche Wirkstoffe mit hormonartiger Wirkung
Radikalenfänger	Vitamine, Mineralstoffe und Spurenelemente, die schädlichen freien Radikalen entgegenwirken
Remission	teilweise oder vollständige Rückbildung eines Tumors
Sarkom	bösartige Geschwulst, von den Weichteilen ausgehend
Spontanheilung	Heilung ohne ersichtliche Hilfe von außen oder medizinische Unterstützung
Spurenelemente	metallische Elemente, die in sehr geringen Mengen im Körper enthalten sind und deren Fehlen Funktionsstörungen hervorrufen kann
Staphylokokken	häufige Bakterienart
steril	keimfrei
Strahlentherapie	Behandlung mit radioaktiven Strahlen, die Zellen mehr oder weniger gezielt zerstören
Streptokokken	häufige Bakterienart
Szintigramm	bildgebendes Verfahren in der Tumordiagnostik. Dem Patienten werden vor der Untersuchung schwach radioaktive Substanzen gespritzt, die kurzfristig im Gewebe/Knochen gespeichert werden, um krankhafte Veränderungen zu erkennen
Thrombose	Blutpfropf, der sich meist wegen einer Blutverdickung bildet
Tumorimpfung	Impfung mit körpereigenen unschädlichen Krebszellen, um einem Krankheitsrückfall vorzubeugen (→) Vakzine
Tumormarker	Substanzen in Zellen oder Körperflüssigkeiten, die eine mögliche Aussage über Vorliegen oder Verlauf einer Krebserkrankung erlauben
Vakzine	Impfstoffe, die aus Krebsgewebe oder Krebszellen hergestellt werden
Vitamine	chemisch unterschiedliche Substanzen, die lebensnotwendig sind und vom Körper nicht selbst hergestellt werden können
Zytostatika	Substanzen, die Zellen abtöten, indem sie die Teilungsfähigkeit und das Wachstum der Zellen hemmen

Stichwortverzeichnis

UNSER LESER-SERVICE FÜR SIE

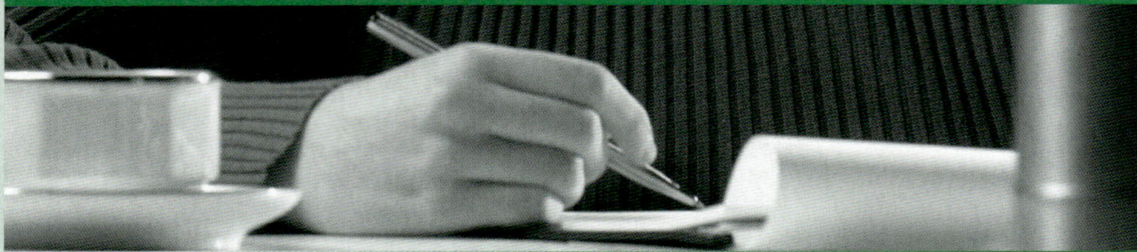

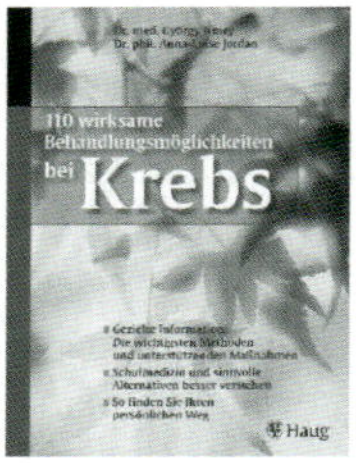

Liebe Leserin, lieber Leser,

wir freuen uns, dass wir Ihnen mit diesem Buch weiterhelfen konnten. Fragen zum Inhalt dieses Buches leiten wir gern an die Autorin oder den Autor weiter.

Auch Anregungen und Fragen zu unserem Programm wie auch Ihre Kritik sind uns herzlich willkommen!

Denn: **Ihre Meinung zählt.**
Deshalb zögern Sie nicht – schreiben Sie uns!

Ihre

Dr. Elvira Weißmann-Orzlowski

- Adresse: Lektorat Haug Verlag
  Postfach 30 05 04
  70445 Stuttgart
- E-Mail Leserservice: heike.bacher@medizinverlage.de
- Fax: 0711-8931-748